WHO's WHO
in the History of Psychiatry

精神医学史人名辞典

小俣和一郎
Dr. Med. Waichiro OMATA

論創社

まえがき

　今日の精神医学ならびに臨床心理学は、近代のヨーロッパにその起源を有している。しかし、その源流をたどれば、一般の医学史と同じく紀元前の古代医学の時代にまで行き着く。また、精神（心）の病いというものが、いつごろからあって、それを人々がどう認識してきたのかにまで思いをはせるなら、それは現生人類の誕生期にまで遡るであろう。しかしながら、現代のわれわれは文字という記録媒体の登場（約5千年前）以降にしか歴史を正確に遡ることはできない。それ以前は精神医学史にとっても「先史時代」ということになる。

　いずれにしても、精神医学や心理学の歴史をたどる者は、そこに多数の人名を見出す。その多くは起源となったヨーロッパの人名であり、それゆえヨーロッパ各国では医学史のみならず精神医学史に関しても人物伝のような人名辞典に類する書籍が少なからず刊行されてきた。たとえば18～19世紀の病院精神科医の伝記を集めたテオドーア・キルヒホフの『ドイツの精神病医（全2巻）』(Kirchhoff, Th: Deutsche Irrenärzte, Springer, 1921～24)や、近代以降を中心とする精神医学者の伝記を編集したクルト・コレ『大神経科医伝（全3巻）』(Kolle, K: Grosse Nervenärzte, Thieme, 1956/59/63)などが代表的である（いずれも未邦訳）。また、人物に関する詳細なアルヒーフなどが当該の研究施設などに完備されている。しかし、わが国では、このような人名に関する系統立った成書や精神医学史の人名辞典が現在まで皆無であり、多くは精神医学、神経学、心理学などの事典または専門書の末尾にいわば付録のような形で収められていたり、翻訳書の中の文中に脚注やコラムのような形で非系統的に言及されているにすぎない。また、欧米の近現代精神医学者らの一部を取り上げて編纂された偉人伝のような成書はあるが、その内容はどれも当該人物の学問的業績だけをクローズアップした顕彰的記述に終始しており、人物評価の点で客観性・歴史的公平性に乏しいものとなっている。

　それゆえ、1冊のまとまった書籍として精神医学・神経学・臨床心理学ならびにその関連領域の歴史に登場する人名を系統的かつ客観的に収録した人名辞典（ペルゾーネンレキシコン）は、この領域の歴史を研究しようとする人々にとって貴重な資料になるものと考えられる。

まえがき

本辞典の執筆方針と特徴は、以下のようなものである。

1．人名はすべてアルファベット（ＡＢＣ）順に掲載した。これは欧米人名の日本語カナ表記が、これまでの成書の中でそれぞれ異なって書かれてきたことを考慮したためで、本辞典では恣意的なカナ表記ではなく、あくまでも原語名に忠実な順番に配慮したためである。また、カナ表記もできるだけ原語に忠実なものを心がけた。なお、辞典を引くうえでの便宜も考慮して巻末にカナ索引を付した。
〔例〕Celsusのカナ表記は、ケルスス、ツエルスス、ツェルズス、セルサスなどがあり、一定しない。本辞典では原語名でＣの項目に収録し、カナ表記はラテン語読みの「ケルスス」とした。

2．その人名が歴史的に通称名である場合、通称名の原語とともに本名を原語で付した。また、複数の別名がある場合、あるいは本名が歴史上複数の表記でなされている場合、そのすべてを記載した。
（凡例参照）

3．収録した人名には、歴史研究全体のうえからの重要度、出現頻度、言及の度合い、当該術語（専門用語）の最初の記述者などを考慮して、四段階の水準（第１〜第４水準）を設け、人名の下段・生没年のうしろに星印を付してラベルした。したがって、この水準が意味するのは、必ずしも精神医学・神経学・臨床心理学にとっての学問的業績（貢献度）のそれではない。また、同じ水準が必ずしも本文の多寡とは関係していない。人物や時代によって詳細な伝記がある場合も、また、ほとんど文献上の記録がない場合もあり、それが本文の多寡ともっとも関係している。
（凡例参照）

4．可能な限り、人物の顔写真（原則１枚）を付した。顔写真が見当たらない場合、また、あっても精神医学史などにとって関連する写真があってその方が重要である場合、そちらを優先した（双方とも見当たらない場合は無掲載）。
〔例〕デューラー→よく知られた自画像は存在するが、精神医学史上はその作品『メレンコリアⅠ』によって重要であるので、関連写真としてそれを掲載した。

5．人名と本文のあいだに、生没年と水準記号（星印）を示したのち、さらに出身国／専門分野、出生地、父親の職業、主著（主論文、主作品）、死因（死亡年齢・死没地）、本文執筆に際して参考にした文献（原則1点）などを判明している範囲で順に記載した。これらを各人物の「基本データ」として挙げ、そののちに本文データを記した。精神医学史に登場する人物には、父親の職業や死因などに共通するものが目立ち、著者の興味をそそったためである。なお出生地と死没地は固有の地理名としてすべて原語表記とし、そのカナ表記は本文に含めた。主著は日本語訳の存在するものは日本語で、それ以外は原語で記載した。また、文献は「基本データ」に掲げたもの以外のものも参照しているので、それらを巻末に一括して「文献リスト」として収録した。
（凡例参照）

6．本文の記載は客観的で簡潔なものをこころがけ、これまでの人物伝の多くがそうであるような、当該人物の顕彰ないしは偉人伝のようなオマージュ的記述は一切避け、各人物と精神医学史などとの全体的関わりに重点を置いた。たとえば、ドイツの精神医学者の一部には、ナチズムに関与し、同時期の強制断種や精神障害者大量殺人（「安楽死」作戦、T4-Aktion）に関係した人物もいる。また、ユダヤ人であるがゆえに他国への亡命を余儀なくされた人びともいた。これらの事項も記述から除くことはしなかった。

7．本文中に登場する人名のうち、本辞典に収録されているものには人名の右肩に＊印を付し、さらにそのうちで内容的に関連する者に関しては、本文の最後で➡を付して参照人物（原則として姓のみ、同一姓の場合は名のイニシャルだけを付して表示）を示した。なお、本文中の書名および人名・地名は、すべてカナ表記とした。

8．本辞典に収録した人物の範囲は、原則として執筆時点ですでに死亡している者に限定したが、なお高齢で生存しているか、もしくは死亡がはっきりとは確定していない人物が若干名含まれている。その理由は、その人物があくまでも精神医学中全体のうえで言及に値すると判断したからであり、単にその今日的・学問的業績のみをもって収録したのではない。
（凡例参照）

まえがき

　結果として本書には、精神医学・臨床心理学のみならず、その関連領域である医学（古代医学を含む）、神経学、神経生理学、脳解剖学、小児科学、脳神経外科学、哲学、教育学、人類学など幅広い領域の研究者、医療者の人名が収録され、また、非医師として作家・芸術家、宗教者、神学者・仏教学者、政治家（国王など）、それに患者だった人々の名前も含まれている。収録人名の総数は411人となった。それらは、これまでの精神医学や心理学の歴史をたどるうえで重要であり、不可欠である。ただし、本書に収録した人名は、あくまで精神医学史の文脈において必要と思われるものに限っているので、それとは別の専門領域の歴史では著名であっても収録からこぼれ落ちた人名は多数ある。また、収録した人物の記載内容も精神医学史の観点から重要であると思われる点に限った。したがって、精神医学の歴史とは異なる視点からの記述に乏しい人物もある（とくに精神医学とは異なる領域の学者など）。

　なお、巻末には、本辞典に収録した人名を中心とする精神医学史年表を付して、精神医学史、医学史、一般史の各項目を並記し、歴史全体の関連性を理解するうえでの一助とした。

2013年7月

著者

目　次

まえがき　I

凡例　VI

精神医学史人名辞典

A　003　　B　012　　C　034　　D　044　　E　053
F　061　　G　076　　H　087　　I　099　　J　101
K　110　　L　125　　M　135　　N　152　　O　158
P　160　　Q　170　　R　171　　S　180　　T　201
U　206　　V　207　　W　208　　Y　218　　Z　219

精神医学史年表　222

あとがき　237

文献リスト　239

人名カナ索引　246

凡　例

I．見出し
1. カタカナ音写は、原語の音を尊重し、それに従った。
2. 日本で定着している慣用読みのある場合にのみ、それを尊重した。
3. 見出しは、姓またはそれに準じる部分を先に太ゴシックで示し、それに続けて名などを細ゴシックで示した。日本人名の場合は、姓名ともに同級の書体とした。
4. 綴りの区切りは一般に「・」で示し、ダブルネームの場合は「＝」を用いた。
5. 同姓同名の場合、カッコ内に区別をつけるための説明句を入れた。

〔例〕**ビンスヴァンガー**, ルードヴィヒ (初代)

6. 原則として姓のあとに最初の名（ファーストネーム）のみを記し、その他の名（ミドルネーム、セカンドネームなど）は、精神医学史のうえでよく知られている人名についてのみ記した。

〔例〕**ガル**, フランツ・ヨゼフ
　　　Franz Josef Gall

　　　ガストー, アンリ
　　　Henri Jean Pascal Gastaut

7. まえがきに述べた基準に従って、人物の歴史的重要度を、重要なものから順に4種類の水準に分け、それぞれを星印★の数で区別した。
　　★★★　第1水準
　　★★　　第2水準
　　★　　　第3水準
　　無印　　第4水準
8. 日本人の漢字表記は、原則として旧字が正しい場合はそれを当てたが、一般に通用している字体がある場合、そちらを優先した。

〔例〕斎藤茂吉の「斎」は本来は「齋」であるが、「斎」が一般化しているため優先。

II．配列
1. 見出しの配列は姓のアルファベット順とし、姓が同一表記の場合は、さらに名のアルファベット順とした。
2. 同姓同名で原綴も同一の場合は、年代順に配列した。

III．原綴
1. 原語名はラテン式アルファベットで示し、必要な場合、そのあとに出生国の原綴（ギリシア文字、キリル文字など）をカッコに入れて表記した。日本人名はローマ字転写とした。
2. 原綴は、名、爵位、姓の順とした。日本人の場合は姓、名の順で示し、ローマ字転写では名、姓の順とした。

IV．別名など
1. 見出しの人名は原則として本名を掲げたが、歴史的に見て本名以外の通称名である場合、それを優先した。また、本名であっても複数の表記がある場合、それらをカッコ内に併記した。ただし、日本人の場合は本文に含めた。

〔例〕パラケルスス：
　　　Paracelsus（本名：Philippus Theophrastus Aureolus Bombastus von Hohenheim）

　　　ワイヤー：
　　　Johann Weyer（オランダ名：Jan/Johan/

Johannes Wier、ラテン語名：Ioannes Wierus）
2. その他の別名・筆名・房名・愛称・自称等がある場合、それらをカッコを付して併記した。また女性の場合で旧姓が判明しているものも、それを同様に付記した。幼名の場合は見出しに掲げず本文に含めた。
〔例〕 Ninsho（房名は良観 Ryokan）
　　　Deutsch（旧姓 Rosenbach）
3. 称号・爵位などは姓のあとの名に含めた。
4. 国王などの名称で必要な場合、歴史上の通称名に従ってローマ数字をもって「〜世」と示した。
〔例〕 **ルードヴィヒⅡ世**
5. 本来はダブルネームの場合で、日本語の文献上でのみシングルネームとして呼称されることのある人物の場合、その呼称を見出しとしてカナ表記したうえで本来のダブルネームに合わせた見出しへと導く「見よ項目」を立てた。
〔例〕 **ヤウレッグ ⇒ ヴァグナー＝ヤウレッグ**

Ⅴ．生没年・国名

1. 生没年はすべて西暦で示し、生年と没年をハイフン「－」でつないだ。
2. 生没年が4桁で同世紀の場合は、没年の上2桁を省略した。
〔例〕 1911−86
3. 生没年に複数の説がある場合、主たる説のあとに少数説をカッコ内に入れて表示した。なお、まれな説については本文中で「（別説）」などとして言及するにとどめた。また、生没年のどちらかが不明な場合には「？」を付した。判断がつかない場合には、そのまま併記した。
〔例〕 バティー：1703（04 ?）−76
　　　アレキサンダー：（別説65年）
　　　モレノ：（一説では1892年）

ガレヌス：129−199、131−202、etc.
4. 紀元前の年号にはすべて BC を付けた。生没年が紀元前後にわたる場合、あるいはどちらかを明確に示す必要があると考えられた場合のみ、紀元後に AD を付した。
5. 不確かであるか、またはおおよその生没年のみが伝わっている人物については、世紀またはおおよその年を記し「頃」を付した。
〔例〕 アレタイオス：AD2世紀（130頃−200頃）
6. 伝説上の人物、その実在が疑われている人物などで、生没年が事実上不明である場合、「不詳」とした。
〔例〕 アスクレピオス：不詳
7. 国名はすべてカナ表記とした。当該人物の出生国を示し、移住先・亡命先などがある場合、それを→で出生国のあとに示した。ただし外国留学先などの一時的な移動先国名は掲げず、それらは本文の中で言及した。
〔例〕 アッカークネヒト：
　　　ドイツ→アメリカ→スイス

Ⅵ．画像データ

1. 原則として収録人物一人につき一枚の関連する画像データ（顔写真、作品、著書など）を付した。このうち、とくに絵画作品に関しては、その一部に所蔵先を本文中に記した。
2. 画像データには一切のキャプションを付けず、必要な場合は本文中に説明を入れた。
3. 関連する画像データが存在しない場合（または探索しても見出せなかった場合）、掲載しなかった。

Ⅶ．基本データ

1. 上記の見出し、生没年に続いて、当該人物の基本的なデータとして以下のもの

| 凡例 | VIII |

を項目として羅列した。
・国名（上記）／専門領域または職業・地位など／発案術語（または歴史上その人物が知られている代表的業績など）
・出生地
・父親の職業
・主著（または主要論文、著作集、主要作品などのタイトルと刊行年。邦訳がある場合は、原則として邦訳タイトルで記し、原作刊行年そのものをカッコに入れて示したうえで邦訳の刊行年を併記した。なお、本項目は、精神医学史のうえから重要であると思われるものを原則1点のみ掲げた。）
・死因（死亡年齢／死亡地）
・文献

〔例〕　アブラハム：
 ◆ドイツ／精神分析／肛門期サディズム
 ◆出生地：Bremen
 ◆父親の職業：宗教学者・説教師
 ◆主著：Cremerius, J. hrg.: Gesammelte Werke, Psychosozial-Verlag, 1999（アブラハム著作全集）
 ◆死因：誤飲→嚥下性肺炎（48歳／Berlin）
 ◆文献：Hilda Abraham: Karl Abraham. Sein Leben für die Psychoanalyse. Kindler, 1976

2．上記データのうち、出生地と死亡地はすべて原語表記とした。
3．文献は当該人物の基本データおよび本文を記すうえで最も参考としたものを一つだけ挙げ、その他の参考文献は、この文献を含めて巻末に一括して掲げた。
4．文献の記載方式は、原則として単行本の場合、著者（または編者）名、タイトル、出版社名、出版年の順とし、論文の場合は著者（または編者）名、タイトル、掲載誌名（省略形）、巻号、頁、刊行年の順とした。インターネットの場合は参照先のウェブ表記を入れた。また、この記載方式は、その文献の初出項目で完全に従い、それ以降の項目で再出する場合、編著者のファーストネーム（のイニシャル）およびタイトルのみを省略した。

〔例〕　アルツハイマー：
 ◆文献：Kolle, K: Grosse Nervenärzte, Bd.2, pp32-38, 1959
 　　　　ババンスキー：
 ◆文献：Kolle: Bd.2, pp162-171, 1959

5．基本データの項目は、見出しに掲げた水準によっては省略したものがあり、また、各項目の内容についても一部省略した。該当する項目がないものはあえて掲げなかった。

〔例〕　荒木　蒼太郎：
 ◆日本／大学精神医学
 ◆出生地：岡山
 ◆主著：ゾンマー著『精神病診断学』の邦訳（1906）
 ◆死因：未詳（岡山）

6．本辞典の収録人名は、原則として執筆時点ですでに死亡している者だけに限ったが、以下の人物は、いずれも高齢ではあるものの、その死亡が確認できていないが精神医学史上掲載すべきと判断したために、例外的に収録した。したがって、以下の4人に関しては基本データのうち「死因」の項目は設けていない。また、その没年も挙げていない。

・ヤンツァリーク（Werner Janzarik）：1920-
・カーンバーグ（Otto Friedemann Kernberg）：1928-
・リフトン（Robert Jay Lifton）：1926-
・サス（Thomas Stephen Szasz）：1920-

Ⅷ．本文

1．各本文中に登場する関連した人名のうち、本辞典に収録した人名にはすべて＊を付した。
2．上記のうち、本文の最後に、当該人物に強く関係する人名を関連性の強い順に

「見よ項目」（参照人名）として➡で示した。その場合、人名は原則として姓のみをカナ表記で記し、同一の人名がある場合には、そこに名のイニシャルその他を加えた。参照人名が複数ある場合は、関連度合いの強弱の順に従って「、」で区切って羅列した。

〔例〕 ➡L・ビンスヴァンガー（初代）、O・ビンスヴァンガー、S・フロイト

3．本文中の地名および人名は、原則として原語の音に忠実なカナ表記とした。書名、雑誌名、作品名は二重カギカッコ（『』）で示し、その他法律名、発言・引用句、術語・事件名などは一重カギカッコ（「」）で記載した。

4．原則として、西暦の表記は完全なものとしたが、本文中に同じ世紀内で何度も登場する暦年に関しては、煩雑さを考慮して一部を適宜下2桁のみの省略形とした。

〔例〕 1910年：10年

5．本文の末尾に当該人物が遺した印象的な言葉または短文、あるいは他の関連人物から当該人物への印象的なコメントなどがあった場合、それをカギカッコに入れて出典を示さずイタリック体で付した。

WHO's WHO
in the History of Psychiatry

精神医学史人名辞典

A

アブラハム, カール

Karl Abraham
1877-1925　　　　　　　　　　　★★★

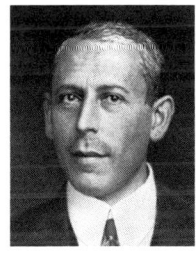

- ◆ ドイツ／精神分析／肛門期サディズム
- ◆ 出生地：Bremen
- ◆ 父親の職業：宗教学者・説教師
- ◆ 主著：Cremerius, J. hrg.: Gesammelte Werke, Psychosozial-Verlag, 1999（アブラハム著作全集）
- ◆ 死因：誤飲→嚥下性肺炎（48歳／Berlin）
- ◆ 文献：Hilda Abraham: Karl Abraham. Sein Leben für die Psychoanalyse. Kindler, 1976

▣ 1877年5月3日北ドイツのブレーメンにユダヤ教宗教学者の息子として生まれる。ヴュルツブルク、フライブルク、ベルリンの各大学で医学を学ぶ。卒業後、チューリヒ・ブルクヘルツリでオイゲン・ブロイラー*の助手となる。同僚のユング*とともに精神分析に傾倒。しかし、フロイト*がユングと親交して偏重したことに不快を感じ、ユングと対立。

1907年ベルリンで開業。以降、もっぱらフロイトと親交を結ぶ。1910年、ベルリン精神分析協会（BPG）を設立、ドイツ国内における最初の精神分析集団を形成。BPGには1920年アイティンゴン*が診療所と研究所を寄付した。1900年にフロイトが交際を絶ったベルリンの開業医ヴィルヘルム・フリース*とも親交し、敬意を抱く。

アブラハムはフロイトが提唱した幼児期のリビドー発達段階の一つ「肛門サディズム期」を排泄と貯留機能の2つに区分し、前者がサディズム（破壊欲求）に、後者が執着に結びつくとして、対象愛の発達にとって決定的なものと論じた（1924）。

1925年12月25日、ベルリンで病死するまで、フリースの治療を受け続ける。ユングは彼を評して「鬱屈した性格」と述べる。

なお、アブラハムの妻もユダヤ人であったため、2人の子どもは1938年、ともにイギリスへ亡命した。

➡ユング、S・フロイト、フリース

アッカークネヒト, エルヴィン・ハインツ

Erwin Heinz Ackerknecht
1906-88　　　　　　　　　　　★★

- ◆ ドイツ→アメリカ→スイス／医学史・精神医学史
- ◆ 出生地：Stettin
- ◆ 父親の職業：図書館司書
- ◆ 主著：『精神医学小史』（1957、邦訳は1962）
- ◆ 死因：心臓発作（82歳／Zürich）

◆ 文献：Eckart, W., Gradmann, C. hrg.: Ärzte Lexikon, Springer, 2001, p2

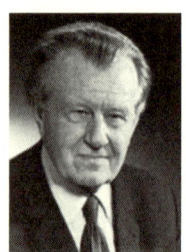

◼1906年6月1日、ドイツ東部のシュテッティンで図書館司書のエルヴィン・アッカークネヒトの息子として誕生。1931年、ライプツィヒ大学の医学史教授ジゲリストのもとで学位取得。1928年、ドイツ共産党員となり、1933年のヒトラー政権成立ののちチェコ、フランスを経て1941年アメリカへ亡命。翌42年ジョンズ・ホプキンス大学医学史研究所へ、やはり亡命していたジゲリストの助手として採用される。

1947年、ウィスコンシン大学教授（医学史）となりアメリカ市民権を得る。1971年、チューリヒ大学医学史研究所長となり、スイス・チューリヒへ移住、医学史博物館長を兼任する。

1988年11月18日、同地で心臓発作のため死去。医学史および精神医学史に関する著書のうち、『精神医学小史』(Kurze Geschichte der Psychiatrie, Enke, 1957) は1962年に邦訳された。

アドラー, アルフレート

Alfred Adler
1870-1937　　　　　　　　　★★★

◆ オーストリア／精神分析／個人心理学
◆ 出生地：Wien
◆ 父親の職業：商人

◆ 主著：Praxis und Theorie der Individualpsychologie, München, 1920
◆ 死因：歩行中心臓発作（67歳／Aberdeen）

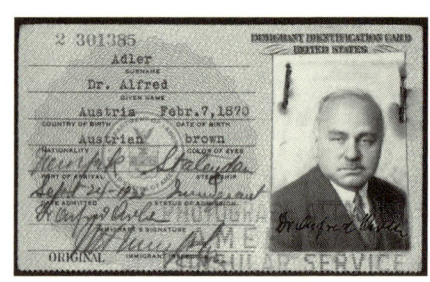

◼1870年2月7日6人同胞の第2子としてヴィーンに生まれる。父親は商人。

1895年ヴィーン大学医学部卒業。1902年フロイト*の著書『夢判断』を読んでフロイトに手紙を出したことを機にフロイトの自宅での週1回の勉強会に参加。1907年、器官劣等性とその補償に関する論文を著し、フロイト学説との対立・論争が始まる。11年仲間8人とともにフロイトと訣別、以後二度とフロイトに会わず、12年には『神経症の体制』を著す。

1918年従軍解除、20年主著『個人心理学の理論と実際』を著して自らの学説を「個人心理学」と名づける。ヴィーンで児童相談専門のクリニックを開設。26年コロンビア大学へ招待講演。32年、ロングアイランド医科大学・医学的心理学客員教授。以後、一年の半分をアメリカで過ごす。

1937年5月28日、アバディーンへ連続講演に出た折、街中を歩行中に心臓発作で突然死。

➡ S・フロイト

アレキサンダー, フランツ

Franz Alexander
1891—1964　　　　　　　　　★★

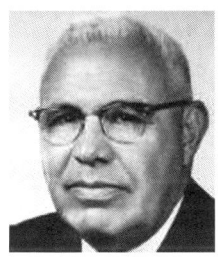

- ◆ ハンガリー→アメリカ／精神分析、心身医学
- ◆ 出生地：Budapest
- ◆ 父親の職業：哲学教授
- ◆ 主著：『心身医学』(1950、邦訳は1997)
- ◆ 死因：不明(74歳？／Los Angels)
- ◆ 文献：Benedek, T.: Franz Alexander – 1891-1964. Bul. Amer. Psychoanal. Assn., 20: 877-881, 1964

◆1891年ブダペストでカント派哲学教授の息子として生まれ、ゲッチンゲンおよびブダペスト大学で医学を学ぶ。第一次大戦後ベルリンの精神分析研究所に学び、ザックス*に教育分析を受ける。1930年、シカゴへ移住。そこでシカゴ精神分析研究所を設立、1938年、イリノイ大学精神分析教授となる。

　1939年『精神身体医学』誌を創刊、アメリカ心身医学研究の中心的人物となった。戦後の1956年、マウントサイナイ病院（ロス・アンジェルス）の精神医学研究部長となり、1964年（別説65年）ロス・アンジェルスのパームスプリングスで死去した。
➡ザックス、ホーナイ

アレキサンダー, レオ

Leo Alexander
1905—85　　　　　　　　　★★

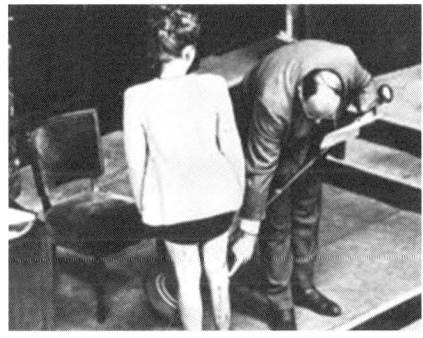

- ◆ オーストリア→アメリカ／大学精神医学／ニュルンベルク・コードの起草者の一人
- ◆ 出生地：Wien
- ◆ 父親の職業：医師
- ◆ 主著：Medical Science under Dictatorship, New Engl. J. Med., 241; 2, 1949
- ◆ 死因：癌(80歳／Weston)

◆ユダヤ系オーストリア人、1905年ヴィーンで医師の息子として誕生。1929年、ヴィーン大学医学部卒業後、フランクフルト大学精神病院にインターンとして勤務。1933年、ヒトラー政権登場後アメリカへ亡命する。ハーバードおよびデューク大学で教鞭をとるが、第二次大戦開戦後の1941年、陸軍軍医としてヨーロッパ戦線に従軍（最終階級は大佐）。1946年、ニュルンベルク医師裁判で裁判長テルフォード・テイラーから助言者に指名され、ニュルンベルク・コードの作成に携わる。「インフォームド・コンセント」という言葉は、このとき彼によって作られたものである。その後はタフツ大学で長く精神科助教授を務めた。1985年、マサチューセッツのウェストンで癌のため死去。

(写真はニュルンベルク医師裁判―1946～48年―でラーフェンスブリュック強制収容所での女性人体実験被害者の所見を検証するアレキサンダーの姿をとらえたものである)

アルラース, ルドルフ

Rudolf Allers
1883－1963　　　　　　　　　★★

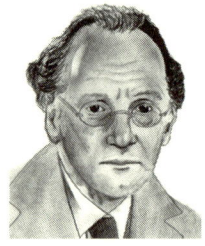

- ◆ オーストリア→アメリカ／精神分析
- ◆ 出生地：Wien
- ◆ 父親の職業：医師
- ◆ 主著：Über psychogene Störungen in sprachfremden Umgebung, 1920
- ◆ 死因：未詳（80歳／Hyattsville）
- ◆ 文献：Stumm, G. et at hrg.: Personenlexikon der Psychotherapie, Springer, p13ff, 2005

▶ 1883年1月13日ヴィーンにユダヤ系オーストリア人として生まれる。1906年ヴィーン大学医学部卒業、1908～09年、プラハ大学でピック*の助手、1909～18年、ミュンヘン大学でクレペリン*の助手を務める。1919年、ヴィーン大学生理学研究所助手、27年、ヴィーン大学精神科講師資格、38年、ナチ・ドイツのオーストリア併合に伴って大学を追放されアメリカ・ワシントン D.C. へ亡命、同地のカソリック大学心理学教授となる。48年、ジョージタウン大学心理学教授、1963年12月18日、メリーランド州のハイアッツヴィルにて死亡。

妄想の精神分析的研究、とくに異言語環境での被害妄想を記述し、心因性妄想の精神病理学に寄与。そのほか神学、哲学に通じた。精神分析ではアドラー派に所属。

➡ ピック、クレペリン、アドラー

アルツハイマー, アロイス

Alois Alzheimer
1864－1915　　　　　　　　　★★★

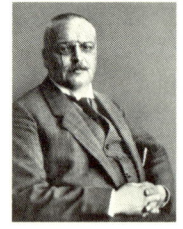

- ◆ ドイツ／神経病理学／アルツハイマー型認知症の発見者（1906）
- ◆ 出生地：Marktbreit
- ◆ 父親の職業：公証人
- ◆ 主著：Allg. Z. Psychiat. 64, 146-148, 1907
- ◆ 死因：心内膜炎（51歳／Breslau）
- ◆ 文献：Kolle, K:Grosse Nervenärzte, Bd.2, pp32-38, 1959

▶ 今日ではアルツハイマー病として一般にも広く知られる脳萎縮性認知症の症例と剖検結果を最初に報告した脳病理学者、精神科医。それゆえ、精神医学史の中では最も名の知れた人物の一人であろう。

アルツハイマーは1864年6月14日、マイン河畔のマルクトブライトに公証人の息子として生まれた。ブレスラウ、ヴュルツブルク、テュービンゲンで医学を学び、フランクフルト市立癲狂院兼大学精神病院でジオリの助手となる。そこで年

上のニッスル*らと交流、脳病理学に強い関心を抱く。1902年、ハイデルベルク大学教授クレペリン*のもとに転任し、半年後にクレペリンがミュンヘン大学教授になると、そのままミュンヘンへ同行し、そこで脳病理研究室の主任となり、1906年、56歳で死亡した認知症女性の剖検結果を発表、翌07年専門誌で公表した。

この初老期の認知症患者の脳に、アルツハイマーは老人斑と神経原線維性変化という独特の所見を見出し、クレペリンはそれを高く評価して、のちにアルツハイマーの名前を病名に冠した。

1911年、大手出版社のSpringer書店は新しい精神医学専門雑誌（Zschr.f.ges. Neurol.Psychiat）を刊行したが、アルツハイマーはその初代編集者の一人に選ばれている。

1912年、ブレスラウ大学主任教授に招聘されたが、多忙のうちに彼の妻がすでに早逝し、アルツハイマー自身も体調を崩し、ブレスラウ駅頭から病院へ直行して入院。さらに1914年の第一次大戦開戦により、ブレスラウ大学精神病院には、彼の娘婿のG・シュテルツが一人残るだけとなり、1915年12月19日、51歳の若さで死亡した。死因は心内膜炎であったといわれる。

➡クレペリン、ニッスル、レヴィー

アーメルンク, ルードヴィヒ・フランツ

Ludwig Franz Amelung
1798－1849　　　　　　　　　　★★
◆ドイツ／病院精神医学
◆出生地：Bikkenbach
◆父親の職業：医者
◆死因：刺殺（50歳／Hofheim）
◆文献：Kirchhof, Th: Deutsche Irrenärzte, Bd.

1, Springer, pp176-178, 1921

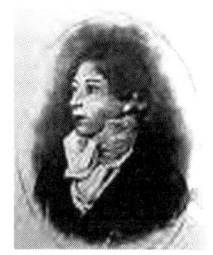

◧1798年5月28日、ヘッセンのビッケンバッハに軍医の息子として生まれる。彼の父親は当時の著名な医師フーフェラントの義理の息子に当たる。イェーナとベルリンで医学を学び、1819年学位取得、翌20年、ドイツ国内外を広く旅行して各地の病院を見学。1821年、ドイツ最古の歴史を持つホーフハイム精神病院（16世紀にフィリップ寛大王*によって設けられたヘッセン一般施療院の一つ）の院長（病院医）となる。

彼は約30年間にわたって、その地位にとどまり病院改革、強制具の使用制限、患者の人道的処遇などに努めたが、1849年、退院を要求する入院患者に院長室で下腹部を刺され、その数日後の4月19日に死亡した。彼の墓は病院の墓地にある。

➡フィリップ寛大王

アントン, ガブリエル

Gabriel Anton
1858－1933　　　　　　　　　　★
◆ドイツ／大学精神医学
◆出生地：Saaz
◆父親の職業：建築家
◆死因：未詳（74歳／Halle）
◆文献：Kumbier E, Haack K, Herpertz S: Überlegungen zum Wirken des Neuropsychiaters Gabriel Anton (1858-1933). Nervenarzt 76:

1132-1140, 2005

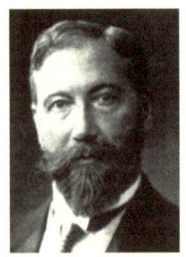

◼1858年7月28日、ボヘミアのザーツに建築家の息子として誕生。プラハおよびヴィーン大学で医学を学び、1882年学位を得る。その後、ヴィーンのマイネルト*に師事し、脳解剖学研究に従事。1889年、教授資格。1894年、ヴァグナー=ヤウレッグ*の後任教授としてグラーツ大学精神科へ赴任、1905年、ヴェルニッケ*の後任教授としてハレ大学へ移り、以後定年退官までその地位にあった。

主に神経学的精神医学を専門とし、外科との協同で脳減圧手術などにも取り組んだ。1933年1月3日、死去。
➡ヴァグナー=ヤウレッグ、ヴェルニッケ

荒木　蒼太郎

Soutaro Araki
1869－1932

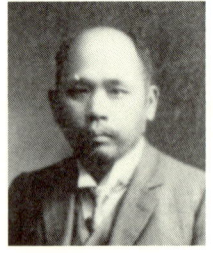

◆日本／大学精神医学
◆出生地：岡山
◆主著：ゾンマー著『精神病診断学』の邦訳（1906）
◆死因：未詳（岡山）

◼1889年、三高医学部（岡山医専の前身）卒、1892年東大精神科入局、1895年岡山医学校精神医学教室開講、1904～24年教授を務める。息子の荒木直躬も精神科医（東大講師、のち千葉大教授）となった。
➡ゾンマー

アレタイオス

Aretaeus（Aretaios、Ἀρεταῖος）
AD2世紀（130頃－200頃） ★★

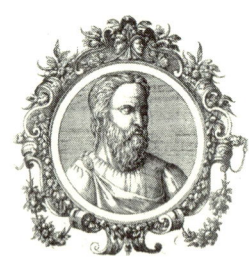

◆カッパドキア→ローマ／医師／躁うつ病相交替の記載
◆出生地：Kappadokia
◆死因：不明
◆文献：Encyclopaedia Britannica

◼古代ローマ時代の医師。カッパドキア出身であったことから「カッパドキアのアレタイオス」ともいう。ローマおよびアレキサンドリアで医業を行う。その存在は、1552年、イオニア語で書かれた彼の著書（『急性および慢性病について』全4巻）が発見されるまで全く知られていなかった。アレタイオスの著書には、"diabetes"という名称が記され、頭痛が3種に分類され、片頭痛の前兆に関する記載がある。精神医学史に彼の名が登場するのは、同書に躁病相とうつ病相の交替が記され、それが一つの疾病（躁うつ

病）とされていることによる。アレタイオスの医学はヒポクラテス医学の継承と考えられ、古代医学に共通する体液病理学に基づいている。しかし、アレタイオスの伝記はなく、その生涯は未詳である。なお16世紀にギリシア語に翻訳され出版された彼の著書は1856年になって英訳された。
➡ヒポクラテス

アシャッフェンブルク，グスタフ

Gustav Aschaffenburug
1866－1944　　　　　　　　　★★

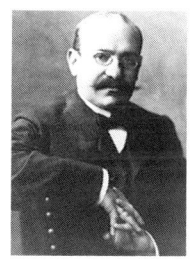

- ◆ドイツ→アメリカ／司法精神医学
- ◆出生地：Zweibrücken
- ◆父親の職業：商人
- ◆死因：未詳（78歳／Baltimore）
- ◆文献：International Biographical Dictionary of Central European Emigrés 1933-1945, Vol. II/1 p35f.

◨ドイツのユダヤ系精神医学者、精神科医。父親はタルムード学者で商人。1866年ツヴァイブリュッケン（ラインラント）に生まれ、ケルンのギムナジウムを卒業後、ハイデルベルク、ヴュルツブルク、ベルリンなどの各大学で医学を学ぶ。1890年、論文「震顫せん妄の症候学」によりシュトラスブルク大学で学位取得。翌年、ハイデルベルク大学精神病院の助手となり、1895年教授資格を得る。1901年ハレ大学の司法精神科病棟医長に転じ、私講師を兼任する。1904年、ケルン大学精神科教授。第一次大戦中はドイツ軍の精神科鑑定医となり第2級鉄十字勲章を得るが、ユダヤ人であることから1934年職場を追われる。1939年スイスへ亡命し、そこからアメリカへ渡った。はじめワシントンのアメリカ・カソリック大学で、のちにボルチモアのジョンズ・ホプキンス大学で犯罪心理学の教授となる。1942年にはアメリカ精神医学会の名誉会員となるが、1944年、ボルチモアで死去。アシャッフェンブルクはドイツにおける近代的司法精神医学の基礎を築いた人物とされている。
➡ヴィルマンス

アスクレピオス

Askrepios（ΑΣΚΡΕΠΙΩΣ）
不詳　　　　　　　　　　　★★★

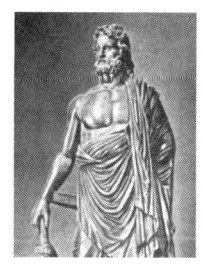

- ◆古代ギリシア／宗教者（医神）
- ◆父親の職業：古代ギリシアの医神
- ◆文献：K・ケレーニイ（岡田素之訳）『医神アスクレピオス』白水社、1997

◨BC6世紀以降、ギリシア本土およびエーゲ海諸島などに、この医神を祭る神殿が建設され、参籠による治療が行われる。蛇の巻きついた杖は医学のシンボルとなる。
　伝説上は古代ギリシア神話に登場する

医神アポロンとテッサリアの王女コロニスの息子とされ、古代ギリシア医学の主要な医神とされる。ホメロスとヘシオドスの文芸作品には医師として描かれているが、実在の人物であるのか神話上の架空の人物であるのかは未詳。しかし、その子孫は「アスクレピアダイ」と称され、実在の医師一族を形成したとされ、ギリシア本土のエピダウロスをはじめとする各地でアスクレピオスの神殿と聖域（アスクレピエイオン）が発掘され、多数の彫像が発見されている。これらのアスクレピエイオンには各地から訪れる多数の参詣者（病人）のための宿泊所、神殿、井戸などが設けられ、病人は神殿での預言や夢の告白などによって癒されたとされる。また、アスクレピオスが手にもつ杖には蛇がからみついており、それが近代以降、医学の象徴として多用されることになった。同じく古代ギリシア医学の祖とされるヒポクラテス*のいたとされる小アジアのコス島でも、ヒポクラテスの死後アスクレピエイオンが建てられた。ヒポクラテス医学が気候、食物、衛生知識など客観的な知見に基づいていたのに対し、アスクレピオスの医療は宗教的で神秘的なものであったとされるが、ギリシア各地やのちのローマ帝国内でも多数のアスクレピエイオンが建立されたので、その信仰はきわめて篤かったと考えられる。

➡ヒポクラテス

アスペルガー，ハンス

Hans Asperger
1906−80 ★★★

◆ オーストリア／小児科学
◆ 出生地：Hausbrunn
◆ 父親の職業：農業
◆ 主著：Die "Autistischen Psychopathen" im Kindesalter, 1944
◆ 死因：未詳（74歳／Wien）
◆ 文献：http://autismus-kultur.de/autismus/geschichte/hans-asperger.html

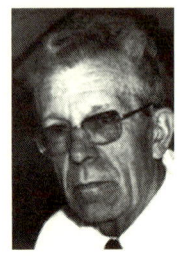

◧1906年2月18日、ヴィーン郊外のハウスブルンで農家の長男として出生。ヴィーン大学で医学を学び、1931年同大学小児科助手となる。1935年に結婚し、のち5子を設ける。

1943年、精神障害の疑われる小児の症例について報告し、それは翌44年にDie "Autistischen Psychopathen" im Kindesalterの表題で精神医学専門誌 Archiv f. Psychiat. Nervenkr.（117, 76-136）に発表された。これが1980年代以降、今日の「アスペルガー症候群」として知られるようになった。アスペルガーの発表とほぼ同時期にアメリカのカナー*も自閉症の概念を提示したが、両者の間に交流はなかったといわれる。しかし、両者の概念はともに類似しており、外部との感情交流に支障があるものの、得意な分野では天才的な才能を示すとする点で一致している。アスペルガーは、このような肯定的側面を「小さな教授」という言葉で表記した。

アスペルガーが障害者「安楽死」作戦（T4作戦）などが実際に行われていたナチズム期のオーストリアにあって、あえて小児の精神障害例を発表したことに対

しては、彼自身がナチ党員として自己防衛していたとする見方と、障害児の肯定的な側面を強調して患児を守ろうとしたとする見方とがあり、評価が分かれている。

アスペルガーは戦後の1962年にヴィーン大学小児科の正教授となり、1980年10月21日に74歳で死亡した。死後の1981年になって彼の論文が英訳されたことで、その業績が知られるようになった。

➡カナー

アウテンリート, フェルディナンド

Ferdinand Autenrieth
1772－1835　　　　　　　　　★★★

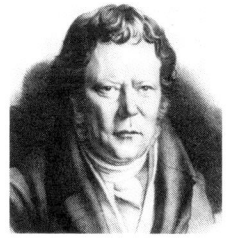

- ◆ ドイツ／神経解剖学、外科学
- ◆ 出生地：Stuttgart
- ◆ 父親の職業：経済学教授
- ◆ 主著：Handbuch der empirischen menschlichen Physiologie, 1801
- ◆ 死因：脳卒中（62歳／Tübingen）
- ◆ 文献：Kirchhoff: Bd.I, pp55-58, 1921

◧1772年10月20日、シュトゥットガルトで経済学教授の息子として誕生。13歳で父親の学校へ入学し、20歳で医学の学位を取得（1792年）。その後父親とともにアメリカ・ペンシルヴァニアへ遊学（18カ月）。開業を意図するが失敗し、1797年よりテュービンゲン大学で解剖・生理・外科の教授となる。古い講堂（Bursa）の一角に初めて入院患者用のベッドを整備し、大学病院のもとを作る（1805年）。

1801年には主著『経験的人体生理学教科書』を出版、1822年に同大学長となる。精神病患者の治療にも取り組み、精神病者の激しい症状に長く直面すると医者自身もおかしくなるとの考えから、アウテンリート軟膏（吐酒石軟膏）、強制マスクなどを考案し、地元の詩人ヘルダーリン*の主治医も務めた。

息子のヘルマン（Hermann）は、のちに同大学の内科教授となった。1835年5月2日、テュービンゲンで脳卒中のため死去。

➡ヘルダーリン

バビンスキー, ジョゼフ

Joseph François Félix Babinski
1857-1932　　　　　　　　★★★

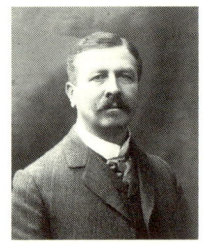

- フランス／神経学／バビンスキー反射（1896）
- 出生地：Paris
- 父親の職業：亡命者
- 死因：うつ病＋パーキンソン病（74歳／Paris）
- 文献：Kolle: Bd.2, pp162-171, 1959

◆1848年のパリ市民革命はヨーロッパ各国へ波及したが、ポーランドでも反ロシア蜂起が起こり、それに失敗した多数のポーランド人が西ヨーロッパ諸国へ亡命した。ババンスキーの父親もその一人だった。ババンスキーは1857年11月17日、パリで次男として誕生し、1879年にパリ病院のインターン（住み込み医）になった。1885年、多発硬化症の病理解剖論文を書き、学位取得。それを読んだジョフロワの推薦でサルペトリエール病院のシャルコー*のもとで医長となる。彼はそのまま1922年の退官まで同じ地位にあった。サルペトリエールでは多数の神経病患者を観察し、当時数多くみられたヒステリーと器質性神経疾患との鑑別診断技法として足底反射の有無に着目。1896年、わずか30行の論文にまとめて発表した。これがのちに彼の名を冠した「バビンスキー反射」として神経疾患の診断に不可欠な技法となる。また、脊髄癆や小脳疾患の症候を整理して今日の神経学的診断技法の確立に貢献した。彼はマリー*とともにフランス神経学会の創設者ともなった。ババンスキーは無口で謹厳な性格で、生涯独身であった。長年同居していた兄が1931年に世を去ると、うつ状態となり、翌32年1月29日に病死した。料理好きであったといわれ、〝Ali-Bab〟のペンネームで料理本を出版し、それによっても有名であったという。
➡シャルコー、マリー

ベルツ, エルヴィン・フォン

Erwin von Baelz
1849-1913　　　　　　　　★★★

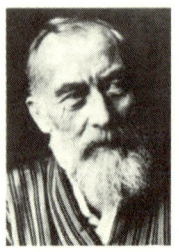

- ドイツ→日本→ドイツ／内科学／東大教授（お雇い外国人）

- ◆ 出生地：Bietigheim
- ◆ 父親の職業：建築業者
- ◆ 主著：『ベルツの日記』岩波文庫、1979
- ◆ 死因：動脈瘤、心疾患（64歳／Stuttgart）
- ◆ 文献：Eckart, W., Gradmann, C. hrg.: pp20-21, 2001

◧1849年1月13日シュヴァーベンのビーティヒハイムに生まれ、テュービンゲンおよびライプツィヒ大学で医学を学ぶ。普仏戦争（1870〜71年）では軍医として出征し、76年テュービンゲン大学内科教授ヴンダーリヒのもとで教授資格を得、同年6月に明治政府の「お雇い外国人」の一人として東京大学医学部（東京医学校）へ招聘され来日、内科学を担当。以来29年間在日。日本女性と結婚。79年より日記をつけはじめ、のちに『ベルツの日記』（岩波文庫）として公刊された。内科講義の中で精神医学についても簡略な講義を行ったが、その際参照したのはグリージンガー*の教科書であった。また当時の日本各地で「流行した」といわれる「狐憑き」を研究し、ヨーロッパ精神医学における「ヒステリー」の一種とした。草津温泉を愛好し、温泉医学研究者としても名を残した。1905年6月に帰国し、13年8月31日動脈瘤のためシュトゥットガルトで没した。なお1907年には東大構内に彼の胸像が設置された。

→ グリージンガー

バイヤー，ヴァルター・フォン

Walter Ritter von Baeyer

1904–87　　　　　　　　　　★★

- ◆ ドイツ／精神病理学／状況因論
- ◆ 出生地：München
- ◆ 父親の職業：整形外科医
- ◆ 主著：Wähnen und Wahn（1979、邦訳は 1994）
- ◆ 死因：未詳（83歳／Heidelberg）

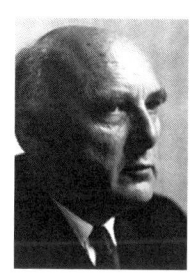

◧1904年5月28日ミュンヘン生まれ。27年、ハイデルベルク大学医学生時代に精神医学に興味を抱き精神科研修をはじめる。29年、卒業後に精神科助手となる。33年、父親がユダヤ系であったため、職を失い、当時の精神科教授ヴィルマンス*もヒトラーを「ヒステリー」と公言したことで教授職を追われたため、ミュンヘンのカイザー・ヴィルヘルム精神医学研究所遺伝部門に移り、ナチ党員であったリュディン*の弟子となる。病的詐欺、虚言症の遺伝研究を行うが、結果は断種法の対象とはならないことが分かり、リュディンは研究の中止を命じる。ナチによる拘束を恐れ、自ら国防軍に志願し、軍団付精神科医となる。第二次大戦従軍中の日記は、当時のドイツ軍陣精神医学の実態を知るうえで貴重な資料ともなる。戦後の55年、クルト・シュナイダー*の後任としてハイデルベルク大学精神科教授となり、「状況因」（Situagenie）の概念を提唱した。バイヤーはこの概念で、それまで内因（原因不明−遺伝因）性とされた精神障害も強制収容所や戦場などの過酷な状況次第で発病することを説明しようとしたが、この概念は、のちにテレンバッハ*らが特定の性格特徴と組み合わせたため、強制収容所後遺症や戦争犠牲者の体験から離れ、広く拡散すること

になった。
➡ヴィルマンス、リュディン、リュムケ、テレンバッハ

バイヤルジエ, ジュール・ガブリエル・フランソワ

Jule Gabriel François Baillarger
1809－90　　　　　　　　　　　　★★★

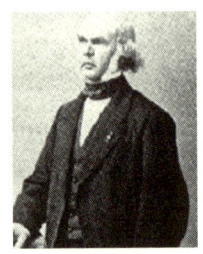

- フランス／神経病理学、病院精神医学／二重型精神病(1854)
- 出生地：Montbazon
- 死因：老衰(81歳／Paris)
- 文献：Pagel: Biographisches Lexikon hervorragender Ärzte des neunzehnten Jahrhunderts. Berlin, Wien, pp79-80, 1901

◉1809年3月26日、中部フランスのモンバゾン生まれ。パリのエスキロール*のもとで精神医学を学ぶ。すでに学生時代からシャラントン王立精神病院でエスキロールの助手を務めた。1832年学位取得。1840年サルペトリエール病院へ移ったが、すぐにエスキロールが開設したイヴリ保養院の医長に転身した。

　1843年、ロンゲ、モローらとともに専門雑誌『医学心理学雑誌(Annales médico-psychologique)』を創刊。1840年、大脳皮質が6層の神経細胞から構成されていることを発見した。1854年には、J・P・ファルレ*が循環型精神病とした症例を新たに「二重型精神病(Folie à double forme)」として記載。これは、のちのクレペリン*の躁うつ病概念の起源となった。1890年12月31日、パリで老衰のため死去。
➡J・P・ファルレ、クレペリン、エスキロール

バリント, マイケル

Michael Bálint（本名：**Mihály Maurice Bergsmann**）
1896－1970　　　　　　　　　　　★

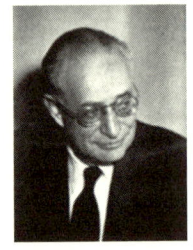

- ハンガリー→イギリス／精神分析
- 出生地：Budapest
- 父親の職業：一般開業医
- 主著：『基底欠損』(1968、邦訳は1978)
- 死因：心臓発作＋糖尿病(74歳／London)
- 文献：International Journal of Psycho-Analysis, 52:331-333, 1971

◉1896年12月3日ブダペストの開業医(GP)の子として誕生。ブダペスト大学で医学を学んだが、第一次大戦に応召されて学業中断、戦後の1920年に学位取得。ベルリンへ出てザックス*に師事して精神分析を学び、24年ブダペストへ戻り、フェレンツィ*のもとで研修を進め、26年ブダペスト精神分析研究所の教育分析医となる。39年イギリスへ亡命し、戦後の47年ロンドンのタヴィストック病院に就職、エニド・バリントと結婚(妻の姓に改名)。68年イギリス精神分析協会長。研究面では治療者‐患者間の転移を詳細に取り上げ、精神科医以外の一般開業医

に対してもセミナーを開いて幅広く精神療法教育を行った（いわゆるバリント・グループ）。また前エディプス期の原始的対象関係における障害を「基底欠損」と名付けて、その治療を論じた。彼は1970年12月31日心臓発作のためロンドンで没した。

➡ザックス、フェレンツィ

バザーリア, フランコ

Franco Basaglia

1924-80　　　　　　　　　　　　　★

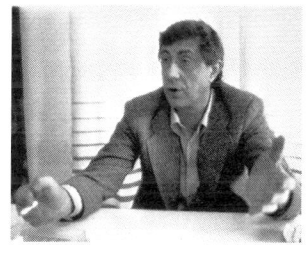

- ◆イタリア／病院精神医学／「バザーリア法」(1978)
- ◆出生地：Venezia
- ◆父親の職業：貴族末裔
- ◆死因：脳腫瘍（56歳／Venezia）
- ◆文献：大熊一夫『精神病院を捨てたイタリア 捨てない日本』岩波書店、2009
- ◆1924年3月11日、ヴェネチアの貴族家系に生まれ、パドヴァ大学医学部へ入学したが1944年反ファシストとして投獄。1952年パドヴァ大学精神科へ進み、社会学専攻の妻フランカと結婚。治療共同体構想を掲げたイギリスのマクスウェル・ジョーンズ*のもとを訪ね指導を受ける。1961年、北イタリアのゴリツィア県立精神病院長となり、院内改革と入院患者の退院促進に着手した。その運動に共鳴した多くの精神科医の協力と、政治家になった妻（1984〜91年、上院議員）の助力もあって、精神病院全廃を趣旨とした世界最初の法律「第180号法」（いわゆるバザーリア法）が1978年イタリア国会で成立。しかしバザーリアは1980年8月29日、脳腫瘍のため自宅で死亡した。バザーリア法に対しては今日でも根強い抵抗があり、イタリア全土で精神病院が全廃されたわけではないが、旧来の隔離収容型の精神科入院医療は大きく改革され、社会復帰型・外来型の精神医療に舵を切る契機となった。イタリアにおける精神病院改革は日本には大きな影響を与えず、今日でもなお多数の精神病院に大量の「社会的入院」患者をかかえている。

➡M・ジョーンズ

バセドー, カール・アドルフ・フォン

Carl Adolph von Basedow

1799-1854　　　　　　　　　　　　★

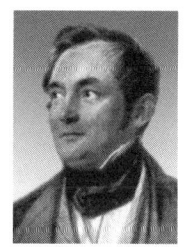

- ◆ドイツ／内科学／「バセドー病」(1840)
- ◆出生地：Dessau
- ◆父親の職業：矯正官
- ◆死因：チフス（55歳／Merseburg）
- ◆文献：Eckart, W., Gradmann, C. hrg.: p124, 2001
- ◆1799年3月28日北部ドイツのデッサウで生まれる。メルゼブルクで開業していた1840年に、「眼球突出、甲状腺腫、頻脈」の三徴候を示す一連の疾患をまとめ、

それは彼の名を冠して「バセドー病」と呼ばれる。また彼はすでに当時からヨード剤を治療に用いたという。この病気（甲状腺機能亢進症）に精神症状が現れることは早くから知られ、のちにマンフレート・ブロイラー*によって「内分泌性精神症状群」としてまとめられた。彼は1854年4月11日メルゼブルクで流行したチフスによる敗血症のため没したが、遺体は生前の意思により剖検に付され死因が確定した。
➡ M・ブロイラー

ベイトソン, グレゴリー

Gregory Bateson

1904－80　　　　　　　　　　★

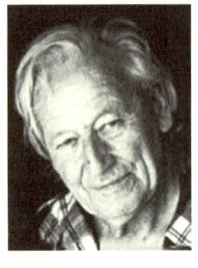

- イギリス→アメリカ／文化人類学／「ダブル・バインド」
- 出生地：Grantchester
- 父親の職業：遺伝学者
- 主著：『精神と自然』(1979、邦訳は1990)
- 死因：不明（76歳／San Francisco）

■1904年5月9日イギリスのグランチェスター生まれ。ケンブリッジ大学で動物学と人類学を学び、ニューギニアでフィールドワークを行い、アメリカの人類学者ミード*と知り合い結婚、アメリカへ渡る。第二次大戦中は米軍属となりアジア各地に赴き、戦後ハーバード大学客員教授を経て1973年カリフォルニア大学客員教授となった。彼は文化間接触の問題を扱い、コミュニケーションとメタコミュニケーションとの乖離に着目した「ダブル・バインド」論によって精神医学者の注目をひき、統合失調症の成り立ちに示唆を与えた。ベイトソンはミードと離婚したのち二度再婚を重ね、主著『精神と自然』を公刊した翌80年7月4日サンフランシスコで死亡した。
➡ ミード

バティー, ウィリアム

William Battie

1703（4?）－76　　　　　　　★

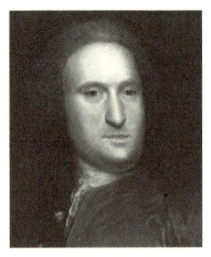

- イギリス／病院精神医学／モラル・マネージメント（1751）
- 出生地：Modbury
- 父親の職業：牧師
- 主著：A Treatise on Madness（1758）
- 死因：脳卒中（Kingston）
- 文献：Laffey, P.: Psychiatric therapy in Georgian Britain, 2003

■1703（4?）年9月1日デヴォン州モッドバリーに牧師の子として誕生。ケンブリッジで医学を学び、ロンドンで開業。42年から8年間、ロンドンのベスレム病院の監督官を務めたのち、自らが寄付を呼び掛けて創設した聖ルーク病院の院長となる（1751）。そこで彼は入院生活上の規律と労働を義務付ける患者処遇（モ

ラル・マネージメント)を導入し、これがのちにウィリアム・テューク*、フィリップ・ピネル*、コノリー*らの鎖による拘束などを排した無拘束運動の先駆となった。精神医学史家ショットによれば、バティーは「イギリス精神医学の父」とされ、またグリージンガー*によれば、この施設は「精神病者の治療をもっぱらの目的に掲げた最初の精神病院」(1845)とされる。バティーは精神病を知覚障害(偽りの感覚)とし、先天性と後天性に2大分したが、自然治癒もありうるとした。なお、ベスレム院長ジョン・モンロー*は、ベスレムの隣に建てられたこの施設に不満を抱き、第二の聖ルーク病院を建設して対抗した。76年6月13日死去。
➡ W・テューク、Ph・ピネル、コノリー、J・モンロー、グリージンガー

ベイル, アントワーヌ

Antoine Laurent Jessé Bayle
1799-1858　　　　　　　　　　★★

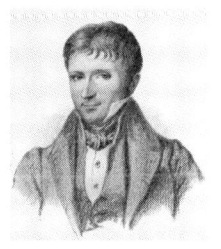

- ◆ フランス／病院精神医学、神経解剖学／梅毒性麻痺性痴呆(1822)
- ◆ 出生地：Vernet
- ◆ 文献：Postel, J.. Étienne-Jean Georget et Antoine Laurent Bayle: deux destins contraires, in Psychanalyse à l'Université, juin 1978
- ◻ 1799年1月13日ヴェルネ(アルプス海

岸地方)で生まれた。1815年からおじであるシャリテの医者、ガスパー・ベイル(1774~1816)、ケヨル、レカミエール、ラエンネック等の援助によりパリで教育を受けた。ラエンネックが16歳の生徒を引き受けた。その数ヵ月後おじは肺結核のため死去。シャラントン精神病院に空きがあるのを知り、1817年ケヨルの友人の推薦を求め、着任。精神病理学よりも器質性疾患に興味を持った。

1822年11月21日、論文 "Recherches sur les maladies mentrales, (「精神疾患に関する研究」)を提出、その中で不完全な全般性麻痺(paralisis general)を伴う精神異常の状態を記載した。また、その病理解剖から慢性のクモ膜炎を見出した。この知見がのちに進行麻痺の器質的病変の最初の発見となった。1826年、医学部の図書館員として数年勤務、34年に辞任。その後、ケヨルとコメルの代行を務め、種々の医学雑誌に協力。28年から37年まで治療学図書館を指導、医学百科事典の準備に積極的に参画。1858年3月29日死去。1830年以降、全般性麻痺に関する論議以外には精神医学には関与していないと言える。彼の進行麻痺脳に関する研究は長いあいだ忘れられていたが、のちにカルメーユ*によって再評価された。
➡ カルメーユ

ベアード, ジョージ・ミラー

George Miller Beard
1839-83　　　　　　　　　　★★

- ◆ アメリカ／病院精神医学、精神衛生運動／Neurasthenia (1869)
- ◆ 出生地：Conneticut
- ◆ 父親の職業：組合教会長
- ◆ 死因：不明(43歳／New York)

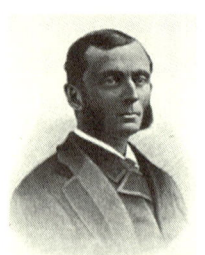

◆1839年5月8日コネティカット州モントヴィルに生まれ、エール大学で医学を学び1866年医師となる。不定愁訴や不安障害の患者に対して当時の医学では効果の疑われていた電気治療を試み、一定の成果を得たことで1869年「神経衰弱(Neurasthenia)」の概念を発表。ベアードは、このような疾病が増加する原因を急速な文明化という社会的環境に求めた。また、のちに精神障害の予防に力を注ぎ「精神病予防協会」を設立した。

ベアードの神経衰弱概念は1880年に『神経衰弱に関する臨床的論考』として単行本化され、のちのフロイト*によっても取り上げられた。彼は1883年1月23日ニューヨークで死亡した。
➡S・フロイト

ベヒテレフ, ウラジミール・ミハイロヴィッチ
Wladimir Michailowitsch Bechterew
(Владимир Михайлович Бехтерев)
1857-1927　　　　　　　　　　　　★★

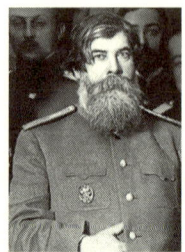

◆ロシア／神経学／「ベヒテレフ病」「ベヒテレフ反射」
◆出生地：Wjatka
◆父親の職業：公務員
◆死因：殺害(70歳？／Moskwa)
◆文献：Eckart, W., Gradmann, C.: p34, 2001

◉1857年ロシアのウィアトカ郡に役人の子として生まれ、サンクト・ペテルブルクで医学を学び、パリのシャルコー*とライプツィヒのヴント*のもとに留学。86年カザン大学にロシア最初の実験心理学研究室を設け、初代精神科教授フレーゼの後任となる。93年サンクト・ペテルブルクの軍医学校で精神神経学の教授となったが、1903年にはサンクト・ペテルブルクに精神神経研究所を設置、1908年まで所長を務めた。

脳脊髄の神経路を研究し、脊髄疾患の一つに彼の名が残されている(ベヒテレフ病)。また「ベヒテレフ反射」は錐体路反射の一つとして知られている。彼は1927年、スターリンによって殺害されたといわれる。
➡シャルコー、ヴント

ビアーズ, クリフォード・ウィッティンガム
Cliford Whittingham Beers
1876-1943

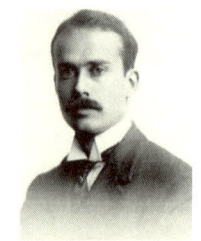

◆アメリカ／患者、精神衛生運動
◆出生地：New Haven
◆父親の職業：未詳

◆死因:躁うつ病(67歳／Rhode Island)
◧ジョンズ・ホプキンス大学教授アドルフ・マイヤー*の患者。自らの精神障害を描写した自伝的著書『わが魂に出会うまで』("A Mind that found itself" 1907、邦訳は1980)によりマイヤーに強い影響を与え、その精神衛生運動に大きな動機を与えた。ビアーズ自身も精神疾患の予防や偏見打破のための精神衛生協会の設立に尽力し、1930年には第1回国際精神衛生大会がワシントンで開催された。彼は第二次大戦中の1943年、ロード・アイランドの精神病院で死亡した。
➡マイヤー

ベル, チャールズ

Charles Bell

1774－1842 ★

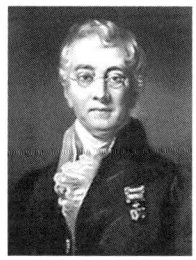

◆イギリス／神経解剖学、神経病理学
◆出生地:Edinburgh
◆主著:Essays on the anatomy of expression in painting, 1806

◧エジンバラ生まれの神経系の解剖学・生理学者、1826年ロンドン大学教授、36年エジンバラ大学教授。脳と末梢神経のつながりを見出し、フランスのマジャンディー*とともに脊髄後根が感覚神経系に相当することを実証した(ベル－マジャンディーの法則、1822)。

1806年に刊行された著書(『描画における表情の解剖学についてのエッセー』)の中に、「狂人」("The manac｡)と題する彼の自筆のスケッチが挿入されている。1832年貴族称号。彼は1842年、帰省旅行の途上で客死した。
➡マジャンディー

ベンサム, ジェレミー

Jeremy Bentham

1748－1832 ★

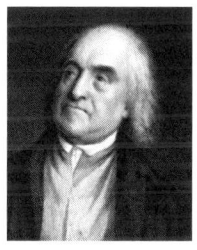

◆イギリス／法学
◆出生地:London
◆父親の職業:弁護士
◆主著:Panopticon; or the inspection house, 1791
◆死因:未詳(84歳／London)

◧1748年2月15日ロンドンに弁護士の息子として生まれ、オックスフォード大学で法律・哲学を学ぶ。弁護士として開業

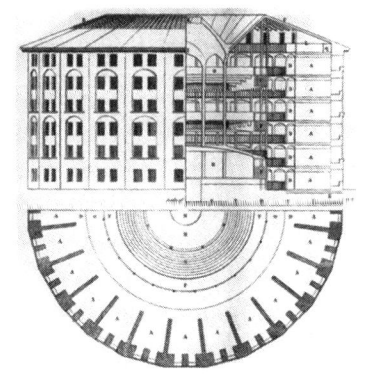

したが、フランス革命の人権宣言に影響され、独自の自由民主主義・功利主義を唱え、社会改革者としても知られるようになる。精神医学史で彼の名が有名になるのは、監獄の人道的改革のために設計した「パノプティコーン」(一望監視施設、写真)とよばれる施設で、その構造は当時の新しい精神病院建築のモデルともなった点である。イギリスにおいてパノプティコーン型精神病院が登場するのは、1815〜18年に建てられたウェイクフィールド州立アサイラムで、1831年にはロンドンに同型のハンウェル精神病院が新設された。ここではコノリー*が入院患者の機械的拘束具を廃止する無拘束運動を展開する。ベンサムは1832年6月6日ロンドンで死亡した。
➡コノリー

ベルガー, ハンス

Hans Berger

1873-1941　　　　　　　　　　★★★

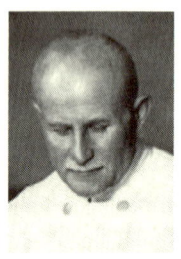

- ドイツ／大学精神医学、神経生理学
- 出生地：Neuses
- 父親の職業：医師
- 主著：Über das EEG des Menschen, Archiv f. Psychiat. 87: 108, 1929-38
- 死因：自殺（68歳／Jena）
- 文献：Kolle: Bd.1, pp1-6, 1956
- 1873年5月21日、ドイツ東部チューリンゲン州のノイゼスに医師の息子として生まれる。1897年、オットー・ビンスヴァンガー*の主宰するイェナ大学精神病院に助手として勤務、以後1938年の退官まで勤続する。1912年、医長となり1919年、ビンスヴァンガーの後任として主任教授となる。そこでベルガーは脳の活動電位の計測に没頭し、1929年、世界初のヒトの脳波を記録し、論文に発表。安静時に現れる脳波（α波）は、彼の名にちなんでベルガー波とも呼ばれる。脳の活動電位は、すでに1913年、ネミンスキによってイヌで観察されていたが、ベルガーは新しい電流計を用いてヒトの脳波記録に成功した。彼は終始仕事場から離れず、学会に出席することも少なく、時間に厳格で、ただ黙々と仕事に没頭していたといわれる。仕事以外の趣味に乏しく、酒もタバコも嗜まなかった。1941年6月1日、彼はうつ状態のうちに突然自殺した。ベルガーの墓はイェナ市内を一望する小高い丘の上の旧教会墓地（Alte Friedhof）にある。
➡ O・ビンスヴァンガー

ベルネーム, イポリート

Hippolyte Marie Bernheim

1840-1919　　　　　　　　　　★★

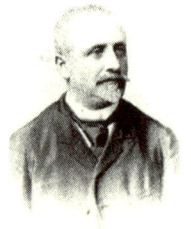

- フランス／大学精神医学／催眠・暗示療法

- 出生地：Mülhausen
- 父親の職業：未詳
- 主著：De la Suggestion et de Ses Applications à la Thérapeutique, 1886
- 死因：不明（78歳／Paris）
- 文献：Eckart, W., Gradmann, C.: p42, 2001

◧1840年4月17日（別説24日）、アルザスのミュールハウゼンに生まれ、シュトラスブルク大学で学び、1867年医師となる。プロイセンとの戦争（普仏戦争）の結果、アルザスがドイツ領になると1871年ナンシーへ移り、翌年新設されたナンシー大学内科に所属、79年内科教授となる。また80年、ナンシー大学医学部が催眠専門の学科を設けると、その教授となった。82年、ナンシー郊外に開業して多数の患者に催眠療法を施していたリエボー*を訪問し、その業績を広く医学界に紹介。催眠療法と暗示療法の臨床および研究に邁進する一方で、催眠およびヒステリーを巡ってシャルコー*と対立した。1889年にはヴィーンからフロイト*の訪問を受ける。1919年2月22日パリで死去。
「サルペトリエールのヒステリーは人工の産物だ」
➡ S・フロイト、リエボー、シャルコー

ベッテルハイム, ブルーノ

Bruno Bettelheim

1903−90　　　　　　　　　　　　＊

- オーストリア→アメリカ／精神分析
- 出生地：Wien
- 父親の職業：工場主（ユダヤ人）
- 主著：『うつろな砦』(1967, 邦訳は1973)

◧ヴィーン大学卒業後フロイト*の精神分析に惹かれ協会に参加したが、1938年のオーストリア併合によりダハウを経て

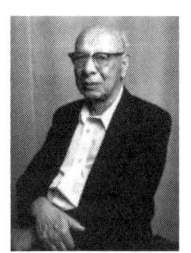

ブーヘンヴァルト強制収容所へ送られた。人権活動家エレノア・ルーズベルトの嘆願で39年釈放されアメリカへ亡命。シカゴ大学助手となり児童・思春期の障害児教室を設立し、44年准教授、52年教授となり73年に退官した。彼は強制収容所体験をもとに極限状況における人間心理を研究のテーマとし、自閉症をはじめとする障害を負った児童心理の理解と分析に応用した。妻の死から6年後の90年脳卒中を起こしたのちメリーランドの自宅で自殺した。2004年ヴィーン大学はナチズム期に取り消された彼の哲学学位を回復させた。しかし一方でベッテルハイムに治療を受けた元児童患者らが同時に体罰を受けていたと告発し、人道的治療者か児童虐待者かを巡るスキャンダルも発生した（2010年）。

ビルショウスキー, マックス

Max Bielschowsky(i)

1869−1940　　　　　　　　　　　＊

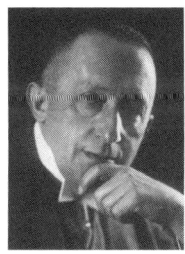

- ◆ドイツ／神経病理学
- ◆出生地：Breslau
- ◆父親の職業：商人
- ◆死因：脳卒中（71歳／London）
- ◆文献：Kolle: Bd.3, pp3-8, 1963

◧1869年2月19日、ブレスラウで商人の息子として誕生。1893年ミュンヘン大学で学位取得後、フランクフルトでエディンガー*とともにヴァイゲルト*のもとで神経組織学を学び、1896年、ベルリンのメンデルが主宰する神経学研究所へ入る。1904年、同じベルリンで神経病理学者O・フォークト*が設立した研究所へ移籍。渡銀染色法を改良し、種々の神経疾患および内因精神病の組織病理学研究に従事した。1910年、同僚だったブロードマン*がフォークトと折り合いが悪く退職したが、ビルショウスキーは1933年まで残って研究を続けた。その後オランダのユトレヒト大学精神病院へ移る。1939年、第二次大戦開戦直前にロンドンへ渡ったまま、1940年8月15日、卒中発作のため死亡。

➡ヴァイゲルト、ブロードマン、フォークト

ビネー, アルフレッド

Alfred Binet

1857－1911　　★★

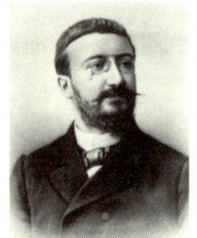

- ◆フランス／心理学／ビネー式知能テスト

- ◆出生地：Nizza
- ◆父親の職業：医師
- ◆死因：脳腫瘍（54歳／Paris）
- ◆文献：Kolle: Bd.3, pp209-220, 1963

◧1857年、医師の息子としてニースに生まれる（母親は画家）。パリで医学を学ぶが、国家試験を目前にして心理学者リボー*と出会い、心理学への転進を決意。リボーはサルペトリエールでシャルコー*のもとにいた心理学者フェレ（Féré）を紹介し、そこで催眠研究に従事する。1894年、学位を取得し、翌95年、ソルボンヌ大学実験心理学研究所の所長となる。その後は知的障害者と一般人（学生）との知能の比較研究に携わり、1900年には児童心理研究会を主宰する。1903年、主著『知能の実験的研究』を刊行し、のちに彼の名を冠する実践的な知能テストを開発。主著は1908年に改訂版が出版されたが、1911年、脳腫瘍のためパリで死去。

➡リボー、ピアジェ

ビンスヴァンガー, ルードヴィヒ（初代）

Ludwig Binswanger

1820－80　　★

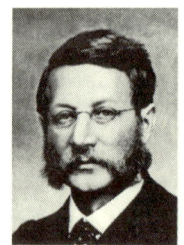

- ◆スイス／病院精神医学／ベルビュー（das Asyl Bellevue）創設者（1857）
- ◆出生地：Münsterlingen
- ◆死因：未詳（60歳／Kreuzlingen）
- ◆文献：Zur Geschichte der Heilanstalt

Bellevue in Kreuzlingen (nicht im Handel)
◆1820年、ミュンスターリンゲンに生まれる。ミュンヘンで医学を修めたのちアウグスブルクの私立精神病院に勤務。

1850年、故郷のミュンスターリンゲンの癲狂院院長となった。当時の人道思想に共鳴し、ドイツの精神病院改革者ヤコビ*とその弟子ツェラー*に相談し、病者の避難所（アジール）としての施設を構想し、1857年、クロイツリンゲンに小規模な精神病院を設立した（das Asyl Bellevue、15床）。自らをはじめスタッフとその家族も住み込みで患者と共同生活を送った。1870年、病院は拡張され新築、以後順次増床したが、1880年に院長のまま死去した。

その後継は息子のロベルト（1850〜1910）で、彼はすぐに新しい閉鎖病棟を付設し、療養所（Kuranstalt Bellevue）とした。さらに、その同名の息子ルードヴィヒ*により施設は拡張され、治療院（Heilanstalt）となったが、その死後の1970年代初頭に閉院となった。
➡ L・ビンスヴァンガー

ビンスヴァンガー，ルードヴィヒ

Ludwig Binswanger

1881−1966　　　　　　　　　　★★★

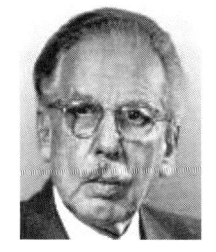

◆ スイス／病院精神医学／現存在分析
◆ 出生地：Münsterlingen
◆ 父親の職業：精神科医
◆ 主著：『精神分裂病』（1957、邦訳は1960/61）
◆ 死因：不明（84歳／Kreuzlingen）
◆ 文献：宮本忠雄：ビンスワンガー、『異常心理学講座』第7巻、みすず書房、1966

◆祖父ルードヴィヒ*は1857年、クロイツリンゲンに私立精神病院（Asyl）を設立し、息子ロベルト（1850〜1910）が後継していた。その息子として生まれたルードヴィヒもまた精神科医の道を目指し、ハイデルベルクで医学を学んだのち、チューリヒ大学精神病院（ブルクヘルツリ）でオイゲン・ブロイラー*の助手になった。1908年、叔父のオットー*が教授を務めるイェナ大学へ移り、1911年、父のロベルトが死ぬと院長を引き継いだ。1920年代にフッサール*の現象学へ近づき、1930年代に独自の現存在分析（Daseinsanalyse）による理論を展開。一時ハイデガー*に接近したが、戦後の1950年代から再びフッサールへ回帰した（超越論的現象学）。

1957年、自院の100周年を機に院長を退き、息子のヴォルフガング*に譲ったが、その死後、1970年代前半にヴォルフガングは病院の閉鎖を決意し、1980年コンスタンツ市に売却し、建物は市の劇場に使用されて病院は消滅した。ビンスヴァンガー家は、地元では有数の地主であり、富豪としても知られている。
➡ O・ビンスヴァンガー、W・ビンスヴァンガー、フッサール

ビンスヴァンガー，オットー

Otto Binswanger

1852−1929　　　　　　　　　　★★★

◆ スイス／大学精神医学／ビンスヴァン

ガー病(1894)
- 出生地：Münsterlingen
- 父親の職業：医師
- 主著：Die pathologische Histologie der Hirnrindenerkrankung, G.Fischer, 1893
- 死因：心臓発作(76歳／Kreuzlingen)
- 文献：横井晋：Binswanger、松下正明編『精神医学を築いた人びと(上)』ワールドプランニング、pp103-118、1991

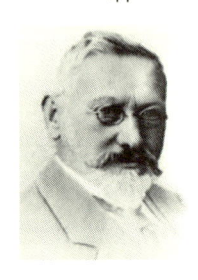

◧1852年10月14日、ドイツ国境に近いスイスのミュンスターリンゲンで生まれる。父親は、近くのクロイツリンゲンで5年後に有名な私立サナトリウムを設立する精神科医のルードヴィヒ(初代)＊で、オットーも精神科医の道を目指し、ハイデルベルクなどで医学を学び、ヴィーンのマイネルト＊のもとで脳病理解剖を学ぶ。2歳年上には、やはり精神科医となったロベルトがいる。1877年、ゲッチンゲン州立精神病院の助手、翌78年ブレスラウ大学病理解剖教室へ移るが、そこでの論文がベルリン大学精神病院(シャリテ)のヴェストファール＊の目に留まり、シャリテへ招かれる。当時そこにはツィーエン＊、フォークト＊、ブロードマン＊らが助手として勤務していた。1882年、イェナ大学助教授、92年正教授となる。進行麻痺(脳梅毒)に罹った哲学者ニーチェ＊の診察を行った。1894年、のちに彼の名を冠して呼ばれる非梅毒性の進行性痴呆を慢性進行性白質脳炎(ビンスヴァンガー病)として記述したが、これは今日多発性脳梗塞による病態の一つとされる。1919年、過労のため大学を辞任し甥のルードヴィヒが院長を務めるクロイツリンゲンのサナトリウムの助手となるが、1929年7月15日、心臓発作のため死去。

➡ L・ビンスヴァンガー(初代)、ニーチェ、ヴェストファール

ビンスヴァンガー，ヴォルフガング

Wolfgang Binswanger

1914－93

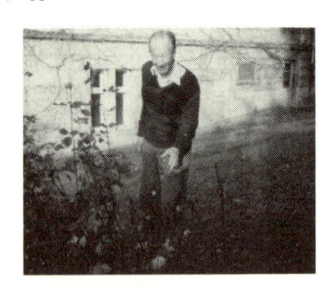

- スイス／精神分析
- 出生地：Kreuzlingen

◧スイスのクロイツリンゲンに私立精神病院ベルビューを開設したルードヴィヒ・ビンスヴァンガー＊の孫だった同名のルードヴィヒ＊の息子(開設者の曽孫)。父ルードヴィヒの死後同院を継承したが、運営難から閉院を決意し、1980年、同院を最終的にコンスタンツ市に売却し、ベルビューの歴史に幕を引いた。父親の現存在分析を批判し、その後は精神分析医として開業。

ブランケンブルク，ヴォルフガング

Wolfgang Blankenburg

1928－2002

Bleuler

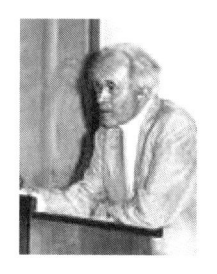

♦ ドイツ／精神病理学
♦ 出生地：Bremen
♦ 主著：『自然な自明性の喪失』(1971、邦訳は1978)
♦ 死因：心筋梗塞(74歳)

◼フライブルク大学で医学および哲学を学び、ルフィンのもとで同大学精神医学教室で教授資格を得る。その後ハイデルベルク大学へ移り、1979年マールブルク大学精神科正教授となる。ドイツにおける現象学的（人間学的）精神病理学を代表したが、統合失調症例の面接に患者に無断で隠しマイクを使用するなど倫理的問題も指摘された。

ブロイラー, オイゲン

Eugen Bleuler
1857-1939　　　　　　　　★★★

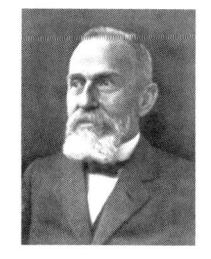

♦ スイス／大学精神医学／「精神分裂病群」
♦ 出生地：Zollikon
♦ 父親の職業：農家（小学校長）
♦ 主著：Lehrbuch der Psychiatrie, 1916
♦ 死因：気管支カタル(82歳／Zürich)
♦ 文献：Hell, D., Scharfetter, Ch., Möller, A. hrg.: Eugen Bleuler - Leben und Werk, Huber, 2001

◼1857年4月30日、チューリヒ郊外ツォリコーンで古いブドウ農家の息子として生まれる。父親は小学校長で、裕福な少青年期を送る。81年医師となりベルン大学精神病院（ヴァルダウ）に勤務。86〜98年、チューリヒ近郊のライナウ治療療養院の院長。98年、ブルグヘルツリ（チューリヒ大学精神病院）でフォレル*の後任教授となる。非常に勤勉かつ禁欲的で、酒・タバコを嗜まず、車の運転もせず、質素を説いた。しかし、学問的には寛大で、精神分析を受け入れ、1911年には「分裂病(Schizophrenie)」という名称をはじめて使用、連合心理学に則って、その症状を記述した（『早発痴呆または精神分裂病群』）。

統合失調症にみる「自閉」(Autismus)、「連合弛緩」(Assoziationslockerung)、「両価性」(Ambivalenz)の3症状は、その頭文字から「ブロイラーの3つのA」として有名。1916年には、のちに長く版を重ねることになった精神医学教科書を著す。

1927年退官し生地ツォリコーンで開業。1939年、気管支カタルによる高熱のうちに死亡。息子のマンフレート*も同じくブルクヘルツリの主任教授となり、教科書の改訂に努めた。

➡フォレル、M・ブロイラー

ブロイラー, マンフレート

Manfred Bleuler
1903-94　　　　　　　　★★

♦ スイス／大学精神医学／「内分泌性精

神症状群」
- 出生地：Zürich
- 父親の職業：精神科教授
- 死因：未詳（91歳／Zürich）

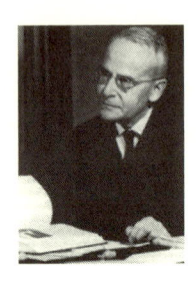

◨1927年チューリヒ大学医学部卒、41年バーゼル大学で教授資格、父オイゲンの跡を継ぐ形でチューリヒ大学精神科教授となり、父親の教科書を改訂・補完した（1983年までに15版を重ねた）。彼は戦後の東欧諸国の精神医学再建に協力し、69年の退官後もポーランドをはじめとする各地の大学精神病院で教育講演を続けた。主著『内分泌精神医学』（1954）では種々の内分泌疾患によって起こる精神症状を「内分泌性精神症状群」としてまとめた。
➡ E・ブロイラー

ボーデルシュヴィング, フリードリヒ・フォン

Friedrich von Bodelschwingh

1831－1910　　　　　　　　　　　　★

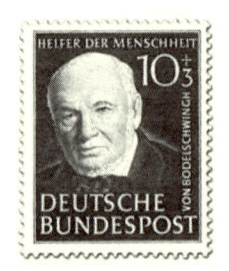

- ドイツ／宗教者／ベーテル施設長
- 出生地：Osnabrück
- 父親の職業：官僚
- 死因：脳卒中（79歳／Bethel）

◨プロイセン内務官僚の息子として1831年北ドイツのオズナブリュックで誕生。1848年の市民革命への弾圧をうけ父親は失職。大学で神学を学び、1872年、聖職者として、教会のてんかん治療施設ベーテル（1867年設立）の施設長を引き継ぐ。ベーテルは彼の指導の下で、てんかんのほか慢性精神障害者のコロニー型施設としても大きく発展した。現在ではビーレフェルト市全体の3割の敷地を占める。彼の息子フリッツ（Fritz）も施設長を継いで、ナチズム期には障害者「安楽死」作戦（T4作戦）に抵抗したといわれる。

ボンバルダ, ミゲル・アウグスト

Miguel Augusto Bombarda

1851－1910

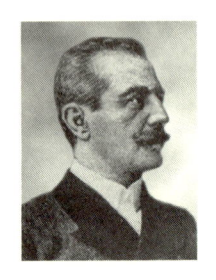

- ブラジル→ポルトガル／大学精神医学
- 出生地：Rio de Janeiro
- 父親の職業：未詳
- 死因：殺害（59歳／Lisbon）

◨ブラジルに生まれポルトガルへ渡り、リスボンで医学教育を受ける。のち同大学精神科教授となり、リスボン大学の精神病棟および医学教育の改革を行う。
　1900年に改築された大学精神病院には彼の名が冠せられた（Manicomio Miguel Bombarda）。またポルトガル共和党員と

なる。1910年ポルトガルが王制から共和制へ移行する直前、患者によって殺害された。

ボンヘーファー, カール

Karl Bonhoeffer
1868-1948　　　　　　　　　　★★★

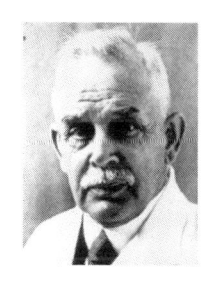

- ◆ ドイツ／大学精神医学／外因反応型（1908-10）
- ◆ 出生地：Nehresheim
- ◆ 父親の職業：地裁長官
- ◆ 死因：脳卒中（80歳／Berlin）
- ◆ 文献：原田憲一：Bonhoeffer, 松下編（上）pp213-239, 1991

◧1868年3月31日、ヴュルテムベルク州ネーレスハイムに地裁長官の三男として誕生。テュービンゲン大学で医学を学び、1892年、国家試験合格後、ブレスラウ大学精神病院でヴェルニッケ*の助手となる。当時の施設は市立癲狂院の一角に間借りする小規模なもので、ヴェルニッケは妥協を許さない頑迷な性格から市側とも対立し、大学での講義もなかった。入院患者の多くはアルコールせん妄と進行麻痺であったという。1898年、新築された市立刑務所の精神科主任となり、5年間にわたり犯罪者の精神状態の観察に当たる。1903年、ケーニヒスベルク大学精神科教授に、半年後にはクレペリン*の後任としてハイデルベルク大学精神科教授に相次いで招聘されるが、1904年、再びブレスラウへ戻り、新築中のブレスラウ大学精神病院教授に就任。ヴェルニッケは1905年に事故死で世を去っていたが、ボンヘーファーは精神医学と神経学の分離を唱えたクレペリンよりも両者の一体性を主張したヴェルニッケに共感していたという。しかし、ヴェルニッケの脳局在論に反して、症状精神病では原因のいかんを問わず同様の症状が出現するとする「外因反応型」の概念を提唱した（1908〜10年）。

1912年ツィーエンの後任教授としてベルリン大学精神病院（シャリテ）へ移り、38年に70歳で退職するまで勤続。1923年には日本の下田光造*が彼のもとへ留学した。なおボンヘーファーの末息子ディートリヒは神学者となり、ナチ抵抗運動に加わったとして1943年逮捕され終戦直前に強制収容所で死亡した。

戦後の1948年12月4日脳卒中のため自宅で死亡。

➡ヴェルニッケ、下田

ボッス, ヒエロニムス

Hieronymus Bosch（本名：Jeroen Anthoniszoon van Aken）
?-1516?　　　　　　　　　　★★

- ◆ オランダ／画家／「愚者の石」(1475-80)、「阿呆船」(1490-1500)
- ◆ 出生地：Hertogenbosch
- ◆ 文献：高階秀爾『ヒエロニムス・ボッス全作品』中央公論社、1978

◧中世ネーデルランドの画家。生没年未詳。1481年結婚し、その後、オランダでの宗教改革を先導した「共同生活兄弟会」に入り、僧侶、医師、薬剤師などと知り合う。この会は高位聖職者を批判する反クレリカリズムの立場にあったが、その

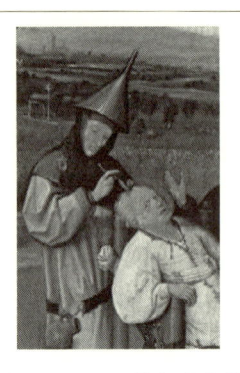

一方で熱心なキリスト教信仰を体現していた。ボッスの絵にもキリスト教の原罪、人間の七つの大罪などが幻想的な筆致でテーマ化されている。また、精神障害を題材とした絵画も見られ、とりわけ「愚者の石」「阿呆船」が有名である。

前者は僧侶が精神障害者の頭から石を取り出す場面を描いているが、これは当時流行した精神病の原因を頭の中の石にあるとする迷信を風刺したものと思われる。実際には僧侶が袖の下に隠し持っていた石を取り出して病気が治ったとする一種のショーを描いている（写真）。

また後者は、内陸の運河を伝って町から町へ追放される精神障害者専用の船を描いている。船には中央に木が立てられ、そこに同情する市民が投げ入れた食料が結びつけられている。ボッスの絵はマニエリスムないしシュールレアリスムの先駆とされる。

ボス, メダルト

Medard Boss
1903-90

- スイス／精神療法／現存在分析
- 出生地：Sangt Galen
- 父親の職業：未詳
- 死因：老衰（87歳／Zürich）

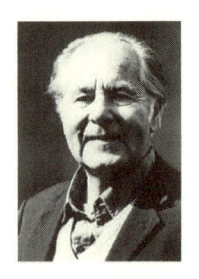

◧チューリヒ大学で医学を学び、オイゲン・ブロイラー*の影響を受けて精神分析の道に入る。

当初はフロイト*分析、ついでルードヴィヒ・ビンスヴァンガー*の影響下で現存在分析に転じ、戦後はハイデガー*に傾倒し、自宅にハイデガーを定期的に招く「ツォリコーン・ゼミナール」を開催。

一方で50年代から60年代にかけてインドへ旅行し、東洋的思想に親しむ。『性的倒錯』（1947）『心身医学入門』（1954）『夢の現存在分析』（1957）『精神科医のインド紀行』（1959）など多くの著作が邦訳された。

➡「ハイデガー

ブルヌヴィル, デジール

Desire Magloire Bourneville
1840-1909

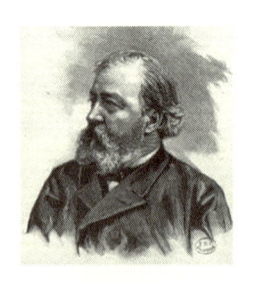

- フランス／神経学／ブルヌヴィル・プリングル病（結節硬化症）
- 出生地：Garencières

◧1879〜1905年ビセートル病院小児科医長、てんかん児の治療と研究に当たり、先天性脳障害の結節硬化症を発見し、てんかんの原因の一つに加えた。この疾患はイギリスの皮膚科医プリングルによっても言及され、ブルヌヴィル・プリングル病とよばれる。

ブロイアー, ヨゼフ

Joseph Breuer

1842−1925 ★★

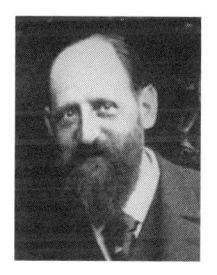

- ◆ オーストリア／精神分析／カタルシス療法（談話療法）
- ◆ 出生地：Wien
- ◆ 父親の職業：宗教家
- ◆ 主著：『ヒステリー研究』（フロイトとの共著、1895、邦訳は1968）
- ◆ 死因：不明（83歳／Wien）

◧1842年1月15日ユダヤ人宗教者の長男としてヴィーンに生まれる。1864年ヴィーン大学医学部卒業後、生理学で教授資格を取ったのち開業。1880〜81年、彼の患者の中に、のちの精神分析初の症例「アンナ・O」となるベルタ・パッペンハイム*がいた。ブロイアーは彼女の治療経験上、頻催眠下で過去の外傷体験を語らせると症状が消失することから、これを「カタルシス」療法（談話療法）と名付けた。同じヴィーンで開業しヒステリーを治療していたフロイト*は、1895年ブロイアーと共著で自験例を加えた『ヒステリー研究』を公刊し、精神分析がスタートする。のちフロイトはブロイアーを嫌って疎遠となった。ブロイアーは1925年6月25日ヴィーンで死亡した。

「ブロイアーが近くに来るだけで背筋がぞっとする」（フロイト）

➡ パッペンハイム、S・フロイト

ブリル, アブラハム

Abraham Ardon Brill

1874−1948

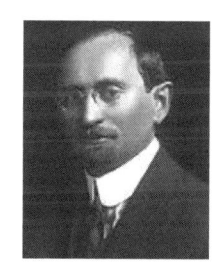

- ◆ オーストリア→アメリカ／精神分析
- ◆ 出生地：Kańczuga

◧ガリシア地方の小都市カンヌガ生まれ。15歳でアメリカへ移住し、ニューヨークとコロンビア大学で医学を学ぶ。その後ヨーロッパを訪問し精神分析を知りフロイト*の知己を得る。1911年ニューヨーク精神分析協会設立、フロイト・ブロイアー共著書『ヒステリー研究』を英訳（1919）。クラーク大学のホール*らとともにアメリカにおける精神分析の紹介と導入に尽力した。

➡ ホール、S・フロイト

ブローカ, ピエール・ポール

Pierre Paul Broca

1824−80 ★★

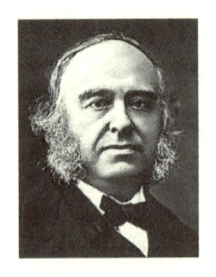

- フランス／神経学／運動性言語中枢（1861）
- 出生地：Sainte Foy-la-Grande
- 父親の職業：外科医
- 死因：不明（56歳／Paris）
- 文献：Eckart, W., Gradmann, C. hrg.: p60, 2001

◨1824年6月28日ボルドー近郊のサン・フォイ・ラ・グランデに生まれパリで医学を修め、若くしてパリ大学外科および病理学教授となる。1860年に言語は理解できるが発語困難な脳血管障害（慢性脳梗塞）の一例を観察し、死後の剖検で前頭葉と側頭葉との間に障害部位を見出す。これが運動性言語中枢とされ、のちにブローカ中枢と呼ばれるようになった。また、この部位の障害が運動性失語の原因と特定された。これとは逆の感覚性失語の中枢は、1874年ヴェルニッケ*によって同定される。ブローカは人類学者としても知られ、1859年にパリでフランス初の人類学会を設立した。彼は1880年7月9日パリで死んだが、その脳はパリの博物館に収められた。

➡ヴェルニッケ

ブロードマン，コルビニアン

Korbinian Brodmann

1868-1918 ★★

- ドイツ／神経解剖学・大脳組織学
- 出生地：Hohenzollern
- 父親の職業：地主
- 主著：Vergleichende Lokalisationslehre, 1909
- 死因：敗血症（49歳／München）
- 文献：Kolle: Bd.2, pp39-44, 1959

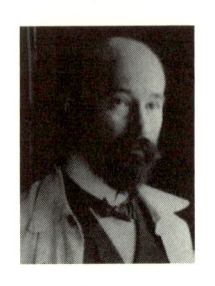

◨1868年11月17日、ホーエンツォレルン（南ドイツ）のリッガードルフに地主の息子として誕生。1889年コンスタンツのギムナジウムを卒業し、ミュンヘン、ヴュルツブルク、ベルリン、フライブルクの各大学で医学を学ぶ。1895年医師国家資格。96年、ベルリン大学で精神医学を研修し、98年、医学博士。その後、イェナ、フランクフルトの各大学精神科の助手を経て、ベルリン大学附属神経研でO・フォークト*の助手となり、大脳の組織学的研究を行い、有名な大脳地図を作成。1910～16年、テュービンゲン大学のガウプ*のもとで医長兼解剖学研究室主任。1918年、ミュンヘンの精神医学研究所で脳解剖部門長となったが、同年8月22日、風邪から敗血症を起こして死亡。

➡フォークト

ブリューゲル，ピーター

Pieter Bruegel（Peeter Brueghels）

1525?－69 ★

- オランダ／画家／「モーレンベーク教会へ向かう聖ヴィトゥスの踊り」（1564）

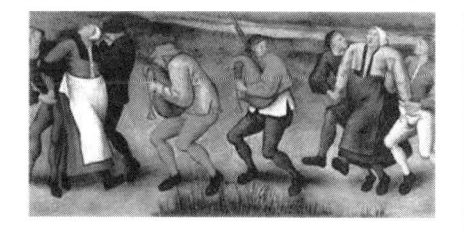

- 出生地：北ブラバント（未詳）
- 文献：Hagen, RM&R.: Pieter Bruegel, Taschen, 1994

◧宗教改革に揺れる中世ネーデルランドの画家。その作品の中に上記絵画があるが、この題材は19世紀シャルコー*によって集団ヒステリーを示すものとされた。写真はブリューゲルの作品をヘンドリック・ホンディウスが1642年に描き直したもの。なおブリューゲルはアントワープではほぼ同時代の画家ボス*の版画下絵制作を請け負っていたといわれ、その影響を受けている。また息子（長男）と孫も同名のピーターであり、作品により作者が混同されているものもあるという。

彼の絵には精神障害者のほか、盲人、農民など社会の底辺にあった人間や弱者もさかんに描かれ、その点でエラスムス*やワイヤー*と同列のユマニストの一人ともされる。

➡シャルコー、ボス、ワイヤー

バックニル, ジョン

Sir John Charles Bucknill

1817-97

- イギリス／病院精神医学
- 出生地：Cambridge
- 主著：A Manual of Psychological Medicine (1858、ダニエル・テューク*との共著)

◧デヴォン郡の癲狂院に勤めたのちコノリー*とともにハンウェル精神病院で働く。精神病は脳病と主張。のち精神病院見学のため渡米しディックス*とも知り合う。1853年専門雑誌『精神科学ジャーナル（Journal of mental science）』を創刊。

D・テュークとの共著『心理学的医学マニュアル』は、19世紀中葉の英語圏を代表する教科書として広く用いられ、1968年にアメリカで復刻版が出された。

➡コノリー、ディックス、D・テューク

ブムケ, オスヴァルド

Oswald Bumke

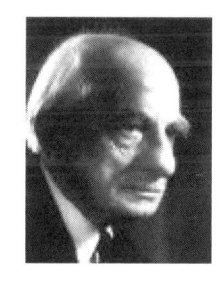

1877-1950　　　　　　　　　★★

- ドイツ／大学精神医学
- 出生地：Stolp
- 父親の職業：医師（病理学）
- 主著：Lehrbuch der Geisteskrankheiten, 1919
- 死因：未詳（72歳／München）
- 文献：Gerlach, W.: Erinnerungen und Betrachtungen: Der Wege deutschen Psychiaters. / Oswald Bumke. Pflaum, 1952

◧1877年9月25日、ポンメルンのシュトルプに生まれる。フライブルク、ライプツィヒ、ミュンヘンの各大学で医学を学び、フライブルク大学精神科助手となる。その後、1904年教授資格、10年員外教授となり、14年、ロシュトック大学精神科正教授、16年ブレスラウ大学正教授、精神医学教科書を著す（1919）。彼の教科

書は戦後まで版を重ねた。21年ライプツィヒ大学でフレクジヒ*の後任教授となり、24年、クレペリン*の後任としてミュンヘン大学精神科正教授となる。

以後、22年間にわたって教室を指導し、精神医学の全書を編纂するなどした。フロイト*の精神分析を非難し、ヒトラー政権登場後は自らナチ党員となったが、ナチズム期の精神障害者大量殺人（「安楽死」）への関与はなかったという。

1946年、ナチ党員であったことから医師資格保留となり、47年、非ナチ化措置により復職したが同年退職・引退した。その後、開業し死の3日前まで診療していたというが、50年1月5日ミュンヘンで死去。なおブムケは、同時代人のヒトラーに精神障害はなかったと戦後述べている。

「精神分析はいかなる種類の科学でもない」（1932）

➡フレクジヒ、クレペリン

ブム，アントン

Anton Bumm

1843－1903

◆ ドイツ／大学精神医学／ミュンヘン大学精神病院の設計（1900）

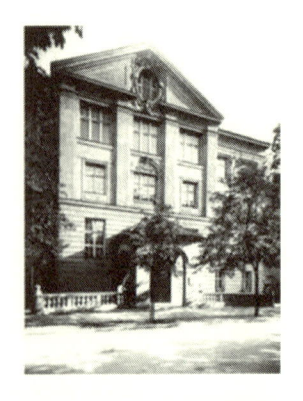

◆グッデン*の後任教授でハール精神病院長。1900年同病院の研究教育機関として大学精神病院の設計を依頼され設計士リットマンとともに現在のミュンヘン大学精神病院（写真）新設に尽力。大学精神病院はブムの胆石手術死後の1904年に開院し、新任教授としてクレペリン*が招聘された。

➡グッデン

ビュルガー＝プリンツ，ハンス

Hans Bürger-Prinz

1897－1976　　　　　　　　　　　★

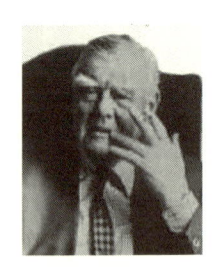

◆ ドイツ／大学精神医学
◆ 出生地：Weinheim
◆ 主著：『ある精神科医の回想』（1971、邦訳は1975）
◆ 死因：不明（78歳／Hamburg）
◆ 文献：Ernst Klee: Das Personenlexikon zum Dritten Reich. 2. Auflage. Fischer-Taschenbuch-Verlag, 2007

◼1897年11月16日バーデン州のヴァインハイムに生まれ、ボンおよびケルン大学で医学を学ぶ。1924年クルト・シュナイダー*のもとで学位取得後、30年ケルン大学のアシャッフェンブルク*のもとで教授資格を得る。31年ライプツィヒ大学精神病院医長、36年ハンブルク大学へ移り、翌年から同精神科教授となり65年に退官するまでその地位にあった。71年自

らの精神科医としての詳細な体験記『ある精神科医の回想』(Ein Psychiater berichtet)を公表し話題となったが、自らが33年にナチ党員になった事実や、ハンブルク大学付属エッペンドルフ精神病院からナチ「安楽死」作戦（T4作戦）のための末期入院患者の移送に関与した事実には触れなかった。これが80年代以降、歴史研究者らによって大きく批判されることになった。彼は76年1月29日ハンブルクで死去した。
➡ K・シュナイダー

バローズ，ジョージ・マン

George Man Burrows

1771-1846　　　　　　　　　　★

◆ イギリス／病院精神医学
◆ 出生地：Chalk
◆ 主著：Commentaries on the Causes, Forms, Symptoms and Treatment of Insanity, 1828

◧ イングランド南部のチャークに生まれカンタベリーほかで学ぶ。1816年ロンドン近郊のチェルシーに私立癲狂院を設立し、『精神病の原因・形式・症状・治療について』(1828)を著す。さらに1843年、クラファム・リトリートを創立して院長となった。フランスのベイル*やカルメーユ*の説をイギリスに紹介。
➡ ベイル

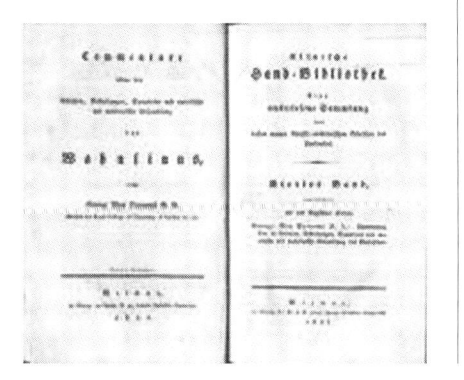

C

ケイド, ジョン

John Frederich Cade

1912−80　　　　　　　　　　　　　　★

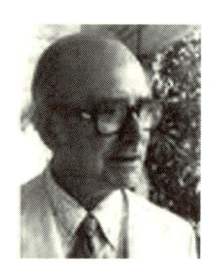

- ◆ オーストラリア／精神薬理学／炭酸リチウムの治療効果（1949）
- ◆ 出生地：Murtoa
- ◆ 父親の職業：開業医
- ◆ 死因：未詳（68歳／Fitzroy）

▣ オーストラリアの精神科医。メルボルン大学で医学を修め精神科医となる。第二次大戦中はシンガポールで日本軍の捕虜となり、収容所へ収監。戦後、ヴィクトリア州各地の精神病院に勤務。

　1949年躁病患者に炭酸リチウムを投与して、その効果を論文発表（Lithium salts in the treatment of psychotic excitement, Med. Aust. 36; 349-352, 1949）。以後次第に欧米の研究者らにより広く追試が行われ、躁病治療剤として広く用いられるに至った（日本での抗躁病剤リーマス®としての発売は1980年）。

　同剤は今日でも代表的な気分障害治療薬（mood stabilizer）として使用されている。

カハール, サンティアーゴ・ラモン・イ

Santiago Ramón y Cajal

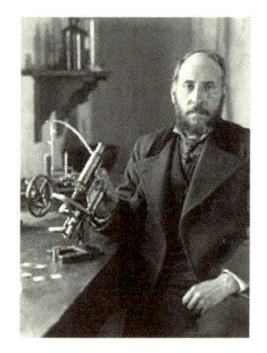

1852−1934　　　　　　　　　　　　★★

- ◆ スペイン／神経解剖学／中枢神経線維学（1899-1904）
- ◆ 出生地：Petilla
- ◆ 父親の職業：医師
- ◆ 死因：未詳（82歳／Madrid）
- ◆ 文献：Kolle: Bd.1, pp27-38, 1956

▣ 1852年5月1日、アラゴン郊外の小村ペチラに村医の第1子として誕生。父の名ラモンと母の名カハールの双方を姓とする。17歳で医学を志しサラゴサ大学に入学、医師試験合格後の1873年、スペイン陸軍に召集されキューバへ送られた。そこでマラリアに感染し帰国。療養後はサラゴサの解剖学研究所に入り、神経細胞の鍍金染色を考案し、神経系の組織学的研究に没頭。1884年、バレンシア大学解剖学教授、87年バルセロナ大学へ移り、92年、マドリード大学組織学研究所教授となる。カハールは当時まだ新しい学説

だったニューロン説を組織学的に検証することに努め、今日では「シナプス」として知られる神経細胞接合部の構造を見事に標本で示した。

1889年、ドイツへ旅行し、フランクフルトでエディンガー*、ヴァイゲルト*らと親交、ベルリンでの学会で自らの染色標本を発表し注目を集める。1905年、ヘルムホルツ賞を受賞、1906年、鍍銀染色の生みの親ゴルジ*とともにノーベル賞を受賞。その後も研究を続け、弟子の一人オルテガは脳のミクログリア（Mikroglia）を発見する。1922年、70歳でマドリード大学を退官したが、その後も自宅で研究を続けた。カハールは1934年10月17日、82歳で死亡した。彼の私的書き物の多くはスペイン市民戦争（1936～39年）で失われた。

➡ゴルジ

カルメーユ, ルイ・フロランタン

Louis Florentin Calmeil

1798−1895 ★★

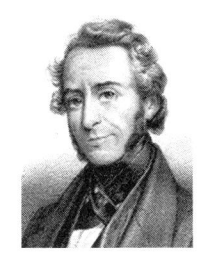

- ◆ フランス／病院精神医学／「欠神発作（アブサンス）」
- ◆ 出生地：Yversay
- ◆ 主著：De la folie, 1845
- ◆ 死因：老衰（96歳／Paris）

■1798年8月9日中部フランスのイヴェルサイに生まれる。エスキロール*の弟子で身体論者。1826年シャラントン病院医師となる。ベイル*の研究を評価し、進行麻痺を疾患単位とみなした最初の人物とされる（1828）。また、てんかんの欠神発作（アブサンス）という用語は彼によって作られたといわれる。彼はエスキロールの後継者として、のちにシャラントン病院長となった。主著『狂気について』（全2巻、1845）は刊行後すぐにドイツ語に翻訳された。彼はまたヨーロッパにおける狼憑き（Lykanthropie）の歴史研究でも知られる。1895年3月11日パリにて死去。

➡エスキロール、ベイル

カプグラ, ジャン・マリー・ジョセフ

Jean Marie Joseph Capgras

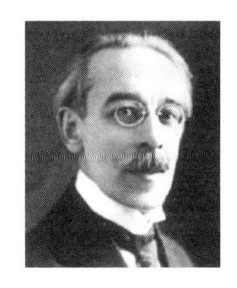

1873−1950 ★

- ◆ フランス／病院精神医学／カプグラ妄想（1923）
- ◆ 出生地：Verdun-sur-Garonne
- ◆ 父親の職業：未詳
- ◆ 死因：心筋梗塞（76歳／Dijon）

■1873年、南フランスのヴェルダン・シュール・ギャロンヌに生まれトゥールーズで医学を修め、パリに出てサンタンヌ病院に勤務、1927年院長となる。親しい人物（多くは配偶者）がその分身（ドッペルゲンガー）によってすり替わっているという特異な単一主題の妄想（うり二つ

妄想）を記載。この妄想は当初、一種の症状群とみなされたが、その後一つの疾患非特異的症状とされた。今日の国際疾病分類ICD-10では「人物誤認を伴う妄想症状群」（F22）に位置づけられる。カプグラは一連の妄想研究で知られ、その師セリュー*との共著『理性的狂気』（1909）においても多様な妄想症状を取り上げて論じた。第二次大戦終結後は引退してディジョンに住み、1950年心筋梗塞で死亡した。なお、カプグラ妄想に類似する人物誤認妄想として、「敵が変装して近親者になりすましている」というフレゴリ症候群（Frégoli-Syndrom）が知られている。

➡ セリュー

キャッテル, ジェイムス

James McKeen Cattel

1860－1944

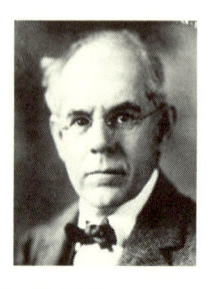

◆ アメリカ／心理学
◆ 出生地：Easton（Pennsylvania）
◆ 父親の職業：長老派牧師

◼ アメリカの性格心理学者、ペンシルヴァニア大学、次いでコロンビア大学心理学教授。ライプツィヒのヴント*のもとに留学し実験心理学をアメリカに移入。1890年「メンタル・テスト」を考案。

➡ ヴント、ホール

ケルスス, コルネリウス

Aulus Cornerius Celsus

BC25 ？－ AD50 ？

◆ 古代ローマ／古代医学
◆ 出生地：不明

◼ 古代ローマの医師、医学者、百科事典編者（百科全書派）。『医学について』（De medicina）の中で、精神病を取り上げ、それを急性熱性のフレニティスと慢性非熱性のヴェサニアに2分類した。また、てんかんの症状と治療に言及しているが、基本的にヒポクラテス医学に忠実。のちのガレヌス*にも影響した。なお彼の名は、中世の医師パラケルスス*の名前の由来ともなった。

➡ ガレヌス、パラケルスス

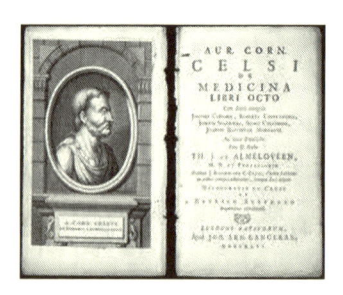

チェルレッティ, ウーゴ

Ugo Cerletti

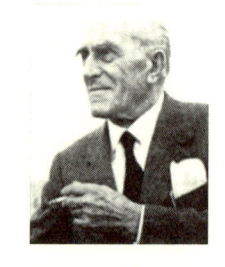

1877－1963　　　　　　　　　　★★

- ◆イタリア／大学精神医学／電気ショック療法の開発（L'Elettroshock, 1940）
- ◆出生地：Conegliano
- ◆父親の職業：ブドウ栽培学校長
- ◆死因：未詳（85歳／Roma）

■1877年9月26日、北イタリア・ヴェネト州のコネリアーノに生まれ、ローマおよびトリノ大学で医学を学ぶ。卒業後、パリでピエール・マリー*らに、ミュンヘンでクレペリン*らについて精神医学を研修。1928年ミラノ大学神経生物学研究所長、1935年ローマ大学精神科教授となる。そこで犬にてんかん発作を誘発する実験に取り組み、頭部への直接通電法を試用し、豚の食肉処理場でも同様の通電法がとられていたことから患者での実験に踏み切る（1938年）。その結果、それまでは有効な治療方法がなかった統合失調症の陽性症状が劇的に改善されることを報告し、「電気ショック療法」として短期間の内に多数の施設および諸外国へ普及。彼は1963年7月25日ローマで死亡した。

➡マリー，クレペリン

シャルコー，ジャン・マルタン

Jean Martin Charcot

1825-93　　　　　　　　　　★★★

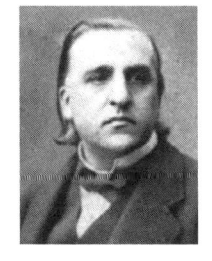

- ◆フランス／神経学／外傷性ヒステリー（1888）
- ◆出生地：Paris
- ◆父親の職業：車大工
- ◆死因：肺水腫＋車心症（67歳／Paris）
- ◆文献：Kolle: Bd.1, pp39-56, 1956

■1825年11月29日パリに馬車大工の息子として生まれる。子どものころから画才を発揮したが、父親の勧めで医学へ進み、48年パリ病院インターン（アンテルヌ）に合格し、サルペトリエール施療院に勤務。56年医長、60年教授資格。

この間、神経疾患の病理解剖に従事し、筋萎縮性側索硬化症、小脳失調症、多発性硬化症、脊髄癆などの病巣を次々と組織学的に解明し、72年サルペトリエール病院に病理解剖学講座が新設されると講座長となる。82年同院に世界最初の神経病学講座が設けられ、シャルコーは正教授として迎えられた。

ここには世界各国からも多数の留学生が訪れ、85年にはフロイト*が、90年には日本から三浦勤之助*が留学した。

70年ころからヒステリー患者の治療にも携わり、催眠によって発作の誘発や消失が起こることを「人催眠の供覧」として示したが、そのことが「シャルコーのヒステリー」は暗示と模倣の産物として、のちに批判されることにもなった。事実、「シャルコーの火曜講義」と題されたアンドレ・ブリューイエの絵画には、大発作を起こす女性患者の向かい側に発作の

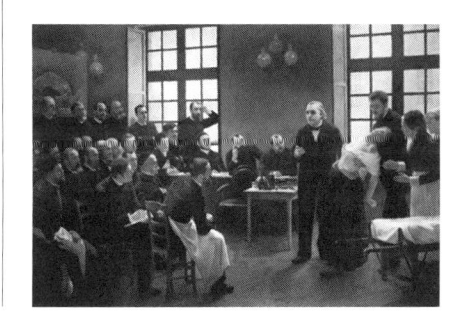

絵が掲げられている(写真右)。93年8月16日自宅で心臓発作を起こし急死した。

→ S・フロイト、マリー、バパンスキー、ベルネーム、三浦

シャルパンティエ, ポール

Paul Charpentier
生没年未詳

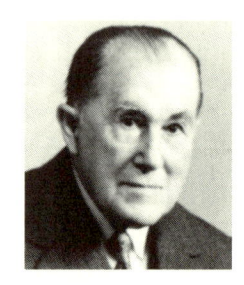

◆ フランス／化学／クロルプロマジン合成(1950)
◆ 出生地：不明

■ ローヌ・プーラン研究所化学者。すでに19世紀末に合成されていたフェノチアジンの誘導体の一つで抗ヒスタミン作用のあるプロメタジンから1950年11月11日、クロルプロマジン(4560RP)を合成。これがラボリ*によって人工冬眠麻酔のカクテルに使用され、さらにドレー*らによって精神科で試用され最初の向精神薬(神経遮断剤)が誕生する。

→ ラボリ、ドレー、ヤンセン

シャラン, フィリペ

Philippe Chaslin
1857-1923

◆ フランス／病院精神医学
■ サルペトリエール病院医長。さまざまの身体疾患によって惹起される急性精神病に「原発性精神錯乱」(Confusion mentale primitive)の名称を与えた(1895)。

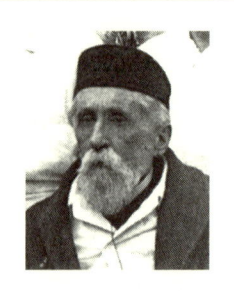

キアルージ, ヴィンセンソ

Vincenzo Chiarugi
1759-1820　　　　　　　　　　★★★

◆ イタリア／病院精神医学／精神病院改革者／「鎖からの解放」(1786)
◆ 出生地：Empoli
◆ 死因：不明(61歳／Firenze)
◆ 文献：小俣和一郎『精神病院の起源・近代篇』太田出版、pp187-189、2000

■ 1759年2月17日トスカーナ地方の主都フィレンツェ近郊のエンポリに生まれ、ピサで医学を学び80年フィレンツェに戻る。当時のフィレンツェはオーストリアのハプスブルク王家が支配し、領主レオポルド(啓蒙専制君主マリア・テレジアの息子)による近代化がはじまっていた。その政策の一環として精神病院の近代化

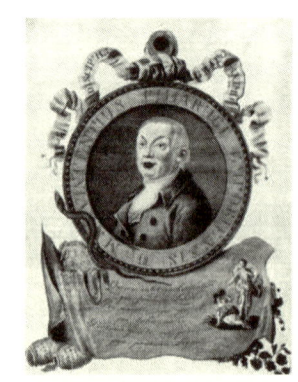

もなされ、聖マリア修道院の中の収容施設が「新聖マリア病院」に改修された。キアルージははじめ古くからの聖ドロテア病院（1700年以前）に自ら勤務し、そこで鎖につながれた精神病者の解放に着手した（1785〜88年）。この事績は、精神医学史の通説とされるフランスのピネル*による「鎖からの解放」よりも明らかに早い。ついで聖ボニファチオ病院が新設されると、彼はその院長に指名された。この病院は当時のイタリアでも最新式の精神病院であり、「フィレンツェ・モデル」として有名になった。現在のフィレンツェにその建物が残っているが、病院はすでになく警察署として使われている（正門に建物の由来とキアルージの事績を記したプレートだけが埋め込まれている）。1802年フィレンツェ医学校の精神病学教授になると05年に聖ボニファチオ病院で精神医学の講義を始めた。

彼は『妄想について』（全3巻、1793〜94）を著し、その中で精神病の分類を行った。キアルージは1820年12月22日フィレンツェで死亡した。

➡ピネル

キケロ

Marcus Tulllus Cicero

BC 106-43

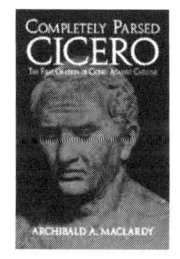

◆古代ローマ／哲学

◆出生地：Arpinum

◧古代ローマの政治家・哲学者・文人。人間精神における理性と善に価値を置いたが、人間心理の描写にもたけ、記憶と感情の結びつきや老年期の記憶障害、自殺の心理などを巧みに記述した。彼の著作は近代に至るまでヨーロッパ知識人によって広く読まれた。エスキロール*はキケロを心因論の先駆者としている。彼は政治的闘争の中で63歳のとき殺害された。

➡エスキロール

クレランボー，ゲタン・ガチアン・ドゥ

Gaëtan Gatian de Clérambault

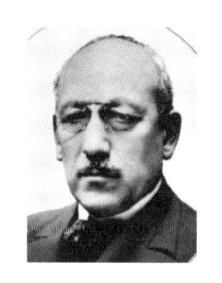

1872-1934 ★★

◆フランス／精神病理学
◆出生地：Bourges
◆父親の職業：役人
◆主著：『精神自動症』（1924）、『熱情精神病』（1920〜34、邦訳は1984）
◆死因：ピストル自殺（62歳／Paris）
◆文献：高橋徹・中谷陽二：ドゥ・クレランボー、保崎・高橋編『近代精神病理学の思想』所収、金剛出版、pp37-60、1983

◧1872年7月2日ブールジュに役人の息子として誕生。クレランボー家の祖先はデカルト*の母方の血縁にある。パリで医学を修め、精神医学を学んだのち1905

年パリ警察医務院に就職し、第一次大戦中の軍医生活を除き1934年に自殺するまでその職にあった。医務院では業務の傍ら精神医学講義を行い、エイ*やラカン*らの若手精神科医に感銘を与えた。イメージ・言語・思考などが自動的に出現する症状群を「精神自動症」としてまとめ、エロトマニーなどの強い情動を伴う妄想性精神障害を「熱情精神病」とした。両者の概念はフランス精神医学に広く受け入れられた。クレランボーは生涯独身であったが女性衣装の収集で知られ、1934年11月17日自宅の鏡の前でピストル自殺を遂げ、その生涯も死の真相も謎に包まれている。

➡ジャネ、エイ、ラカン

コノリー, ジョン

John Conolly

1794−1866　　　　　　　　★★★

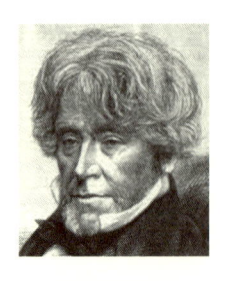

- ◆イギリス／病院精神医学／無拘束運動
- ◆出生地：Lincolnshire
- ◆父親の職業：アイルランド家系(未詳)
- ◆主著：The Treatment of the insane without mechanical restraints, 1856
- ◆死因：未詳(71歳／London)
- ◆文献：W.Eckart, C.Gradmann hrg.: p80, 2001

■1794年5月27日リンカーンシャーのマーケット・ラーセンに生まれ、グラスゴーとエジンバラで医学を学び、1821年開業。38年廃業しロンドンに出て39年ハンウェル精神病院長となる。そこで入院患者の処遇を批判し、ロバート・ガーディナー・ヒル(R.G.Hill, 1811-78)とともに拘束器具の廃止をはじめる。コノリーの処遇方式は無拘束運動(non-restraint-movement)と呼ばれ、イギリスのみならず広くヨーロッパの精神医療に新局面を開いた。ドイツではグリージンガー*がその教科書で紹介し、グリージンガー自身もドイツの精神病院での普及に努めようとした。52年ロンドンに自ら私立精神病院を開設。66年3月5日死亡。

➡グリージンガー

コンラート, クラウス

Klaus Conrad

1905−61

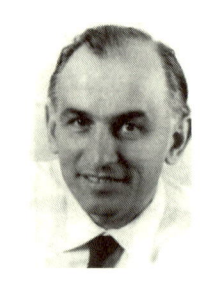

- ◆オーストリア→ドイツ／精神病理学
- ◆出生地：Reichenberg
- ◆主著：『精神分裂病』(1971、邦訳は1973)
- ◆死因：突然死(55歳／Göttingen)

■1905年6月19日ボヘミアのライヒェンベルクに生まれる。1929年ヴィーンで学位取得後ロンドンに留学しジャクソン*の構想(ジャクソニズム)に影響を受ける。33年ミュンヘンのカイザー・ヴィルヘルム精神医学研究所に入り、39年マールブルク大学のクレッチュマー*の助手とな

る。40年ナチ党員。大戦中は軍医として従軍し、58年エーヴァルトの後任としてゲッチンゲン大学精神科教授となる。

初期統合失調症の体験様相をゲシュタルト心理学的に分析し、前駆期（トレマ）、異常意味顕現期（アポフェニー）、緊張病性解体期（アポカリプティーク）などを区別し、精神病理学に独自の概念を残した。彼は1961年5月5日、55歳で突然死した。

➡ジャクソン

クーパー, デヴィッド

David Graham Cooper
1931－86

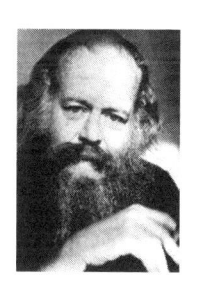

- 南アフリカ→イギリス→フランス／反精神医学
- 出生地：Capetown
- 父親の職業：未詳
- 主著：Psychiatry and Anti-Psychiatry, Tavistock/Paladin, 1967
- 死因：未詳（Paris）

◼ケープタウン大学卒業後ロンドンへ移り、複数の精神病院で統合失調症患者専用の実験的病棟 Villa 21 を設置し、レイン*らとともに60年代の反精神医学運動を展開。その後フランスで開業した。

➡レイン、サス

クロイツフェルト, ハンス・ゲルハルト

Hans Gerhard Creutzfeldt
1885－1964　　　　　　　　　　★★

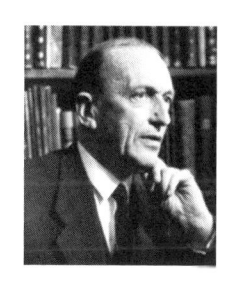

- ドイツ／脳病理学／クロイツフェルト・ヤコブ病（1920）
- 出生地：Harburg
- 父親の職業：開業医
- 死因：不明（79歳／München）
- 文献：Scholz, W.: Hans Gerhard Creutzfeldt, Arch. f. Psychiat. Ztschr. f. d. ges. Neurol. 206: 1, 1965

◼1885年6月2日エルベ河畔ハールブルクに開業医の息子として生まれ、イェナ、ロシュトック、キールの各大学で医学を学ぶ。第一次大戦で海軍軍医として従軍するまで、フランクフルトの神経研究所やブレスラウほか各地の大学神経科で研修を積む。1920年キール大学のジーマーリングのもとで教授資格を得、かつてブレスラウのアルツハイマー*のもとで剖検した原因不明の若年認知症患者のスポンジ状の脳所見を専門誌に発表した。この直後にハンブルク州立精神病院病理解剖部門のヤコブ*が同様の疾患を報告したため、この認知症は「クロイツフェルト・ヤコブ病」と呼ばれるようになった（1922）。クロイツフェルトは38年キール大学精神科教授となったが、ナチズム期には大学精神病院から「安楽死」施設への患者の移送に加担したことで、戦後イ

ギリス軍の尋問を受けた。53年退官してミュンヘンへ移り、マックス・プランク精神医学研究所で働いた。彼は64年12月30日ミュンヘンで死亡した。なおクロイツフェルト・ヤコブ病（CJD）は、のちにBSEをはじめ人間以外の動物脳でも感染を起こす「新型CJD」の概念とともに広く知られるようになった。

➡アルツハイマー、ヤコブ、ガイドゥセック

カレン，ウィリアム

William Cullen
1710－90　　　　　　　　　　　　★★

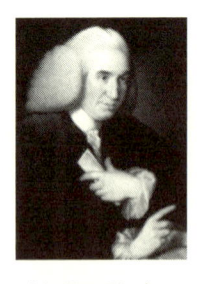

- ◆イギリス／大学医学／"Neurosis"（1776）
- ◆出生地：Hamilton
- ◆父親の職業：法律家
- ◆主著：Synopsis nosologicae medicae, 1785
- ◆死因：不明（79歳／Kirknewton）
- ◆文献：Eckart, W., Gradmann, C. hrg.: p86, 2001

◧1710年4月15日ランカシャーのハミルトンに生まれ、51年グラスゴー大学教授となり、55年エディンバラ大学の化学および医学教授。エディンバラは当時のヨーロッパで医学分野で著名だった。「神経学の父」といわれたトーマス・ウィリス*はカレンの先代教授ウィットに影響を与えていた。76年カレンは疾病分類に際して「神経症（Neurosis）」という言葉をはじめて導入し、それまでの神経疾患を炎症性のものと非炎症性のものに大別した。「神経症」は非炎症性であり、そこにはてんかんや種々の精神疾患も含まれている。

神経疾患のみならず当時の医学で見られた広汎な疾患を分類し『医学的疾病総覧』（1785）としてまとめた。

カレンは1790年2月5日スコットランドのカークニュートンで没した。その死の数日前まで仕事をしていたという。

➡Th・ウィリス

クッシング，ハーヴェイ・ウィリアム

Harvey William Cushing
1869－1939　　　　　　　　　　　★★★

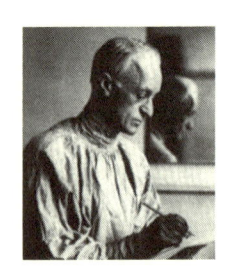

- ◆アメリカ／脳神経外科学／「クッシング症候群」
- ◆出生地：Cleveland
- ◆父親の職業：産婦人科医
- ◆主著：The pituitary body and its disorders, 1912
- ◆死因：心筋梗塞（70歳／Boston）
- ◆文献：EH・トムソン（塩月正雄訳）『脳外科の父 ハーヴェイクッシング』東京メディカル・センター出版部、1971

◧1869年4月8日、産婦人科医の父親の10人目の子どもとしてクリーヴランドに生まれる。少年時代から野球好きだったという。

1891年、ハーバード大学医学部に入学、

95年卒業後、ボストンのマサチューセッツ総合病院外科へ。ここで脳外科に関心を抱き、翌96年、アメリカの著名な外科医ハルステッドのいるジョンズ・ホプキンス大学病院へ移る。1900年、オスラーの勧めでヨーロッパへ旅行、帰国後開業した。同時に脳下垂体の研究を続け、1912年『下垂体とその疾患』を刊行する。この年ハーバードの新病院外科医長に任命され、第一次大戦中は野戦病棟を組織して帰還傷病兵の治療に当たる。

　1919年、オスラーが死去すると、その夫人からオスラーの伝記を依頼される。以後、クッシングは当時なお珍しかった脳神経外科を立ち上げて、国内外から多数の研究者が彼のもとに集まるようになる。1926年にはスペイン留学から帰国したベイリーとともに脳腫瘍（Glioma）に関する大著を刊行、下垂体研究も精力的に続行した。下垂体前葉の機能亢進症には彼の名が冠されている（クッシング病または症候群）。

　32年、ハーバードを退官（この年、最後の手術を実施）。33年、エール大学神経学教授となり、新図書館の設立を望んで自らの蔵書を寄贈したが、37年、定年退官となった。すでに31年以来、下肢の壊疽による痛みのためにたびたび手術を受けていたが、39年10月7日、心筋梗塞のため入院先の病院で死去した。念願の図書館建設の知らせを受けたのは、その死の前日であったという。

➡ダンディ

D

ダメロフ, ハインリヒ

Heinrich Philipp August Damerow
1798－1866　　　★★★

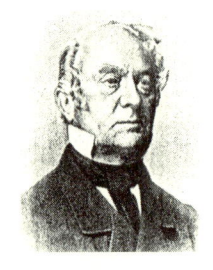

- ◆ ドイツ／病院精神医学／「緩やかに結合した治療‐療養院」構想（1839）
- ◆ 出生地：Stettin
- ◆ 父親の職業：牧師
- ◆ 死因：コレラ（67歳／Halle）
- ◆ 文献：Kirchhoff: Bd. I, pp165-175, 1921

◾1798年12月28日シュテッティンにルター派牧師の子として誕生。父は早逝したため母親により養育される。1817年ベルリン大学入学、哲学をヘーゲルに、精神医学をホルン*に教わる。21年学位取得、パリへ出てサルペトリエールのエスキロール*のもとで学ぶ。22年ベルリンへ戻り、27年教授資格を得る。30年グライフスヴァルト大学員外教授となり結婚。

ドイツ各地の精神病院を視察。32年ベルリン大学精神病院（シャリテ）の精神科入院病棟建設計画に参画、36年ハレに新しく建設されることになった精神病院計画の責任者となった。

39年にはプロイセン全体の精神病院行政責任者となり、翌年にかけて、それまでの療養院（Pflegeanstalt）と治療院（Heilanstalt）とを統合した新しい「緩やかに結合した治療および療養院」（relativ verbundene Heil- u. Pflegeanstalt）構想を提出し、その最初のモデル施設をハレに置くことを決意、44年ハレ‐ニートレーベンが完成すると初代院長となる。

ダメロフはそれより以前の42年、ドイツ各地の精神病院長らに呼びかけ、専門学会の設置と専門雑誌の創刊を提案。その結果、44年にドイツ精神神経学会（DGPN）が設立され『一般精神神経学雑誌』（Allgemeine Zeitschrift für Psychiatrie u. Neurologie）が創刊された。初代の編集者にはロラー*とフレミング*が加わった。ダメロフ自身は56年に編集者を辞退し、その後任は弟子のレーア*が引き継いだ。

ダメロフは自ら院長を務める病院で流行したコレラに罹って66年9月22日に死亡した。彼の精神病院構想は、19世紀初期のランガーマン*による「治療院構想」から一歩を踏み出したものとして注目された。

➡エスキロール、ロラー、フレミング、ランガーマン

ダンディ, ウォルター

Walter Edward Dandy
1886－1946　　　★

- ◆ アメリカ／脳神経外科学／気脳写法

(PEG)
- 出生地：Sedalia
- 父親の職業：鉄道技師
- 死因：心筋梗塞（60歳／Baltimore）
- 文献：Kolle: Bd.2, pp198-207, 1959

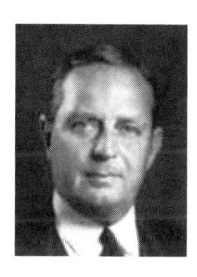

◆1886年4月6日、ミズーリ州セダリアに鉄道技師の息子として誕生。ミズーリ大学で医学を修め、奨学金を得てオクスフォード大学へ留学。

帰国後、ジョンズ・ホプキンス大学へ行き、1910年卒業し、ハルステッドの外科教室へ入った。そこでクッシング*の助手（レジデント）となり、脳室撮影のための気脳写法を考案（1918～19）。

クッシングが系統的で綿密な手術を実践していたのに対して、ダンディは天才肌で短時間の手術法を実践し、基本的価値観に相違があったといわれる。また、両者とも頑固な性格で自説を曲げなかったという。

ダンディは1918年開業し、22年母校のジョンズ・ホプキンス大学脳神経外科へ移り、1946年4月19日、心筋梗塞で死亡するまで勤務を続けた。
➡クッシング

ダーウィン，チャールズ

Charles Robert Darwin

1809-82　　　　　　　　　　★★★

- イギリス／植物学・博物学／進化論（ダーウィニズム）
- 出生地：Shrewsbury
- 主著：『種の起源』（1859、邦訳は1896）
- 死因：心疾患（?）（73歳／Downe）

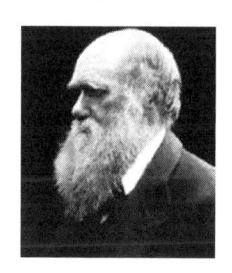

◆父エラスマス（Erasmus, 1731-1802）は医師で、精神病の分類と治療についても記述していた。

青年博物学者として参加したビーグル号による世界周遊（1831～36年）から帰国後、ケント州に隠棲して1859年『種の起源』を公刊、動植物の自然淘汰を軸にした進化論を確立。その後『人間と動物の情動の発現』（1872、邦訳は1930）などで脳の系統発生と進化を取り上げた。晩年は植物学に傾倒した。

彼の進化論は精神医学史のうえでも、神経学者ジャクソン*、生理学者パヴロフ*、精神分析医フロイト*、脳解剖学者マグーン*らに大きな影響を与えた。一方で「適者生存の法則」はハクスリーらによって人間社会にもあてはめられ、いわゆる社会ダーウィニズムが形成され、それはのちのナチズムにおける障害者「安楽死」作戦（T4作戦）や断種法などに理論的根拠を与えることにもなった。

なお、末子の七男ホーラスは生理学機器製造会社を興し、オランダのアイントーフェンが1901年に考案した心電計の製造を請け負って、1905年世界初の販売を行った。

➡ジャクソン、パヴロフ、S・フロイト、マグーン

太宰　治

Osamu Dazai
1909—48

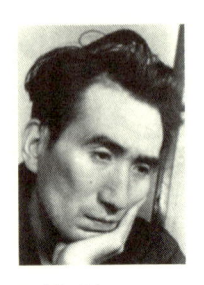

- ◆ 日本／文学（作家）
- ◆ 出生地：五所川原（青森）
- ◆ 父親の職業：地主

◾本名は津島修治。父は議員で多忙、母は病弱であったため乳母に育てられた。

プロレタリア文学に傾倒し上京。1929年睡眠薬（カルモチン）服薬自殺企図以来、たびたび自殺・心中企図を繰り返す。35年薬物（パビナール）中毒となり36年東京武蔵野病院（板橋区・小茂根）へ入院。戦後の48年、愛人と玉川上水で入水自殺。

『斜陽』『人間失格』など多くの小説を書いたが、後者はこの精神病院への入院体験が執筆の契機となった。同院は1927年産婦人科医の古藤一郎が開設し、その後経営者を変えながら同地になお現存している。

ディジェリーヌ，ジュール・ジョセフ

Jules Joseph Déjerine
1849—1917　　★★

- ◆ フランス／病院精神医学
- ◆ 出生地：Genf 近郊
- ◆ 父親の職業：高級ガイド
- ◆ 主著：Sémiologie des affections du système nerveux, 1914
- ◆ 死因：尿毒症（67歳／Paris）
- ◆ 文献：Kolle: Bd.3, pp133-142, 1963

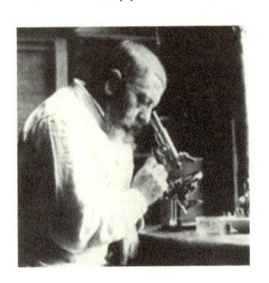

◾1849年8月3日、ジュネーヴ近郊に外国人を対象とする高級ガイドでサヴォア人の父親の息子として誕生。71年、医学を志してパリへ、のちリヨン大学で医学を学び、75年医師資格を得る。パリのヴュルピアンの解剖学研究所に入り、79年学位取得、パリ病院医長となる。86年、教授資格。1887～94年、ビセートル病院医長、その後サルペトリエール病院へ移り、1911年、同ース神経科正教授となる。ディジェリーヌは入院患者の精神療法にも関心を示し、症状形成に果たす情動の役割に注目したが、シャルコー流の暗示・催眠療法には反対した。1917年2月26日、尿毒症のためパリで死亡したが、遺言に従ってその葬儀は簡素であったという。

彼の名は「Landouzy-Déjerine 型進行性筋ジストロフィー症」などに残っているが、のちにフロイト*が用いた「精神神経症」（Psychoneurose）という用語も彼に由来する。なお彼はアメリカ人オーガスタと結婚したが、妻はフランス最初の女性医師となり、共同で研究を行った。彼の主著『神経系の情動症候』（1914）も妻との共著による。

ドレー, ジャン

Jean Delay
1907-87

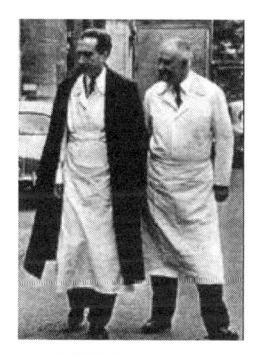

◆ フランス／精神薬理学
◆ 出生地：Bayonne
◆ 父親の職業：未詳

■外科医ラボリ*の勧めによりパリのサンタンヌ病院（1869年開院）において、ピエール・ドニケル（1917〜98、写真右側の人物）とともに最初の向精神薬クロルプロマジンの臨床試験を行う。これによって「向精神薬時代」の幕が開いた。

➡ラボリ、シャルパンティエ

デカルト, ルネ

René Descartes
1596-1650 ★★★

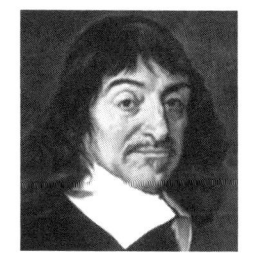

◆ フランス→スウェーデン／哲学／心身二元論
◆ 出生地：La Haye
◆ 父親の職業：地方裁判官（地方貴族）
◆ 主著：『方法序説』（1637、邦訳は1939）
◆ 死因：肺炎（53歳／Stockholm）
◆ 文献：『哲学事典』平凡社、1971

■1596年3月31日トゥーレーヌの地方裁判官の息子としてラハイエで誕生。ポワチエで法学を学び、1616年司法試験に合格、デンマーク、ドイツへ外遊し、1619年兵士として30年戦争に従軍。その後、ブラーエやケプラーの新しい天文学に接し、理性の重要性を認識して観念論哲学を展開した。彼は人間の精神を「思惟するもの」（res cogitans）とし、身体（「延長するもの」res extensa）と厳密に区分したことから、心身二元論の代表者とされる。しかし、彼の二元論が当時の医学に与えた影響はほとんどなかったともいわれる。彼は医師ではなかったが、むしろ独学で習得した解剖学・生理学の知識を基にした反射論や身体論が医学に影響を与えた。脳ではとくに松果体に着目し、脳室内の精気運動が松果体に作用し情念を生み出すとした（『情念論』1649）。1649年、スエーデン王妃の招待でストックホルムへ赴き、翌年2月11日、現地で肺炎のため死亡（ヒ素で暗殺されたという説は今日では否定されている）。

ドイチュ, ヘレーネ

Helene Deutsch（旧姓 Rosenbach）
1884-1982 ★★

◆ オーストリア→アメリカ／精神分析／"As If personality"
◆ 出生地：Przemysl
◆ 父親の職業：弁護士
◆ 主著：The psychology of women, 1945
◆ 死因：老衰＋痴呆（97歳／Cambridge）

◆文献：J・セイヤーズ（大島訳）『20世紀の女性精神分析家たち』晶文社、pp43-131、1993

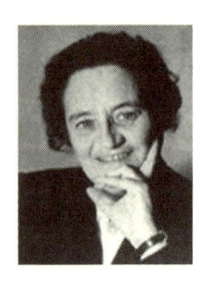

◼︎1884年10月9日、ガリシアのプシェミシュにユダヤ系弁護士の末子として誕生。1907年ヴィーン大学に最初の女子医学生として入学、その後ミュンヘン大学へ移り、ヴィーン出身の内科医フェリックス・ドイチュと結婚した。1912年卒業してヴィーン大学に戻りヴァグナー＝ヤウレッグ*のもとで精神科医として勤務。16年、フロイト*の勉強会に参加、18年大学病院を辞めてヴィーン精神分析協会へ加入、23年ベルリンへ赴き、アブラハム*の教育分析を受ける。25年ヴィーン精神分析協会の精神分析訓練所の初代所長となる。33年ヒトラー政権が成立したため、迫害を恐れた夫とともに35年ヴィーンからアメリカへ移住した。その後マサチューセッツなどで精神分析医として働き、母性や女性心理の分析を続けた。彼女は1982年3月29日マサチューセッツ州ケンブリッジで死亡した。
➡︎アブラハム

ディックス，ドロシア・リンド

Dorothea Lynde Dix

1802－87　　　　　　　　　　★★

◆アメリカ／精神衛生運動／精神病院改革（ソーシャル・アイデアリズム）

◆出生地：Hampden
◆死因：不明（85歳／Cambridge）
◆文献：小俣：pp223-226、2000

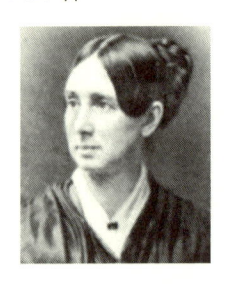

◼︎1802年4月4日メーン州ハンプデンに生まれたが、母親が精神障害となり、父親もアルコール依存だったため12歳で家を出てボストンで単身就学し、24歳で教員となる。その後さらに看護師の免許を取得し、1841年に日曜学校講師として訪問したケンブリッジの徒刑場で精神障害者が劣悪な処遇を受けていることを知り、以後の半生を精神病院改革に捧げる。彼女はそれまでの州立精神病院における患者の拘禁的処遇を批判し、より人道的な新しい精神病院建設を政府に要請した。その最初の成果は1848年ニュージャージー州トレントンに新設された新州立病院で、ディックスの意図に賛同したカークブライド*らクエーカー教徒の精神科医たちの協力もあって、その死まで全米で30カ所の新型精神病院が建設された。また明治の政治家・森有礼*が訪米した際、彼女の知己を得てその影響を受けた。
➡︎カークブライド、森

デブリン，アルフレート

Alfred Döblin

1878－1957

◆ドイツ→フランス→アメリカ／病院精神医学／作家

- 出生地：Stettin
- 主著：『ベルリン・アレキサンダー広場』(1929、邦訳は1972)

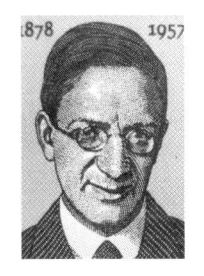

◆ドイツの精神科医で作家。1905年フライブルクのホッヘ*のもとで医学博士号取得し1911年開業、作家としても活動。1933年ナチ政権成立によりユダヤ人であったためフランスへ、のち40年アメリカへの亡命を余儀なくされる。戦後ドイツへ帰国。彼の小説『ベルリン・アレキサンダー広場』は、戦後映画化され演劇にもなった。
➡ホッヘ

土居　健郎

Takeo Doi

1920－2009　　　★★

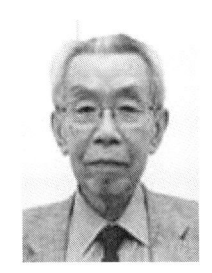

- 日本／精神分析／比較文化論
- 出生地：世田谷（東京）
- 父親の職業：歯科医
- 主著：『甘えの構造』弘文堂、1971
- 死因：甲状腺癌（89歳／東京）

- 文献：熊倉伸宏・伊東正裕『「甘え」理論の研究』星和書店、1984

◧1920年3月17日東京で歯科医の長男として生まれる。39年東大医学部入学、徴兵・復員後、46年聖路加病院内科に就職し心身医学と精神分析に関心を抱く。50年古澤平作*の紹介でアメリカのメニンガー医学校へ留学、52年東大精神科へ転じ内村祐之*の助手となる。55年サンフランシスコで教育分析を受け、現地での講演で、はじめて「甘え」の言葉を取り上げる。56年帰国して聖路加病院精神科医長となり、次第に「甘え理論」を構築。71年『甘えの構造』公刊、ロングセラーとなる。同年東大保健学科の精神衛生学教授。「甘え」をキーワードとして広く日本人の対人関係様式や日本文化を論じ、フロイト流精神分析を批判しつつも分析的精神療法を実践した。2009年7月5日甲状腺癌の悪化で死去。
➡古澤、内村

ダウン，ジョン・ラングドン

John Langdon Haydon Down

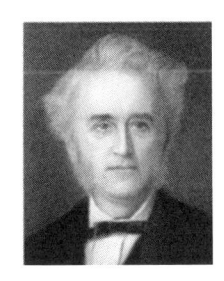

1828－96　　　★★

- イギリス／神経学、小児科学／『ダウン症候群』(1866)、「サヴァン症候群」(1887)
- 出生地：Torpoint
- 主著：Observations on an Ethnic Classification of Icliots, 1866

- ◆死因:不明(67歳／Teddington)
- ◆文献:Eckart, W., Gradmann, C. hrg.: p95, 2001

◨1828年11月18日プリマス近郊のトーポイントに生まれ、ロンドンで医学を学び医師および薬剤師となる。59年テディントンに新設されたアールスウッド精神薄弱児施設の常勤医となり、知的障害児の臨床分類に着手。66年、その顔貌や眼瞼の形状的特徴から「モンゴリズム」と命名した一群の障害を記述したが、それはのちに彼の名をとって「ダウン症候群」と改められた。ダウン症候群は1959年になって染色体異常(第21番染色体トリソミー)によるものと判明する。彼は1896年10月7日テディントンで死去した。なお、彼の死後9年たって誕生した孫のジョンにはダウン症候群が見られた。

デュシェンヌ, ジローム・ベンジャミン

Guillaume Benjamin Amand Duchenne
(通称: **Duchenne de Boulogne**)

1806-75　　　　　　　　　　　　★★

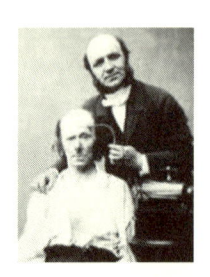

- ◆フランス／神経学／デュシェンヌ型進行性筋ジストロフィー症(1868)
- ◆出生地:Boulogne-sur-Mer
- ◆父親の職業:船長
- ◆死因:脳出血(68歳／Paris)
- ◆文献:McHenry, Lawrence C.: Garrison's history of neurology, Charles C. Thomas, p270, 1969

◨1806年9月17日ブローニュ・シュル・メールに漁船長の息子として生まれ、パリで医学を学び、31年帰郷して開業。35年以降、電気治療を取り入れて有名になる。42年再びパリに出て研究を続け、顔面筋への電気刺激によってさまざまの表情が現れることを、当時使われ始めたばかりの写真技術を利用して『人間の表情』と題する写真集として公刊した(1862)。彼は神経学の分野でも仮性肥大を伴う進行性筋ジストロフィーの一型を記述し、それに名を残している(1868)。最初の妻が出産後に産褥熱で死亡し、再婚に失敗した彼は一時期重度のうつ状態に陥っていたといわれる。彼は脳出血のため75年9月15日パリで死亡した。フランス神経学は長らく彼を評価しなかったが、イギリスの神経学会は高く評価し、雑誌『ランセット』は大きな追悼文を載せた。

デューラー, アルブレヒト

Albrecht Dürer

1471-1528　　　　　　　　　　　★★

- ◆ドイツ／画家／「メレンコリアI」(1514)
- ◆出生地:Nürnberg
- ◆父親の職業:金細工師
- ◆死因:不明(56歳／Nürnberg)
- ◆文献:藤代幸一『デューラーを読む』法政大学出版局、2009

◨1471年5月21日、ニュルンベルクで金細工師の息子として誕生。デューラーの母親は18人の子どもを出産したが、成長したのは3人だけだった。1490~94年、各地を遍歴して画家としての修業を積み、1494年にバーゼルで出版されたブラントの著書『愚者の船』の挿画(木版画)で有名となる。この年に結婚。1496年、梅毒患者を描いた木版画(「フランス病患者」)

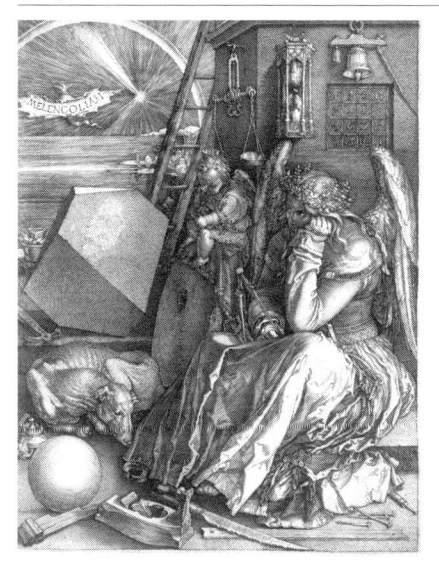

は、このテーマではヨーロッパで最初の絵画として知られる。1505～7年、イタリアへ（ベニス滞在）。1514年、母親が死亡（「母の肖像」木炭画、1514年）したが、このあと有名な銅版画「メレンコリアⅠ」(1514年、写真)を制作する。この絵を巡っては、20世紀に入って多数の解釈が生まれる。絵に描きこまれた星は土星であり、当時の占星術では土星は知性や憂鬱の星とされ、中央の人物の頭には土星の影響を和らげる薬草の冠が見える。また魔方陣も、土星の影響を緩和する木星の象徴とされる（魔法陣の下段に絵の制作年を示す1514の数字が見える）。1520～21年、オランダへ旅行したが、このころから宗教改革者ルターを擁護し、新教に回心したという。デューラーは1528年4月6日、生地のニュルンベルクで死去した。

デュルケーム, エミール

David Émile Durkheim
1858－1917　★★

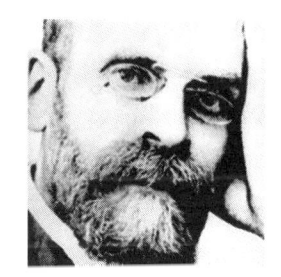

- ◆ フランス／社会学／自殺研究
- ◆ 出生地：Épinal
- ◆ 父親の職業：ラビ（ユダヤ教律法学者）
- ◆ 主著：『自殺』(1897、邦訳は1985)
- ◆ 死因：不明(59歳／Paris)
- ◆ 文献：Gerhards, J.: Émile Durkheim: Die Seele als soziales Phänomen, In: Jüttemann, G (Hrsg.): Wegbereiter der historischen Psychologie, Beltz, 1988

◨1858年4月15日ロレーヌ地方のエピナールにラビの息子として生まれる。パリの高等普通学院卒業後、ギムナジウムで哲学教員をしていたが、87年ボルドー大学社会学教授となった。この時代に『自殺』(1897)を著し、個人の自殺に及ぼす社会的影響について分析し、「アノミー自殺」の概念を作った。1902年パリのソルボンヌ大学に講師として招かれ、のちに教育学および社会学教授となった（1906および13年）。19世紀のヨーロッパ都市部では自殺者の増加が社会問題となり、精神医学の側から自殺者の多くが精神障害者であるとの見解も出されていたが、デュルケームは個人よりも社会がアノミー化し病的になったためだとして、自殺を単なる精神医学的問題から広く社会問題として取り扱うべきとした。彼は

1917年11月15日パリで死亡した。

デュンフナ

Dymphna (Dympna)
7世紀(?) ★

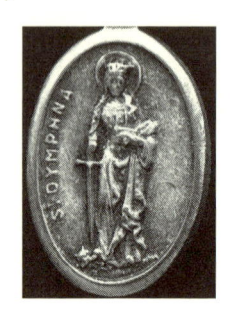

◆イギリス／聖人

◧ 7世紀(?)カトリック伝説上の聖女で精神病者の守護神とされる。彼女が虐待を避けイギリスの地から逃れて死去した場所がベルギーの小村ゲール(Geel, 古名 Gheel)であったことから、この地に建設された15世紀の教会に精神病者が収容され、次第に各地から精神病者とその家族が参集するようになった。また、地元の農家などが宿泊場所を提供し、患者もそこで労働するようになったため、それがのちにゲールを精神病者のホストファミリー制度の先駆的な地として有名にした。またゲール市は19世紀に精神病院を建設し、それが今日の国立ゲール精神科センターとなった。

➡佳子、土屋

E

エビングハウス, ヘルマン

Hermann Ebbinghaus
1850–1909

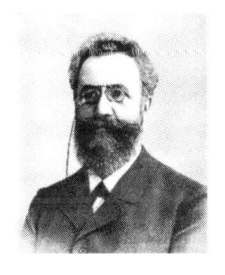

- ドイツ／心理学／学習・忘却曲線
- 出生地：Wuppertal
- 父親の職業：哲学者
- 死因：不明（59歳／Halle）

◧ ボン大学を歴史学で卒業し、心理学を研究し、学習・忘却曲線、集団を対象とした知能テストなどを開発した。

エコノモ, コンスタンチン・フォン

Constantin von Economo
1876–1931　　　　　　　　　★★

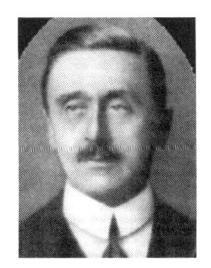

- マケドニア→オーストリア／神経病理学／エコノモ脳炎（1916～17）
- 出生地：Brăila
- 父親の職業：男爵（富豪）
- 主著：Die Encephalitis lethargica, 1929
- 死因：心筋梗塞（55歳／Wien）
- 文献：Kollc: Bd.2, pp180-105, 1959

◧ ギリシア人富豪の家系の三男。マケドニア・テッサリア国境の町ブライラ（現・ルーマニア領）で1876年8月21日に生まれ、トリエストで育った。1901年、ヴィーン大学入学、学生時代から組織学に関心を抱き、オーバーシュタイナー*らに師事した。卒業後はミュンヘンのアルツハイマー*の研究室へ就職したが、1906年ヴィーンへ戻り、ヴァグナー＝ヤウレッグ*の助手となる。そこで教授資格を得て員外教授となる。

第一次大戦中は前線で勤務し、嗜眠性脳炎例を発見し、剖検を重ね、脳幹部の炎症が睡眠中枢を傷害するとの仮説を立てた。

1929年に主著となる『嗜眠性脳炎』を刊行、1931年、ヴィーン大学病院に脳研究所が開設されて所長となったが、すでに患っていた狭心症から心筋梗塞を起こして同年10月21日死去した。なお、エコノモは飛行家としても知られ、1910～27年、オーストリア飛行クラブの総裁を務めた。

➡アルツハイマー、オーバーシュタイナー、ヴァグナー＝ヤウレッグ

エディンガー，ルードヴィヒ

Ludwig Edinger
1855－1918　　　　　　　　　　★★

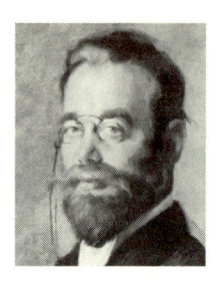

- ◆ ドイツ／神経解剖学／Edinger-Westphal核
- ◆ 出生地：Worms
- ◆ 父親の職業：未詳
- ◆ 死因：急性心疾患（63歳／Frankfurt）
- ◆ 文献：Kolle: Bd.3, pp9-20, 1963

◼︎1855年4月13日、ヴォルムスでユダヤ人の長男に生まれる。ハイデルベルク、シュトラスブルクで医学を修め、1876年、ヴァルダイヤーのもとで学位取得。79年、シュトラスブルク大学内科教授クスマウルの助手となる。

81年、ギーセン大学で教授となるが、反ユダヤ主義的迫害に遇い退職。ライプツィヒ、ロンドン、パリなどへ旅行し、ライプツィヒでヴァイゲルト*、エルプ*らの知己を得る。83年、母親の希望でフランクフルトへ戻り開業（神経科医としてはドイツ最初の開業医）。85年、ヴァイゲルトがフランクフルトに新しい脳組織学研究所を設けると、エディンガーも研究生活の中心をそこへ移す。この研究所は第二次大戦後 Max Planc 附属の「エディンガー研究所」となる。

彼はそこで脳の比較解剖学、とくに大脳基底核に発する線維連絡路の研究に当った。基底核の一つに彼の名が残っている（Edinger-Westphal核）。1914年、新設されたフランクフルト大学神経学教室の教授となり、研究所も大学に統合されたが、第一次大戦の開戦以後、研究所維持のために多大の私的犠牲を払った。

1918年、終戦の年に急性心疾患で死亡。なお、日本の精神科医・斎藤玉男は1914年に彼のもとへ留学したが、その直後、第一次大戦勃発のためオランダを経てアメリカへ移った。

➡ ヴァイゲルト、ヴェストファール

叡尊（興正菩薩）

Eison（Koushou-Bosatsu）
1201－90

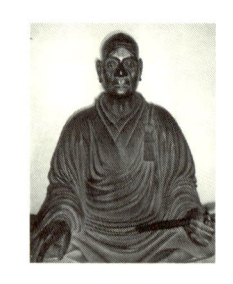

- ◆ 日本／宗教者・宗教学者／鎌倉時代の僧侶、真言律宗の開祖
- ◆ 出生地：奈良
- ◆ 文献：和島芳男『叡尊・忍性』吉川弘文館、1988

◼︎奈良・興福寺の学僧の息子に生まれ、高野山などで山岳密教を修めたのち西大寺住職となる。

真言宗行者の堕落した現状に批判を加え、戒律護持と文殊供養を旨とした真言律宗を開創。文殊は行者の前に貧困苦悩の姿で現れるとされたことで病人・非人などを積極的に救済対象とした。らい宿（ハンセン病者収容施設）、非人宿の設立、禁酒運動の先駆的実践（酒に代わって茶

をふるまう儀式、今日の西大寺・大茶盛式の起源）などを行った。文殊信仰に基づく日本中世の社会福祉運動の祖といわれる。

➡忍性

アイティンゴン，マックス

Max Eitingon

1881－1943　　　　　　　　　　　　★

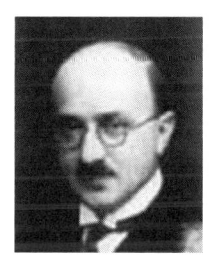

◆ オーストリア→ドイツ→パレスチナ／精神分析
◆ 出生地：Mohilew
◆ 父親の職業：毛皮商
◆ 死因：動脈硬化性心疾患（62歳／Jerusalem）
◆ 文献：Lockot, R: Erinnern und Durcharbeiten, Fischer, 1985

◧1881年6月26日ガリシアのモヒレフでユダヤ人毛皮商の息子として誕生。ライプツィヒで育つが、吃音のため大学入学試験を受けられず、ハレおよびライプツィヒ大学の聴講生となる。

1902年聴講の実績からハイデルベルク大学医学部に入学。1909年チューリヒ大学で論文博士となる。チューリヒではアブラハム*と親交。1907年ユング*に先立ってフロイト*を訪問、1909年ベルリンで開業。12年ロシア人女優マリア・ライゴロドスキと結婚。14～18年、軍医志願。19年、抑うつ状態に陥る。

20年、アブラハムの設立していたベルリン精神分析協会に外来診療所と研究所を寄付、22年アブラハムを会長とするベルリン精神分析協会の書記長に就任。25年にアブラハムが死去すると会長に。33年、フロイトを再訪し、ナチ登場後のドイツにおける精神分析の動向に関して議論するが、フロイトは楽観的。しかし、同年、ドイツで精神分析が禁止となり、亡命第一陣としてイェルサレムへ向かい、パレスチナ精神分析協会（PPV）を結成する。

1939年のフロイトの死去に意欲を喪失、1943年7月30日、動脈硬化性心疾患のため死去。

➡アブラハム、S・フロイト

エクボム，カール・アクセル

Karl Axel Ekbom

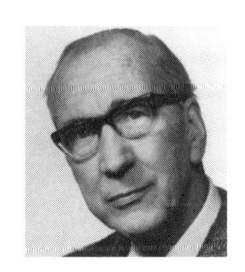

1907－77

◆ スウェーデン／神経学／エクボム症候群（1938）
◆ 出生地：Göteborg

◧スウェーデンの神経科医、RLS（レストレスレッグス症候群）の記載者（1944,45）、皮膚寄生虫妄想（Dermatozoenwahn、エクボム症候群）の記載（1938）などで知られる。第二次大戦後の1958～74年ウプサラ大学神経学教授。

エミングハウス, ヘルマン

Hermann Emminghaus
1845－1904　　　　　　　　★★

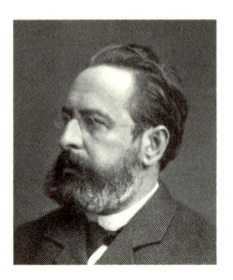

- ◆ ドイツ／大学精神医学／「精神病理学」
- ◆ 出生地：Weimar
- ◆ 父親の職業：役人
- ◆ 主著：Allgemeine Psychopathologie, 1878、Die Psychische Störungen des Kindesalters, 1887
- ◆ 死因：脳動脈硬化／認知症（58歳／Freiburug）
- ◆ 文献：Gerhard, UJ, Blanz, B: Nervenarzt, 74: 91-93, 2003

▣ 1845年5月20日ワイマールの官僚の息子として誕生。65年ゲッチンゲン大学で医学を学びはじめ、イェナ大学医学部へ移り70年医師となる。74年ヴュルツブルクのユリウス病院（大学精神病院を兼ねた）医長となり、同時に開業。この時代にエミングハウスが教えた学生の一人にクレペリン*がいた。1880年招かれてドルパート大学精神科教授となる。86年フライブルク大学に新設された精神科初代教授となり、ドルパートの後任にクレペリンを招いた。1901年、動脈硬化から認知症が顕在化し、大学を辞任したのち1904年2月17日死去した。「精神病理学 Psychopathologie」という言葉は彼によって初めて使用されたといわれる。また、ドルパート時代にまとめた児童の精神障害に関する知見はのちに教科書（『児童の精神障害』1887）として刊行された。エミングハウスは児童精神医学の父といわれる。

➡ クレペリン

エラシストラトス

Erasistratos
BC 305 (?) －250 (?)

- ◆ 古代ギリシア／神経解剖学／脳解剖、脳室の発見

▣ 生没年未詳。古代ギリシア（ヘレニズム時代）の医師。同時代の古代アレキサンドリアの医学者ヘロフィロスとともに脳神経系の解剖で脳室、大脳、小脳などの区分を行ったといわれる。写真は古代アレキサンドリア医学の石板の一部。

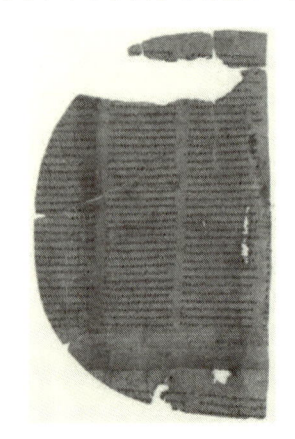

エラスムス, デシデリウス

Desiderius Erasmus
1465 (66 ? 69 ?) －1536

- ◆ オランダ→スイス／宗教者／宗教改革者、聖書研究者
- ◆ 出生地：Rotterdam

- 父親の職業：神父
- 主著：Encomium moriae（『愚神礼賛』1509 または1510）
- 死因：不明（Basel）
- 文献：『哲学事典』平凡社、1971

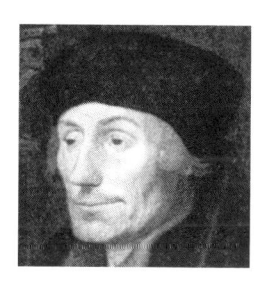

◆ロッテルダムに生まれ、イギリス、イタリア、フランスなどを遍歴し、1514年以降はスイスのバーゼルに居住。当時の聖職者とカトリック教会の腐敗を批判した。エラスムスは同じ宗教改革期にあって理性を重んじ魔女狩りに反対したワイヤー*や精神病分類を試みたプラター*らとともに、当時の価値観を転換させた人物の一人と考えられる。

➡ワイヤー、プラター

エルプ, ヴィルヘルム

Wilhelm Heinrich Erb

1840－1921　　　　　　　　　　★★

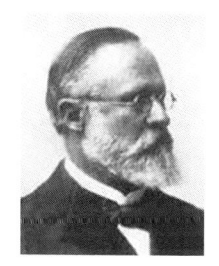

- ドイツ／神経学
- 出生地：Winweiler
- 父親の職業：森林監督官
- 死因：気管支炎（80歳／Heidelberg）
- 文献：Kolle, Bd.1, pp68-80, 1956

◆1840年11月30日、プファルツのヴィンヴァイラーに生まれる。17歳でハイデルベルク大学入学、その後ミュンヘン大学で卒業、22歳でハイデルベルク大学病理学教授N・フリードライヒ*に師事し、1864年学位取得。フリードライヒは遺伝性小脳失調の記載で知られ、エルプも神経学に興味を抱き、主に末梢神経麻痺の電気療法を実践。腱反射、末梢神経疾患、脊髄疾患などの研究を行い、上腕神経叢に「エルプ（刺激）点」を見出す。1880年、ライプツィヒ大学神経学外来教授となり、進行性筋萎縮、トムゼン病、脊髄癆などに関する著書を著す。1891年、シュトリュムペル*らとともにドイツ最初の神経学専門雑誌（Deut.Ztschr.f.Nervenheilk.）を創刊。エルプには4人の子どもがいたが、うち一人は第一次大戦で戦死し、戦争の進展とともに次第に意欲を喪失した。1921年10月29日、気管支炎のため死去。彼の墓はハイデルベルクにある。弟子の一人ノンネ*によれば、謹厳実直な性格だったという。死後、神経学に寄与した人物に贈られる「エルプ記念賞」が創設された。

➡N・フリードライヒ、シュトリュムペル

エリクソン, エリク・ホンブルガー

Erik Homburger Erikson

1902－94　　　　　　　　　　★★

- ドイツ→アメリカ／精神分析／「自己同一性」（1959）
- 出生地：Frankfurt am Main
- 父親の職業：不明
- 死因：老衰（91歳／Stockbridge）
- 文献：L・J・フリードマン（鈴木真理

子他訳)『エリクソンの人生』(上・下)
新曜社、2003

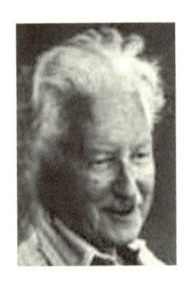

◆1902年6月15日フランクフルトに生まれたが、デンマーク系の両親はすでに離婚しており、ホンブルガー家(ユダヤ人小児科医)の養子としてカールスルーエで育つ。彼の母親はコペンハーゲンのユダヤ人富豪の娘で、実の父親が誰かは不明。画家を志したが、友人の一人が、ヴィーンのフロイト*に分析を受けていたアメリカ人富豪バーリンガム夫人の子どもの家庭教師をしていたことで、1927年ヴィーンに招かれ、はじめてフロイト一家と出会う(ちなみにバーリンガム夫人はフロイトに犬を贈った人物)。とくにアンナ・フロイト*の影響を受け画家の道を捨てて分析家を志す。ナチ台頭とともに33年ヴィーンからアメリカへ亡命、39年アメリカ国籍を取り、バークレイおよびハーバード大学で発達心理学を教えた。

エリクソンはフロイトの自我心理学を継承し、「自己同一性(Ego-Identity)」の概念を追求して思春期におけるその重要性を強調した。また、現代青年の社会的責任回避の傾向を「モラトリアム」と呼んだ。彼はまたマルチン・ルターやマハトマ・ガンジーの生涯を分析的に研究したことで知られる。

ハーバードではミード*やベイトソン*らの人類学者とも交流した。90歳を越えたエリクソンは、94年5月12日マサチューセッツのストックブリッジで死亡した。

➡S・フロイト、A・フロイト、ミード、ベイトソン

エッシェンマイヤー, カール・アウグスト・フォン
Karl August von Eschenmayer
1769-1852

◆ドイツ／大学精神医学
◆出生地：不明

◆テュービンゲン大学教授、精神医学を講じ、メスメル*の動物磁気説を奉じた。ケルナー*の著書『プレフォールストの千里眼女』に理論的考察を付して本の価値を高めた。またハーネマン*のホメオパチーについても研究・実践した。

➡メスメル、ケルナー、ハーネマン

エスキロール, ジャン・エチエンヌ・ドミニク
Jean Etienne Dominique Esquirol
1772-1840　　　　　　　　　　★★★

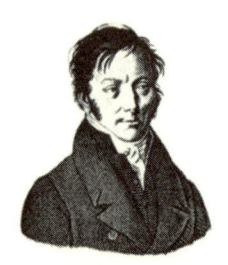

◆フランス／病院精神医学／モノマニー論
◆出生地：Toulouse
◆父親の職業：病院管理人
◆死因：肺結核(68歳／Paris)
◆文献：Eckart, W., Gradmann, C. hrg.: p105, 2001

◆1772年2月3日トゥールーズに施療院

監督官の息子として生まれる。父親は施療院で医学を学ばせようとしたが、精神病者の拘禁的処遇のひどさにショックを受け、ナルボンヌ、次いでモンペリエの医療施設をまわって研修したのちパリへ出てサルペトリエール施療院で Ph・ピネル*らについて精神医学を学ぶ。1805年、「精神病の原因と治療における情動の影響」で学位取得、12年正規病院医となる。17年臨床講義を開始し、国内外から多数の聴講者を得た。23年、それまでは古ぼけた宗団立の収容施設シャラントンを近代的王立精神病院に改革して院長となる。サド*もここで終生エスキロールの患者として入院した。38年、大著『医学、衛生学、法医学と精神病』を公刊したが、この本はすぐにドイツ語に訳され、45年には英訳が出た。

フランス精神医学史にとって彼の果たした最大の役割は、弟子のフェリュ*やジャン・ピエール・ファルレ*らとともに起草した精神病院法の制定である。この法律(いわゆる1838年6月30日法)によって、以後フランス各地で精神病院が整備され、スイス、ベルギー、ノルウェーなどヨーロッパ各国にもただちに影響を与えた。

精神医学面ではピネルの単一精神病論を基本的に踏襲したものの、妄想を主症状とし妄想以外の点では目立つ症状のない「モノマニー」という新しい概念を作った。モノマニーの概念はフランス精神医学のお家芸ともいえる妄想研究の端緒ともなり、「理性的狂気」として今日の人格障害概念の出発点ともなった。

自殺研究では自殺者の大多数に精神障害がみられるとして「自殺病」との言葉を作った。治療的には共感や対話を重視し、パリ郊外のイヴリに私立診療所を設けて少数の病者との共同生活を試みた。その点でエスキロールは近代精神医学における心因概念と精神療法の先駆者とも考えられる。彼は1840年12月12日肺結核のためパリで死亡した。

➡ Ph・ピネル、フェリュ、ジャン・ピエール・ファルレ、サド

エイ, アンリ

Henri Ey

1900−77　　　　　　　　　　　　　　★★

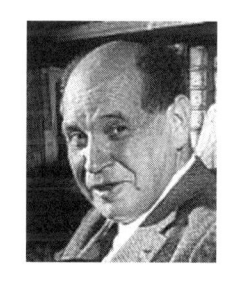

◆フランス／大学精神医学／ネオジャクソニズム
◆出生地：Banyuls-dels-Aspres
◆父親の職業：未詳
◆主著：『幻覚』(1973、邦訳は1995)
◆死因：不明(77歳／Banyuls-dels-Aspres)
◆文献：Kammerer, Th: Nachruf für Henri Éy, Nervenarzt 49;313, 1978

◨1900年8月10日ピレネー地方パーピニヤン近郊のバニュルスに生まれ、トゥールーズおよびパリで医学を学ぶ。サンタンヌ病院でクロードの助手となり、その後33〜70年ボネヴァル精神病院に勤務、のち同院長。ジャネ*およびジャクソン*の影響を受けて意識の層次理論を幻覚・妄想などの精神病症状の理解に応用した(ネオジャクソニズム)。戦後エイはミンコウスキー*らとともに新しい精神医学会を設けて精神医学改革運動

(Evolution psychiatrique)を行った。また69年には一度来日した。その著書『意識』『夢と精神病』『幻覚』など多数が邦訳されている。彼は70年に引退して故郷へ戻り、77年11月8日生地で死亡した。
➡ジャネ、ジャクソン、ミンコウスキー

アイゼンク, ハンス・ユルゲン

Hans Jürgen Eysenck
1916－97

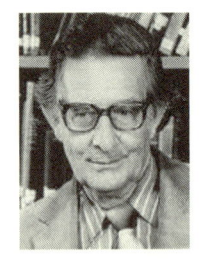

◆ドイツ→イギリス／心理学
◆出生地：Berlin
◆父親の職業：ナイトクラブ・エンターテイナー
◆死因：脳腫瘍（81歳／London）

◉ベルリン生まれの心理学者。1934年ドイツからフランスを経てイギリスへ亡命。ロンドンで学位を取る。イギリス最初の臨床心理士訓練プログラムを作成（Maudsley病院、1947）。55〜83年ロンドン大学心理学教授。

F

フェアベアン, ウイリアム・ロナルド

William Ronald Dodds Fairbairn
1889－1964　　　　　　　　　　★

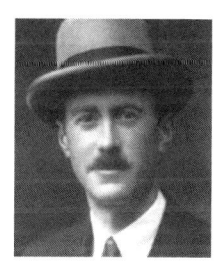

◆ イギリス／精神分析／対象関係論
◆ 出生地：Edinburgh
◆ 父親の職業：長老派牧師
◆ 主著：『人格の精神分析学的研究』(1952、邦訳は1987)
◆ 死因：悪性インフルエンザ (75歳／Edinburgh)
◆ 文献：保崎・高橋編：pp147-180, 1983

▣ 1889年8月11日エジンバラに生まれ、同地の大学で哲学を学ぶ。第一次大戦に義勇軍兵士として参加し、戦後エジンバラ大学医学部に入学して医師資格を得る。王立エジンバラ病院の助手となり精神医学を学んで1924年精神分析医として開業。31年イギリス精神分析協会会員となる。第二次大戦中は戦争神経症の治療などに協力したが、戦後はもっぱら精神分析の教育と研究に没頭した。彼の精神分析はクライン*の対象関係論に立脚し、フロイト*のいうリビドーは快楽希求的ではなく対象希求的なものであるとし、また、乳児と乳房（母親の部分対象）との関係から「良い対象」と「悪い対象」との分裂 (splitting) が生まれるとした。フェアベアンの対象関係論は、のちのカーンバーグ*らによる境界例の精神分析理論に影響を与えた。また、同じイギリスの分析家ガントリップはフェアベアンの分析を受け、その対象関係論を引き継いだが、ウィニコット*らは単なる「クライン理論の模造品」にすぎないと批判した。フェアベアンは死の10年ほど前から体調を崩し、1964年の12月31日に自宅で死亡した。

➡ クライン、ウィニコット

ファルレ, ジャン・ピエール

Jean Pierre Falret
1794－1870　　　　　　　　　　★★★

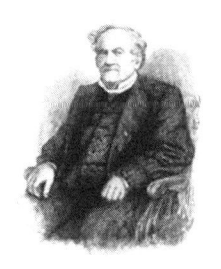

◆ フランス／病院精神医学／「循環型精神病」(1851)、「被害妄想病」(1864)
◆ 出生地：Marseille
◆ 父親の職業：未詳
◆ 死因：不明 (76歳／Marseille)

▣ 1794年4月26日マルセイユに生まれ、

1811年パリに出て医学を学ぶ。ピネル*の鎖解放事業に感銘を受けエスキロール*の弟子となり、38年サルペトリエール病院医長となる。51年「循環型精神病 (la folie circulaire)」を記載し、バイヤルジェ*の「二重型精神病」(1854)とともに、のちにクレペリン*によって疾患単位とされた「躁うつ病 (MDI)」のモデル概念を作った。彼は67年までサルペトリエール医長の座にあり、同時にパリ郊外に私立精神病院を開院し、息子ジュール*も精神科医となってそれを後継した。1870年パリを去って生地へ戻ったが同年10月28日死去。
➡エスキロール、バイヤルジェ、クレペリン、ラゼーク、J・ファルレ

ファルレ, ジュール

Jules Phillipe Falret
1828 (24?) －1902 (1899?)

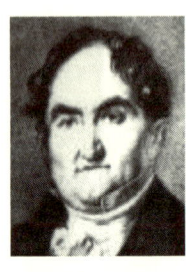

◆フランス／病院精神医学／「加害的被害者妄想」、二人組精神病 (1877)
◆出生地：Paris
◆父親の職業：精神科医
◆文献：Haustgen G. Dictionnaire biographique de psychiatrie par des membres de la Société Médico-Psychologique. Jules Falret (1824-1902). Ann Médico Psychol; 162: 317-319. 2004
◆1828年4月17日、ジャン・ピエール・ファルレ*の次男としてパリ郊外に生まれ、父親を継承するかたちで精神科医となる。サルペトリエール病院に勤務し、のち医長となる。てんかんやヒステリーにみる精神病症状を記述し、同一の妄想を共有する親密な間柄の2名の症例を「二人組精神病 (*La folie à deux*)」としてラゼーグ*とともに記載した(のち「ラゼーグ・ファルレ症候群」1877)。なお彼の名は父親と同一のイニシャルを有するがため、精神医学史の文献上しばしば父親と混同されて記載されている。1902年5月18日死亡。
➡ラゼーグ、トレラ

ファノン, フランツ

Frantz Fanon
1925－61 ★

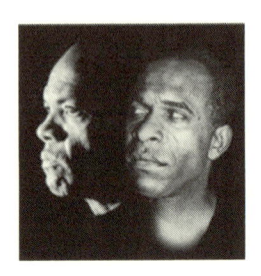

◆フランス→アメリカ／病院精神医学
◆出生地：Fort-de-France
◆父親の職業：税関吏
◆主著：『地に呪われたる者』(1961、邦訳は1969)
◆死因：白血病 (36歳／Bethesda)
◆文献：David Caute: Frantz Fanon. Fontana Collins, 1970
◆1925年7月20日、西インド諸島仏領マルチニック島のフォール・ド・フランスに黒人として生まれる。父親は税関吏。第二次大戦後リヨンに留学、精神医学専

攻、人種差別を体験する。1953年、アルジェリアのブリダ・ジョアンヴィル病院精神科医長。植民地の被抑圧者に精神障害が多いことから社会改革を志向し56年辞職、アルジェリア民族解放戦線（FLN）に参加。1960年、アルジェリア臨時政府のガーナ駐在大使、1961年12月6日、ワシントン郊外ベセスダの病院で死去。ファノンは、植民地主義による精神的抑圧から精神障害や犯罪が多発することを精神医学的に分析した。死後の1967年に著書『アフリカ革命に向けて』が出版される。彼の被抑圧者による武力革命の思想は、その後のキューバ革命などに影響を与えた。

フェヒナー, グスタフ・テオドール

Gustav Theodor Fechner

1801－87　　　　　　　　　　★★★

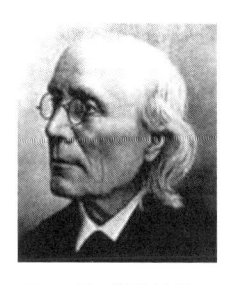

- ◆ ドイツ／物理学／「精神物理学」(1860)
- ◆ 出生地：Groß Särchen
- ◆ 父親の職業：プロテスタント牧師
- ◆ 主著：Nanna oder über das Seelenleben der Pflanzen, 1848
- ◆ 死因：不明（86歳／Leipzig）
- ◆ 文献：Hans-Jürgen Arendt: Gustav Theodor Fechner, ein deutscher Naturwissenschaftler und Philosoph im 19. Jahrhundert. Lang, 1999

■1801年4月19日ドイツ東部のグロースゼルヒェン（現ポーランド領）にプロテスタント牧師の子として生まれ、1815年ドレスデンへ移住。ライプツィヒ大学で医学を学び、その後物理学・化学の研究に進み、34年同大学物理学教授となる。ここで視覚研究のため太陽光線を直視するという過酷な自己実験を行ったため網膜障害を起こし、また過労から40年にはうつ状態となり約3年間引きこもった生活を送った。しかし、この抑うつ状態から解放されると自宅の庭に咲く花の先端から魂が出ているのを見たといい、精神世界と物理世界との関係に思索を転じ、43年、自ら申し出て自然哲学教授となり死ぬまでその地位にあった。彼は自ら見たという「花の魂」に古代ゲルマンの植物神ナンナの名を与え、それを著書として公刊した（『ナンナあるいは植物の霊的生命』）。のちにフロイト＊が用いた「快楽原則」という言葉はフェヒナーの造語であった（フロイトはフェヒナーを賛嘆していた）。また、感覚刺激と反応閾値研究から、感覚器の反応には一定の強さの刺激が必要であることを発見した（フェヒナーの法則）。彼の弟子の一人ヴント＊は、79年同大学に世界最初の実験心理学研究室を作った。87年11月18日ライプツィヒにて死去。

➡ヴント、S・フロイト

フェーデルン, パウル

Paul Federn

1871－1950　　　　　　　　　　★★

- ◆ オーストリア→アメリカ／精神分析
- ◆ 出生地：Wien
- ◆ 父親の職業：医師
- ◆ 死因：自殺（78歳／New York）
- ◆ 文献：Roudinesco, E., Plon, M.: Wörterbuch der Psychoanalyse. Namen, Länder, Werke,

Begriffe, Springer, pp236-238, 2004

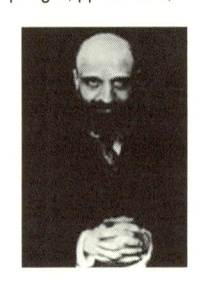

◆1871年10月13日ヴィーンにユダヤ人有名医の息子として誕生。1902年ヴィーンで開業した年に、うつ状態となりフロイト*の治療を受け、のちにヴィーン精神分析協会に発展するフロイトの「水曜勉強会」に出席。

第一次大戦には軍医として従軍したが、24年ヴィーン精神分析協会副会長となり、教育分析などでフロイトを補佐する。彼の教育分析を受けた者はライヒ*やアイヒホルンをはじめ多数いる。31年にフロイトを訪ねた日本の古澤平作*も間接的に指導を受けた。フェーデルンは精神病の精神分析も実施し、自我の強化を治療の目標に置いた。38年ユダヤ人であるがゆえアメリカへ亡命、ニューヨーク精神分析協会に受け入れられた。妻の死亡後うつ状態となり、悪性腫瘍の悪化から1950年5月4日ニューヨークで自殺した。彼の息子エルンストも精神分析医となった。

➡ S・フロイト、ライヒ、古澤

フェニヘル, オットー

Otto Fenichel

1897-1946　　　　　　　　　　　　＊

- ◆ オーストリア→アメリカ／精神分析／器官神経症（1945）
- ◆ 出生地：Wien
- ◆ 父親の職業：エンジニア
- ◆ 死因：脳動脈瘤（48歳／Los Angels）
- ◆ 文献：Mühlleitner, E.: Ich – Fenichel. Das Leben eines Psychoanalytikers im 20. Jahrhundert. Paul Zsolnay Verlag, 2008

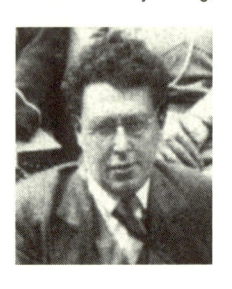

◆1897年12月2日ヴィーンに生まれ、1915年ヴィーン大学医学部入学、学生時代よりフロイト*の講習会に出入りし、1920年、最年少の23歳でヴィーン精神分析協会に入会。1922年ベルリンへ移りシャリテでボンヘーファー*について精神医学を学ぶ。

1924年シュルツ＝ヘンケ*とともに若手分析医のためのベルリン精神分析研究所（BPI）を設立したが、ナチ政権登場後、33年ノルウェーを経て38年アメリカ（ロス・アンジェルス）へ亡命。彼は1946年1月12日ロス・アンジェルスで急死した。

フェニヘルはナチズム期の精神分析医らの動向を詳細に記録していたが、それは1998年に発見されて精神分析学史の重要な資料となっている。

今日の心身症に相当する「器官神経症（Organneurose）」という言葉は彼に由来する。

➡ S・フロイト、シュルツ＝ヘンケ

フェレンツィ, シャンドール

Sándor Ferenczi

1873-1933　　　　　　　　　　＊＊＊

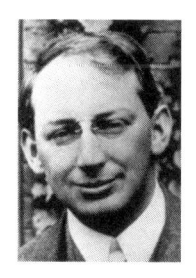

- ◆ハンガリー／精神分析／積極的精神療法（臨床的共感）
- ◆出生地：Miskolc
- ◆父親の職業：出版社主
- ◆死因：悪性貧血（59歳／Budapest）
- ◆文献：André Haynal: Disappearing and Reviving: Sandor Ferenczi in the History of Psychoanalysis. Karnac, 2002

◧1873年7月7日ハンガリーのミスコルクに生まれる。彼の父親（出版社主で書店経営者）はガリシア出身のユダヤ人で本名はフレンケル（Fränkel）だったが、マジャール風のフェレンツィに改名した。

ヴィーンで医学を学び、94年学位取得。ブダペストの聖エリザベート病院で精神科医となった。フロイト*の精神分析に関心を抱き、長期にわたりフロイトと文通したのち、1908年ヴィーンにはじめてフロイトを訪ねる。

以後、彼はフロイトの弟子となり、09年にはユング*らとともにフロイトのアメリカ講演に同行した。その後ユングはフロイトから離反したが、フェレンツィはアブラハム*、ランク*、E・ジョーンズ*、ザックス*らとともにフロイトと最も近しい関係にあった。しかし、1920年代を通じて治療者－患者関係における距離の問題でフロイトとは異なる積極的な介入技法を主張し、神経症形成における外傷体験の意義を強調した。そのためフロイトと距離が生じ、フロイトはランク、ライヒ*とともにフェレンツィを「恐るべき子どもたち（Enfant terrible）」と呼んだ。フェレンツィはバリント*やクライン*の教育分析者であり、精神分析療法の技法を拡張するうえで重要な役割を果たした。彼は33年5月22日ブダペストで悪性貧血のため死去した。

➡ S・フロイト、ランク、バリント、クライン

フェリュ, ギョーム

Guillame Marie André Ferrus

1784－1861 ★★

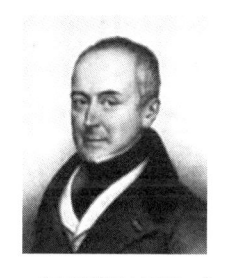

- ◆フランス／病院精神医学／1838年法、フランス医学心理学会初代会長
- ◆出生地：Château-Queyras
- ◆父親の職業：政治家
- ◆死因：未詳（76歳／Paris）
- ◆文献：Dowbiggin, I: Inheriting Madness, Professionalization and Psychiatric Knowledge in 19th Century France, 1991

◧1784年9月2日ブリアンション近郊でイタリア出身の家系に生まれる。政治家の父親が革命運動に多忙だったため、医師である叔父の手で養育された。1804年学位取得後、ナポレオン軍の外科医となる。

18年Ph・ピネル*の助手となり26年ビセートル病院の医長となって犯罪者と精神病者との院内居住区分けを行った。作業療法に取り組み農場を開設、これがの

ちにサンタンヌ病院となる。またサルペトリエール病院のエスキロール*にならって臨床講義を導入した。

38年エスキロールによる最初の精神病院法成立の際には、その準備作業に参加、47年フランス医学心理学会(Société Médico-psychologique)の創立に加わり初代会長となる。フェリュは精神病の原因を体質と脳の病変にあるとみなし、メスメル*のマグネティズムを批判した。彼は1861年3月23日、パリで死亡した。

→ Ph・ピネル、エスキロール、メスメル

フォイヒタスレーベン, エルンスト・フライヘア・フォン
Ernst Freiherr von Feuchtersleben

1806−49 ★★

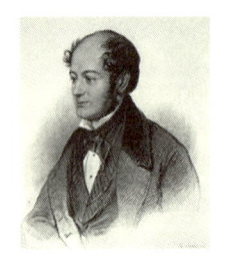

- ◆オーストリア／大学精神医学／"Psychose"（1845）
- ◆出生地：Wien
- ◆父親の職業：貴族
- ◆死因：不明（43歳／Wien）
- ◆文献：Kirchhoff: Bd.I, pp165-175, 1921

◨1806年4月29日ヴィーンでテューリンゲン出身の古い貴族の家系に生まれる。同地で医学を学び1834年開業。フーフェランドのマクロビオティークに対して「カロビオティーク」を提唱し、心理学的養生論を展開。

1845年主著『医学的心理療法教科書』（Lehrbuch der ärztlichen Seelenheilkunde）を著し、その中で"Psychose"、(「精神病」)という言葉を初めて用いた。この本はオーストリアで最初の精神医学教科書となり、各国語に翻訳され、名声が上がる。

フォイヒタスレーベンは詩才もあり、精神障害を人格の病いとしたが、身体論者に敵対的ではなく、1846年にはグリージンガー*の教科書を医師会雑誌に紹介した。1848年ヴィーン大学医学部長となったが、翌年9月3日に死亡した。

→グリージンガー

フレクジヒ, パウル・エミール
Paul Emil Flechsig

1847−1929 ★★

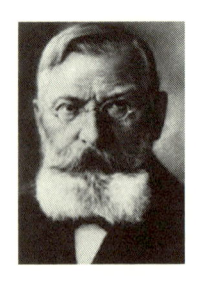

- ◆ドイツ／神経解剖学、大学精神医学
- ◆出生地：Zwickau
- ◆父親の職業：プロテスタント牧師
- ◆死因：未詳（82歳／Leipzig）
- ◆文献：Steinberg, H, Carius, D: Arzt und Patient, Nervenarzt, 75: 933, 2004

◨1847年6月29日東部ドイツのツヴィッカウに生まれ、ライプツィヒ大学で医学を学び、軍医を経たのち病理学教室へ入り、1877年同大学員外教授、84年精神医学正教授となる。神経系の発生学・解剖学を専攻し、神経路の研究を行った。脊髄背側索−小脳路には彼の名がつけられている（フレクジヒ伝導路）。また髄鞘発生や大脳連合野の研究でも知られる。

彼は入院患者シュレーバー*の主治医として、その治療に深くかかわったが、シュレーバーの妄想対象となり「フレクジヒの光線によって魂が殺害された」と非難されることになる。フレクジヒは74歳で引退したが1929年7月22日に死ぬまで研究を続けたといわれる。

➡シュレーバー

フレミング，カール・フリードリヒ

Carl Friedrich Flemming

1799－1880　　　　　　　　　　★

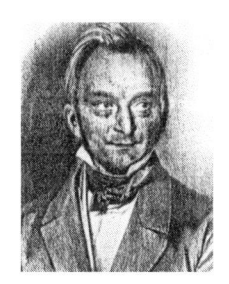

- ドイツ／病院精神医学
- 出生地：Jüterbog
- 父親の職業：生物学者
- 主著：Pathologie und Therapie der Psychosen, 1859
- 死因：不明（80歳／Wiesbaden）
- 文献：Kirchhoff: Bd.I, pp178-188, 1921

◧1799年12月27日ユーターボック（ポツダム県）生まれ。ピルナに設けられたザクセンの新しい精神病院ゾンネンシュタインで院長のピーニッツ*に師事。

25歳のとき、シュヴェーリン近郊に新設される精神病院ザクセンベルクの建設計画に参画し、1830年の開院とともに院長となる。1844年にダメロフ*らとともにドイツ精神神経学会（DGPN）の設立に参加、その機関誌『一般精神神経学雑誌』(Allgemeine Zeitschrift f. Psychiatrie u. Neurologie) の編集者を務める。1854年ザクセンベルク院長を退官したが、その死に至るまで編集者として残った。彼は1880年1月27日ヴィースバーデンで死亡した。

フレミングの精神医学は基本的に生物学的であったが、哲学や文学にも造詣深く、戯曲や心身相関に関する論文も残した。

➡ピーニッツ、ダメロフ、イェッセン

フリース，ヴィルヘルム

Wilhelm Fließ

1858－1928　　　　　　　　　　★

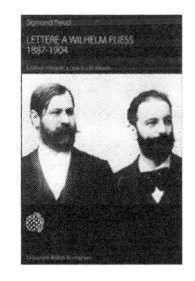

- ドイツ／耳鼻咽喉科学
- 出生地：Berlin

◧ベルリンのユダヤ人耳鼻科医、フロイト*との親交と文通によって精神分析の初期の歴史を解明するうえで欠かせない人物となる。両者の出会いを仲介したのはブロイアー*だった。

1887〜1904年に及ぶ両者の文通書簡はマリー・ボナパルトによって管理され、1950年以降に出版された（写真はフィッシャー社による1999年版書簡集、左がフロイト、右がフリース）。フロイトとフリースの間には同性愛的感情が存在したといわれる。

➡S・フロイト、ブロイアー、アブラハム

フォデレ, フランソワ＝エマニュエル

François-Emmanuel Fodéré
1764－1835

- ◆ イタリア→フランス／大学精神医学／法医学
- ◆ 出生地：Saint Jean de Maurienne
- ◆ 主著『妄想論』（2巻、1817）

■サヴォア（イタリア）出身、フランスで医学を学び、マルセイユ癲狂院などを経てストラスブール大学司法精神医学教授となる。著書『妄想論』（2巻）は1817年に公刊された。

「精神病は外的感覚の睡眠であり内的感覚の覚醒である」

フェルスター, オットフリド

Otfrid Foerster
1873－1941　　★★

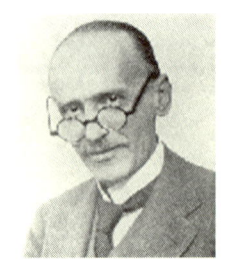

- ◆ ドイツ／神経学、外科学
- ◆ 出生地：Breslau
- ◆ 父親の職業：考古学教授
- ◆ 死因：老人性結核（67歳／Breslau）
- ◆ 文献：Kolle: Bd.1, pp81-98, 1956

■1873年11月9日、ブレスラウに考古学教授（ギムナジウム）を父として生まれる。内気で一人遊びの好きな少年だったという。青年期には片頭痛に悩まされた。フライブルク、キール、ブレスラウの各大学で医学を学び、ブレスラウ近郊のロイブス精神病院に短期間就職、そのとき同僚を通じてヴェルニッケ*の知己を得、その勧めでフランスおよびスイスへ留学。パリではディジェリーヌ*のもとで研修。1902年、ヴェルニッケのもとで教授資格を得る。

当時としては斬新な試みであった神経疾患（おもに脊髄癆）のリハビリテーションの研究に携わり、その業績で1912～14年にはアメリカへ講演に招待された。第一次大戦中は戦傷神経疾患の外科的治療に従事した。

1922～24年、外務省の要請で脳卒中で倒れたレーニンの診療のためロシアへ赴任。1924年、ブレスラウ市民病院神経科教授となり、以後そこで臨床と研究に携わる。1925～35年にかけては外国からも多数の医師らが研究のために滞在した。その中には、ペンフィールド（カナダ）*、ベイリー（米）、ブシーらがいた。1935年、イギリスのジャクソン*生誕100年を記念する「ジャクソン記念賞」を受賞。1941年7月15日、老人性結核のため死去。

➡ヴェルニッケ、ディジェリーヌ

フォレル, アウグスト

Auguste Henri Forel
1848－1931　　★★★

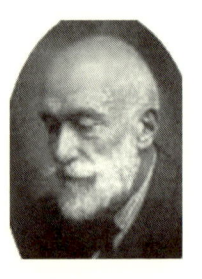

- ◆ スイス／大学精神医学
- ◆ 出生地：La Gracieuse

- ◆ 父親の職業：測量士
- ◆ 死因：不明（82歳／Yvorne）
- ◆ 文献：Eckart, W., Gradmann, C. hrg.: p118, 2001

◼︎1848年9月1日スイス・ヴァート州のラ・グラシュースに生まれ、チューリヒ大学で医学を修めたのち、ヴィーンのマイネルト＊について脳解剖学を学ぶ。1872年医学博士、73〜78年ミュンヘンのグッデン＊のもとで助手となる。

79年チューリヒ大学精神病院（ブルクヘルツリ）教授となり、アルコール中毒の治療に意欲を燃やし、スイスで最初の断酒組織を作った。一方で優生学を信奉し、世界で初めて精神障害者の断種を実行した。

フォレルは社会主義者で平和主義者だったが、この断種処置によって、のちのナチ断種法の先駆者とも考えられている。

彼は若いころから蟻の研究者としても知られ、また1920年にはイスラエルのハイファに本山があるバハイ教（宗教間の違いを超えた肯定的平和教）に入信した。彼のもとには多数の精神科医が集まり、オイゲン・ブロイラー＊、アドルフ・マイヤー＊、プレッツ、リュディン＊らも学んだ。フォレルは脳解剖学を専攻した一方で催眠療法にも強い関心を抱き、1887年にはナンシーにベルネーム＊を訪ね、医学的治療への導入を支持した。

彼は1931年7月27日ヴァート州のイヴォルンで没した。

➡マイネルト、グッデン、E・ブロイラー、マイヤー、ベルネーム

フーコー, ミシェル

Michel Foucault

1926－84 ★★

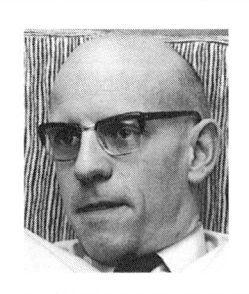

- ◆ フランス／精神医学史、社会学
- ◆ 出生地：Poitiers
- ◆ 父親の職業：外科医
- ◆ 主著：『精神疾患と心理学』（1054、邦訳は1970）
- ◆ 死因：エイズ（敗血症、57歳／Paris）
- ◆ 文献：Ruffing, R.: Michel Foucault. UTB, 2008

◼︎1926年10月15日、外科医の息子としてポワチエで生まれ、1946年パリ大学哲学科卒。その後、心理学および精神医学を学んだのちスエーデン、ドイツなどへ外遊し、1954年『精神疾患と心理学』を公刊。近代精神医学史に批判的な視点を導入した。

フーコーによれば、近代精神医学は精神病者を鎖から解放した一方で、精神病院という専用の隔離施設に収容し、道徳という名の目に見えない鎖で改めて拘禁した、とされる。

1960年、クレルモン大学心理学教授、1970年、コレージュ・ド・フランスの歴史学教授となる。彼は精神医学の成立を批判的に検証したことで反精神医学者の、また、生命や性と政治権力との関係性を指摘したことで社会学者の一員として認知され、歴史学的にはアナル派に属すると考えられている。彼はエイズに感染して敗血症となり、1984年6月25日パリで死亡した。

フォヴィユ（フォヴィル），アシル＝ルイ

Achille-Louis Foville
1799－1878　　　　　　　　★★

- ◆ フランス／病院精神医学、神経学／「フォヴィユ症候群」(1858)
- ◆ 出生地：Pontoise
- ◆ 父親の職業：未詳
- ◆ 主著：Traité complet de l'anatomie, 1844
- ◆ 死因：未詳（Toulouse）

■ コー地方のポントワースに生まれ、1824年サルペトリエールのエスキロール*のもとで医学博士号を取得、エスキロールの私立診療所イヴリ保養院の院長となった。1840年エスキロール没後に後任としてシャラントン病院教授となる。1848年の市民革命を機に解雇され、パリで開業、1868年引退してトゥールーズへ移り住んだ。シャラントンにおける彼の後任はカルメーユ*になった。

なお彼の息子（Achille Louis François Foville、1832～1887）も精神科医となった。脳幹（橋）症状として有名な「フォヴィユ症候群」（反対側の片麻痺と障害側の外転・顔面神経麻痺など）は息子が最初に記載したともいわれるが、詳細は定かではない。

➡ エスキロール、カルメーユ

フラカストロ，ジロラーモ

Girolamo Fracastoro
1478－1553

- ◆ イタリア／内科学／ヴェローナの開業医
- ◆ 出生地：Verona
- ◆ 主著：syphillis sive morbus gallicus, 1530

■ 今日の「梅毒」という病名に相当する"Syphillis"という言葉をはじめて記載（『シフィリスまたはフランス病』1530）。Syphillisはギリシア神話でアポロの神罰で皮膚病になった羊飼いの美青年。

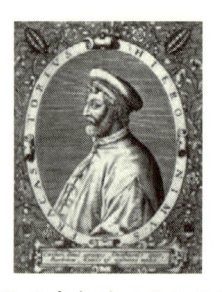

フランクル，ヴィクトア・エミール

Viktor Emil Frankl
1905－97　　　　　　　　★★★

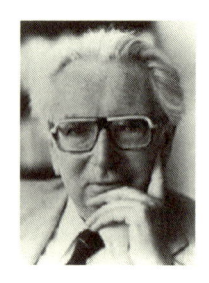

- ◆ オーストリア／精神分析／実存分析（ロゴテラピー）
- ◆ 出生地：Wien
- ◆ 父親の職業：役人
- ◆ 主著：『夜と霧』(1947、邦訳は1961)、『意味への意志』(1970、邦訳は2002)
- ◆ 死因：老衰（92歳／Wien）
- ◆ 文献：小俣和一郎「ヴィクトル・フランクルを悼む」週刊読書人、9.26、1997

■ 1905年3月26日ヴィーンでユダヤ人公務員の息子として誕生。はじめ心理学を、ついで医学を学び、精神分析に関心を抱きアドラー*を個人的に訪問。ヴィーンで最初の青少年相談センターに勤務、若者の自殺防止活動に取り組む。33年ヴィ

ーン市立病院精神科に移り、医長を務めたが、38年のナチ・ドイツによるオーストリア併合に伴いユダヤ人のため解雇される。42年テレジエンシュタット強制収容所へ移送され、そこから44年アウシュヴィッツへ送られた。彼は選別で労働可能者に分類され、さらにダハウへ移され、45年4月アメリカ軍によって解放された。このときのナチ強制収容所体験を心理学的に分析した『夜と霧』(原題『一精神科医の強制収容所体験』1947)は各国語に翻訳され、日本でも異例のロングセラーとなった。また、この体験から絶望的状況にある人間に生きる意味を見出させることを目的とした独自の精神療法「ロゴテラピー」が生まれたが、それは戦後、末期患者の精神療法として注目され、アメリカ各地の大学などで多数の講義・講演に招かれ、ハーバード、ダラス、ピッツバーグ各大学客員教授となる。また、サンディエゴ国際大学は彼のためにロゴテラピーの講座を開設し、その教授に迎え入れた。

フランクル自身も自らの人生に積極的な意味を見出そうとする傾向が強く、強制収容所で殺害された妻に代わって戦後あらためて再婚し、アルピニストとして活動したり、67歳でなおパイロット免許を取るなど旺盛な活動意欲を示した。

彼の精神医学的立場は精神分析の一端にあるが、フロイト分析やアドラーの個人心理学とも異なり、人間には「意味を求めようとする意志が無意識の中に備わっている」とするもので、この「意味への意志」を意識化することで絶望から救われるとされ、実存分析ともいわれる。彼は97年9月2日ヴィーンの自宅で死去した。

➡アドラー

フロイト, アンナ

Anna Freud
1895−1982 ★★

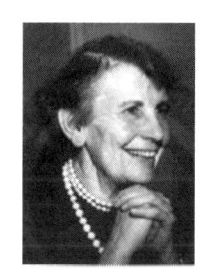

◆オーストリア→イギリス／精神分析
◆出生地：Wien
◆父親の職業：精神分析医
◆主著：『自我と防衛』(1936、邦訳は1958)
◆死因：老衰(心臓死、86歳／London)
◆文献：セイヤーズ：pp225-281, 1993

◧1895年12月3日、精神分析医ジグムント・フロイト*の第6子としてヴィーンに生まれた。教職に就いたが父親の仕事に関心が強く、1920年教職を辞して精神分析雑誌の編集業務に携わり、また、父親から教育分析を受けてヴィーン精神分析協会の運営に参画した。

1924年、アメリカの宝石商ティファニー家の相続人の一人ドロシー・バーリンガムが4人の子どもの分析治療と勉学のためヴィーンにやってきた。アンナはドロシーと親交を結び、子どもの分析を引き受けて父親が手がけなかった児童の分析に力を注ぐようになった。また自我の発達と役割に注目し、父親とはやや異なる自我心理学を展開した(『自我と防衛機制』1936)。

1938年、オーストリアを併合したナチスによるユダヤ人迫害から逃れるため父親とともにロンドンへ亡命。翌39年に父親は病死するが、彼女は第二次大戦とと

もにドイツ空軍の爆撃で親を失った子どもなどのための戦時保育所を設立してケアに当たった。

戦後の1951年、保育所を児童治療クリニックに改変し、児童分析、発達診断、親権などの法的問題の研究に尽力した。また、児童分析を巡ってはすでにロンドンに移住していたクライン*と理論的にも技法面でも対立した。1981年心臓発作を起こし82年10月8日に死亡。

➡ S・フロイト、エリクソン、クライン

フロイト, ジグムント

Sigmund Freud
1856－1939 ★★★

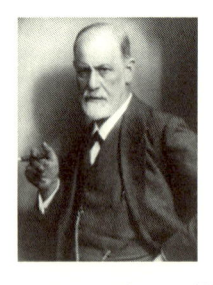

◆ オーストリア→イギリス／精神分析
◆ 出生地：Freiberg
◆ 父親の職業：毛皮商人
◆ 主著：フロイト全集（邦訳は『フロイト著作集』『フロイト選集』に収録）
◆ 死因：上顎癌（安楽死、83歳／London）
◆ 文献：フロイト（生松敬三訳）『自叙・精神分析』みすず書房、1975

◧1856年5月6日、モラビアのフライベルク（現プリボール）に毛皮商人の三男として誕生（幼名はジギスムントだったが22歳のときゲルマン風のジグムントに改名）。1859年一家はライプツィヒへ転居、翌年ヴィーンへ再転居。ダーウィン*の進化論に惹かれて医学部に入学する。ヴィーン大学医学部卒後、ブリュッケの生理学教室へ入り、1881年医学博士。84年コカイン研究、神経解剖学を学んだ後パリのシャルコー*のもとに留学した。

86年ヴィーンへ戻り結婚し開業。催眠法によって患者を治療し、ナンシーのベルネーム*にも学んだが、同じヴィーンの開業医ブロイアー*が類催眠下で過去の感情や体験を想起するとヒステリー症状が消えるという「カタルシス療法」で成功したことを知り、95年ブロイアーとともに『ヒステリー研究』を著して「精神分析」という言葉をはじめて使用する（1896年）。その後、自由連想、無意識、リビドー、心理発達理論、感情転移などの独自の学説を展開。『夢判断』（1900）、『日常生活の精神病理』（1904）、『性欲論三篇』（1905）などを公刊し、次第に著名となる。1907年、チューリヒ大学のユング*がはじめて訪問し両者の間に親交が始まるが、3年後には学説を巡って対立。08年ヴィーン精神分析協会結成、09年クラーク大学長ホール*の招きでユング、フェレンツィ*らとともにアメリカ訪問。10年国際精神分析協会およびドイツ精神分析協会ができる。また雑誌『イマーゴ』創刊。第一次大戦で学会は休会したが19年ブダペストでの第五回大会で再開、このとき精神分析家の資格に教育分析を受けることが決定された。

23年上顎癌と診断され、33年ナチスにより著書がドイツで焚書の対象となる。38年ロンドンに亡命し、翌年9月23日、癌性疼痛の治療で常用していたモルヒネ注射により死亡（安楽死ともいわれる）。なお、フロイトの4人の姉妹は国外へ亡命することなく留まり、のちアウシュヴィッツへ移送されて殺害された。ヴィーンのフロイトの自宅兼診療所は、1960年

代以降「フロイト博物館」として一般公開されている。
「私にとって最も難しい患者は私自身だ」
➡ シャルコー、ベルネーム、ブロイアー、ユング、A・フロイト、ホール

フリードライヒ, ヨハンネス・バプティスタ

Johannes Baptista Friedrich

1796－1862

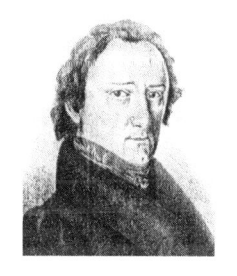

- ◆ ドイツ／大学精神医学
- ◆ 出生地：Würzburg
- ◆ 父親の職業：医学教授
- ◆ 主著：Handbuch der allgemeinen Pathologie der psychischen Krankheiten, 1839
- ◆ 死因：不明（65歳／Würzburg）
- ◆ 文献：Kirchhoff: Bd.I, pp158-164, 1921

◼ 1796年4月19日、ヴュルツブルク大学内科教授のニコラウス・アントン・フリードライヒを父にヴュルツブルクで誕生。

父親の後を継いで同大病理学教授となり、ヤコビ*と同様の身体派精神医学者となる。精神障害者の剖検を行い、主著『精神病の病理学総論』で、その原因を身体に求めようとした。同時代の心理派精神医学、とくにハインロート*のそれを批判した。息子ニコラウス*も医師となりハイデルベルク大学神経病理学教授となった。1862年1月29日、短期の病いののちヴュルツブルクで没する。

➡ ヤコビ、ハインロート、N・フリードライヒ

フリードライヒ, ニコラウス

Nicolaus Friedreich

1825－82　　★★

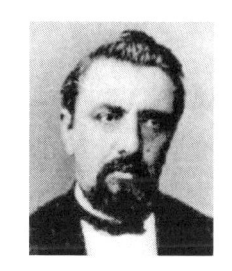

- ◆ ドイツ／神経病理学／「フリードライヒ型小脳失調症」
- ◆ 出生地：Würzburg
- ◆ 父親の職業：医学教授
- ◆ 死因：未詳（56歳／Heidelberg）
- ◆ 文献：Eckart, W., Gradmann, C. hrg.: p124, 2001

◼ 1825年7月31日ヴュルツブルクで医師の家系に生まれ、父親ヨハンネス*が病理学・内科教授だったヴュルツブルク大学で56年教授資格を得、58年ハイデルベルク大学病理学正教授となる。彼の関心はとくに神経病理学の分野にあり、遺伝性失調症の小脳における病理を解明したことで、この疾患に名を残した（「フリードライヒ型小脳失調症」）。彼は82年7月6日なお教授在任中に病死した。

➡ J・B・フリードライヒ、エルプ

フロム, エーリヒ

Erich Fromm

1900－80　　★★

- ◆ ドイツ→アメリカ→メキシコ→スイス／精神分析・社会学
- ◆ 出生地：Frankfurt am Main
- ◆ 父親の職業：ユダヤ教律法学者（ラビ）

- ◆ 主著:『自由からの逃走』(1941、邦訳は1951)
- ◆ 死因:心筋梗塞(79歳／Muralto)
- ◆ 文献: Bierhoff, B.: Erich Fromm. Analytische Sozialpsychologie und visionäre Gesellschaftskritik. Westdeutscher Verlag, 1993

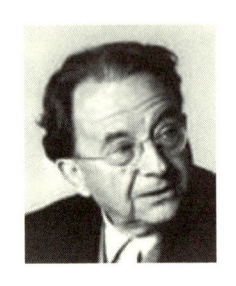

◧1900年3月23日フランクフルトで厳格なユダヤ教信者の家に生まれる。はじめ法学を志したが社会学に転じ、22年ハイデルベルク大学で学位取得。26年精神分析医フリーダ・フロム゠ライヒマン*と結婚、ベルリン精神分析協会でザックス*の指導を受け分析家となる。30年フランクフルトの社会学研究所で社会心理学部門長となったが、ヒトラーが政権を取ると34年スイス経由でアメリカへ亡命し、ニューヨークのコロンビア大学で職を得る。40年米国籍を取得し、サリヴァン*らによるホワイト研究所の創設に参加、44年離婚して亡命ユダヤ人女性ヘニー・グーラントと再婚。50年メキシコ国立大学に職を得てメキシコ・シティーへ移住。65年退官し、74年スイスのムラルトへ転居した。フロムはそこで80年3月18日心筋梗塞のため死去した。彼は当初のシオニズム運動からマルキシズムへ転向し、社会主義的精神分析の方向性を貫いた。41年に公刊された『自由からの逃走』(Escape from Freedom)は独裁政権下での大衆の心理を分析し、世界中に読者を獲得した(最初の邦訳は1951年)。社会・政治体制によって人間心理が大きく左右されることを主張した点で、フロムはフロイト左派(いわゆるネオフロイディアンズ)の一人とみなされる。

➡フロム゠ライヒマン、ザックス、サリヴァン

フロム゠ライヒマン, フリーダ

Freida Fromm-Reichmann
1889－1957 ★★

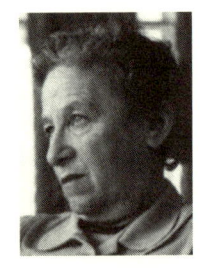

- ◆ ドイツ→アメリカ／精神分析／「統合失調症を作る母親(schizophrenogenic mother)」
- ◆ 出生地:Karlsruhe
- ◆ 父親の職業:銀行家
- ◆ 主著:『積極的精神療法』(1950、邦訳は1964)
- ◆ 死因:心筋梗塞(67歳／Rockville)
- ◆ 文献: Siebenhüner, G.: Frieda Fromm-Reichmann – Pionierin der analytisch orientierten Psychotherapie von Psychosen. Psychosozial Verlag, 2005

◧1889年10月23日ドイツ西部のカールスルーエのユダヤ人銀行家の家庭に生まれる。1911年ケーニヒスベルク大学医学部を卒業して学位取得、同大でゴルトシュタイン*の助手となる。23年ドレスデンの私立サナトリウムへ移り精神分析に関心を抱く。26年社会学者のフロム*と結婚、30年ベルリン精神分析協会に加入。

33年ナチが政権を取るとパレスチナを経由してアメリカへ亡命。メリーランド・ロックヴィルのチェスナットロッジ病院に職を得て、サリヴァン*らと知り合う。43年サリヴァン、フロムらとともにホワイト研究所の創設に加わり、チェスナットロッジの精神療法部長となった。彼女は57年4月28日の死までその地位にあった。夫のフロムとは44年に正式離婚した。ライヒマンはサリヴァンと同様に統合失調症の入院患者やその家族に対する精神療法を積極的に行い、発症の原因に家族が深く関わっていることを見てとり、「統合失調症を作る母親」(過干渉で子どもの自立を妨げる母親)という概念を作った。
➡ゴルトシュタイン、サリヴァン、フロム

G

ガイドュセック, ダニエル・カールトン

Daniel Carleton Gajdusek
1923-2008

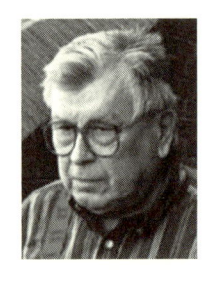

- ◆ アメリカ→ノルウェー／細菌学／Kuru 病
- ◆ 出生地：New York
- ◆ 父親の職業：食肉店主
- ◆ 死因：不明（85歳／Tromsø）
- ◆ 文献：R・ローズ（桃井健司・網屋慎哉訳）『死の病原体プリオン』草思社、1998

▶1923年9月9日、スロヴァキア移民の子としてニューヨークに生まれ、43年ロチェスター大学卒業後、ハーバード大学で医学博士号取得。54年、メルボルンの医学研究所へ移り、ニューギニア東部のフォア族のあいだで流行していた若年性認知症の「クールー病（Kuru）」を疫学調査し、食人風習による感染症（Slow virus infection）を推定。これがのちにクロイツフェルト・ヤコブ病と同じく羊や猿などの動物脳への移植感染を起こすことも見出され、76年のノーベル医学生理学賞受賞につながった。また、プルシナーによるプリオン（脳内感染性タンパク質）の発見につながる（プルシナーもこの業績により1997年ノーベル医学生理学賞を受賞）。しかし1996年、児童虐待（小児愛）の罪で起訴され、有罪を宣告され1年間を刑務所で過ごす。その後ヨーロッパへ渡り、二度と帰国することはなかった。彼は2008年12月12日移住先のノルウェーのトロムソで死亡した。

➡クロイツフェルト、ヤコブ

ガレヌス

Claudius Galenus
129-199, 131-202, etc ★★★

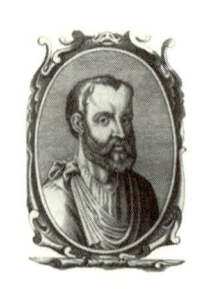

- ◆ 古代ローマ／古代医学
- ◆ 出生地：Pergamon
- ◆ 父親の職業：建築家
- ◆ 死因：不明（Rom）
- ◆ 文献：Eckart, W., Gradmann, C. hrg.: pp127-129, 2001

▶古代ローマ時代の医師。小アジアのペルガモンに建築家の息子として生まれ、アレキサンドリアへ出て医学を学ぶ。162年ころローマへ移り医師として活動。その後ローマでのペスト流行から一時ペ

ルガモンへ戻るが、168年ローマ皇帝マルクス・アウレリウスの命により再びローマへ戻る。その後、ローマ皇帝の侍医となり、ローマで死去 (199、200、202、216?)。ガレヌスの生没年には多数の異説があり確定しない。その医学は基本的に古代ギリシア医学の4体液説を継承するものであったが、同時に精気（プネウマ）論を唱え、それが血液にのって脳へ運ばれると動物精気となり脳室に蓄えられて神経活動を起こすとした。また心臓を中心とする血液循環の発見者ともされる。体液病理学に基づく彼の医学体系は、19世紀に至って細胞病理学が確立されるまで、ヨーロッパの医学に影響を与え続けた。

➡ヒポクラテス

ガル, フランツ・ヨゼフ

Franz Josef Gall

1758－1828　　　　　　　　　　★★★

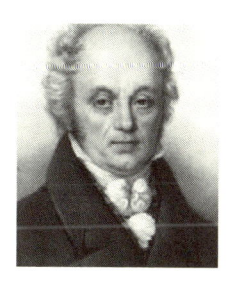

- ◆ドイツ→オーストリア→フランス／神経解剖学／骨相学の創始者
- ◆出生地：Tiefenbronn
- ◆父親の職業：商人
- ◆主著：Anatomie und Physiologie des Nervensystems, 1810-19
- ◆死因：未詳（70歳／Paris〈Montrouge〉）
- ◆文献：Eckart, W., Gradmann, C. hrg.: pp129-130, 2001

■1758年3月9日南ドイツのティーフェンブロンに商人の子として誕生。先祖はイタリア人でガロ姓。シュトラスブルクで医学を学び、ヴィーン大学で学位取得（開業）。

頭蓋骨の形が脳の形状を正確に反映するという「骨相学 (Phrenologie)」を唱えたが、無神論として政府や教会から攻撃された。1800年弟子のシュプルツハイムとともに諸国に出て1807年パリに定住、主著『神経系の解剖学と生理学』を著した。医学界では批判されたが、その死後になって骨相学会や専門雑誌が創刊され、有名人の頭蓋骨を収集するコレクターが多数現れたという。また文人ゲーテは骨相学に強い興味を抱いた。ガルはパリで富をなし1828年8月22日パリ近郊のモントルージュで死亡した。

ゴルトン, フランシス

Francis Galton

1822－1911　　　　　　　　　　★★

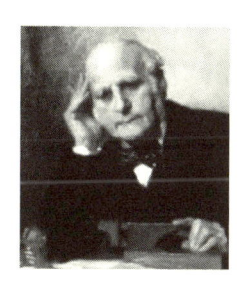

- ◆イギリス／優生学・遺伝学／「優生学」（1883）
- ◆出生地：Birmingham
- ◆父親の職業：銀行家
- ◆死因：不明（88歳／Haslemere, Surrey）
- ◆文献：Forrest, D.W.: Francis Galton. The Life and Work of a Victorian Genius. Elek, 1974

◆1822年2月16日バーミンガム近郊でエラスムス・ダーウィンの娘を母親として生まれた(チャールズ・ダーウィン*の従兄弟に相当する)。母方の強い勧めで医学を学び、44年ケンブリッジ大学を卒業して医師となったが、本意に反していたため学生時代から心身症に苦しんだという。45年エジプトおよび中近東への旅に出て、46年王立地理協会員となり、さらに南西アフリカへ赴き、その地理的ならびに地誌的発見により協会から金賞を受賞。59年従兄弟のチャールズが『種の起源』を刊行すると、それに大きく影響され、次第に人間の能力の遺伝に関する研究へと進み、「優生学(Eugenics)」という言葉を創作するに至った(1883年)。彼の優生学は人種ごとの知能の差に関する研究からドイツで勃興したリュディン*やプレッツらの民族(人種)衛生学と結びつき、のちのナチズム期における障害者「安楽死」論の起源になったともされる。彼には1909年貴族称号が贈られたが、1911年1月17日、南イングランドのサリーで没した。
➡ダーウィン、リュディン

ガンザー, ジグベルト

Sigbert Josef Maria Ganser

1853－1931　　　　　　　　　　＊

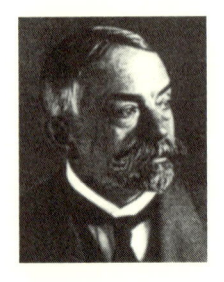

◆ドイツ／病院精神医学／ガンザー症候群(1898)
◆出生地：Rhaunen
◆死因：未詳(78歳／Dresden)

◆ミュンヘン大学卒業後グッデン*の助手となり、のちドレスデン総合病院精神科に勤務。彼の記載した意識障害様症状には「ガンザー症候群」(ヒステリー性もうろう状態、偽痴呆)の名が残され、拘禁反応の一つとされている。今日の国際診断基準(DSM-IV、ICD-10)では「解離性障害」に含められる。

ガストー, アンリ

Henri Jean Pascal Gastaut

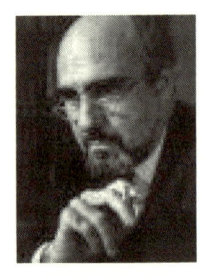

1915－95

◆フランス／神経学／てんかん学
◆出生地：Monaco
◆死因：未詳(80歳／Marseille)

◆マルセイユ大学で医学を修め、1960年フランス児童てんかんセンター所長、1973年臨床神経生理学部門を新設、1984年退官。『てんかん事典』の編纂、ILAE(国際てんかん対策リーグ)におけるてんかんの国際分類試案(1964)の作成、画家ゴッホ*や作家ドストエフスキーの病跡学(1978)など、戦後のてんかん研究に多大な役割を果たした。小児の続発性てんかんの一つ失立ミオクロニー発作には「レノックス・ガストー症候群」の名が付けられている。

➡レノックス、ゴッホ

ガウプ, ロベルト

Robert Gaupp

1870-1953　　　　　　　　　　★★

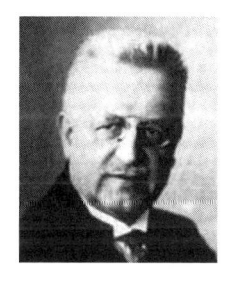

- ドイツ／大学精神医学／「頓挫性パラノイア」(1910)、「教頭ヴァーグナー」(1914)
- 出生地：Neuenbürg
- 父親の職業：公務員
- 死因：未詳（82歳／Stuttgart）
- 文献：Kolle: Bd.2, pp139-149, 1959

◼1870年10月3日南独シュヴァーベンの地方公務員の息子として誕生。1894年テュービンゲン大学医学部卒業後、友人ボンヘーファー*の勧めでブレスラウ大学のヴェルニッケ*の助手となった。1899年ブレスラウで開業。1900年に専門雑誌に発表した論文がクレペリン*の目に留まりハイデルベルク大学へ招かれ教授資格をとる（資格論文のテーマはパラノイア問題）。1904年クレペリンがミュンヘンに移ると医長として同行したが、1906年テュービンゲン大学正教授となった。1913年、地元で起こった教頭ヴァーグナーによる大量殺人事件（家族と元勤務先の村民を次々に殺害し放火）の精神鑑定を担当、ガウプはこれを「真正パラノイア」の症例として公表し、パラノイア問題に一石を投じた（「事例：教頭ヴァーグナー」1920）。第一次大戦中は戦争神経症の治療と研究に専念、1936年退官した。彼を中心にしたテュービンゲン大学精神科ではパラノイアをはじめとする内因精神病の病前性格研究がさかんに行われたので、テュービンゲン学派と総称されることもある。テュービンゲン時代の弟子に、クレッチュマー*、シュトルヒ*、ショルツ、フィリンガー、マウツ*らがいる。ガウプは1953年8月30日まさに父親の命日にこの世を去った。

➡ボンヘーファー、ヴェルニッケ、クレペリン、クレッチュマー、シュトルヒ、マウツ

ゲープザッテル, ヴィクトア・エミール・フォン

Viktor Emil Freiherr von Gebsattel

1883-1976

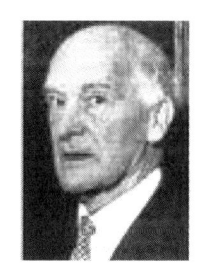

- ドイツ／精神病理学
- 出生地：München
- 父親の職業：地方貴族
- 死因：老衰（93歳／Bamberg）

◼L・ビンスヴァンガー*、E・シュトラウス*らとともに1920年代を代表するドイツ語圏の現象学的精神病理学者。

　哲学者ハイデガー*にも強い影響を受け、うつ病者の内面を「未来に向かっての時間の停止」とみて「内的生成の抑止（Werdenshemmung）」と表現した。ミュンヘン大学で哲学・心理学を学び、のち医学を修める。ベルリンに私立精神病院を建てて院長を務めた。

ジョージⅢ世

George III
1732－1820　　　　　　　　★★

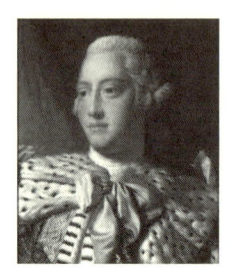

- ◆イギリス／国王
- ◆出生地：London
- ◉イングランド国王。27歳で王位についたが、間もなく精神障害の兆候が現れ、在位中の1788年に興奮状態となり、トーマス・モンロー*やF・ウィリス*らの有名精神科医の治療を受け、その成否が注目されたことで、イギリス社会における精神病理解が進展したといわれる。またイギリスとアイルランドの新しい精神医療法制定の契機ともなった。なお、王の精神病は1994年に映画化された。王には最終的に1810年後見人が付けられた。
- ➡F・ウィリス、Th・モンロー

ジョルジュ，エチエンヌ＝ジャン

Ètienne-Jean Georget
1795－1828

- ◆フランス／病院精神医学
- ◆出生地：不明
- ◆主著：De la folie, 1820
- ◉サルペトリエールの医師でエスキロール*の弟子。同時代の画家ジェリコー（Th. Géricault）による10枚の「狂人ポートレート」収集で有名（写真はその中の一枚）。てんかんの研究、司法精神医学書などを著した。主著『狂気について』(1820)では精神疾患の原因を脳に求めた。若くして結核死。

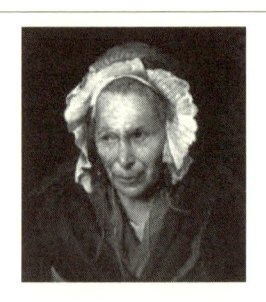

ゲルストマン，ヨゼフ

Josef Gerstmann
1887－1969

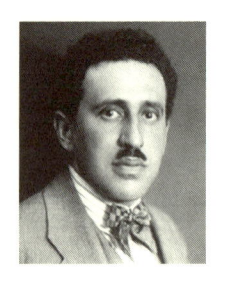

- ◆オーストリア→アメリカ／病院精神医学／「ゲルストマン症候群」
- ◆出生地：Lemberg
- ◉レンベルクに生まれヴィーン大学で医学を修め、ヴィーンの精神病院勤務医となる。ヴァグナー＝ヤウレッグ*のマラリア発熱療法の効果を追跡調査した（1922）。1938年ユダヤ人であったがためアメリカへ亡命、ワシントンの聖エリザベス病院に勤務。彼は1924年、頭頂葉の障害にみられる「失書、失認、失計算」の三徴を記載したが、これはのちに「ゲルストマン症候群」と呼ばれ広く知られるようになった。彼はニューヨークで没した。

➡︎ヴァグナー=ヤウレッグ

ギッブス夫妻
**Frederic Andrews Gibbs、
Erna (Leonhardt) Gibbs**
1903-92／1906-87　　　　　　　　★

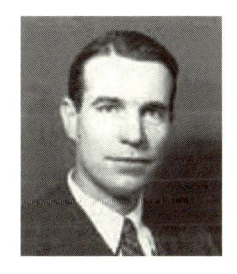

◆アメリカ／神経生理学
◼︎夫フレデリック（写真）はエールおよびジョンズ・ホプキンス大学で医学を学び、ハーバード大学神経生理学研究所へ。同大のレノックス*らとともに脳波計によるてんかんの分類と臨床診断研究に携わる。1944年イリノイ大学てんかんセンター教授。51年レノックスとともにラスカー賞受賞。妻のエルナはドイツからの移住者でレノックスの助手だったが1930年に結婚し、その後も共同で研究を続け夫婦で『脳波アトラス』を完成させた。
➡︎レノックス

ゴッホ, フィンセント・ファン

Vincent van Gogh
1853-90　　　　　　　　　　　　★

◆オランダ／画家・患者
◆出生地：Groot-Zundert
◆父親の職業：牧師
◆死因：ピストル自殺（37歳／Auvers-sur-Oise）
◆文献：P・ボナフー（嘉門安雄監修）『ゴッホ』創元社、1990

◼︎1853年3月30日、北ブラバンドの小村フロート・ズンデルトに牧師の息子として誕生。子どものころから頑固で強情だったという。寄宿学校を中退したのち、画商だった伯父のもとで働き、ロンドン支店へ移ったが失恋の末、抑うつ的となり、以後転職を繰り返すが、1880年ころから画家を志し、南フランスへ移ったのち作品が開花。しかし尊敬する画家ゴーギャンとの共同生活が破綻すると自殺企図でアルルの私立精神病院へ入院となった（1888年）。翌年退院したが、被害妄想を口にし錯乱状態となって再入院。その後、自ら希望してサン・レミの精神病院へ転院。しかし退院後も精神状態は安定せず、1890年7月27日、ピストル自殺を遂げた。写真は彼の入院先だった「アルルの病院の中庭」（現在の写真および当時の作品〈1889年〉）。ちなみに、この病院の前身はフランスの他の精神病院と同じく宗教施設（オテル・デュー）である。
「絵は私の病の避雷針だ」（1889）

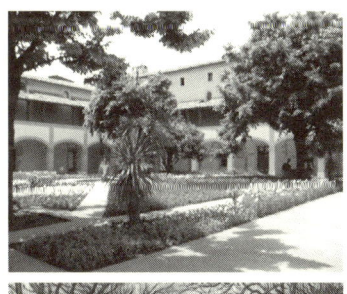

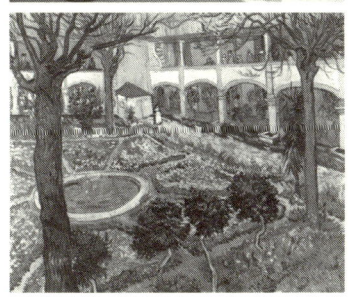

ゴルトシュタイン, クルト

Kurt Goldstein
1878-1965

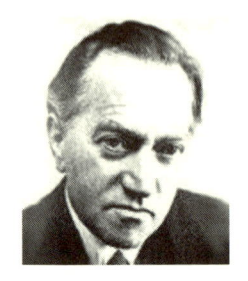

◆ ドイツ→アメリカ／神経学
◆ 出生地：Kattowitz
◆ 父親の職業：未詳
◆ 主著：『生体の機能』(1934、邦訳は1957)
◆ 死因：脳卒中(86歳／New York)

■ ケーニヒスベルク大学卒後、第一次大戦での脳外傷者のための病院を設立して神経症状のリハビリテーション・メソッドを開発した。1930年まで病院長を務めたが、ユダヤ人であるがゆえナチ政権登場により35年アメリカへ亡命した。コロンビアはじめ各地の大学で教え、86歳のとき脳卒中のためニューヨークで死去。

ゴルジ, カミーロ

Camillo Golgi
1843-1926 ★★★

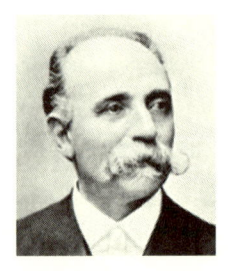

◆ イタリア／脳病理学／ゴルジ染色(鍍銀法)
◆ 出生地：Corteno
◆ 父親の職業：医師
◆ 死因：未詳(82歳／Pavia)
◆ 文献：Kolle: Bd.2, pp3-12,1959

■ 1843年7月7日、北イタリア・アルプス山麓の小村コルテノで医師の三男として生まれる。ベルガモのギムナジウムに入り、父親の後継を決意し、父の母校パヴィア大学医学部へ入学。1865年学位取得。その後一時外科へ入ったがロンブローソ*の精神科へ移り、1871年私講師となった。脳の病理解剖(組織学)に傾倒し、症例が豊富なアビアテグラッソの癲狂院へ移り、そこで医長となり、脳組織の染色技法の改良に努めた。自宅の台所を改修した貧弱な研究室で鍍銀染色に成功(1873年)。この方法はのちにスペインのカハール*によってさらに改良され、1906年には両者にノーベル医学生理学賞が贈られた。ゴルジは1875年パヴィア大学病理学員外教授となり、1881年正教授となった。第一次大戦中は戦傷者の診療にも協力したが、1926年1月21日死去。ゴルジは話し下手だったといわれる。

➡カハール

ゴヤ, フランシスコ・デ

Francisco de Goya (本名：**Francisco José de Goya y Lucientes**)
1746-1828 ★

◆ スペイン／画家／「精神病院の中庭("Casa de Locos")」(1815/19)
◆ 出生地：Fuendetodos, Zaragoza
◆ 父親の職業：金細工師
◆ 死因：未詳(82歳／Bordeaux)
◆ 文献：S・シモンズ(大高保二郎・松原典子訳)『岩波世界の美術 ゴヤ』岩波書店、2001

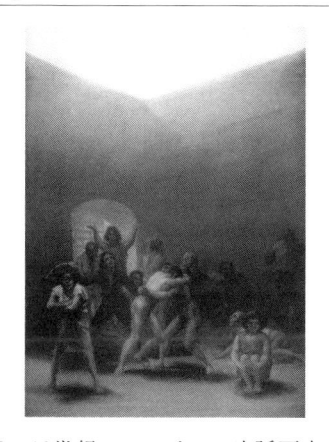

◆18〜19世紀のスペインの宮廷画家。スペイン・アラゴン地方のフエンデトドスに生まれ、サラゴサで絵を学び、マドリードへ出て画家として成功する。1786年、国王カールⅢ世の絵師となり、「着衣のマハ」「裸のマハ」などの名画を残すが、1790年代より聴力を失って画風は大きく変化する。「精神病院の中庭（Casa de Locos）」（1815〜19）と題された彼の絵は、当時のスペインの精神病院（マニコミオ）の内部を描いた貴重な史料となる。ちなみにゴヤの描いたこの病院は1790年に開院したトレドの「狂人の家」（Hospital de dementes）である。晩年のゴヤはほとんど視力を失ったといわれる。

グリージンガー，ヴィルヘルム

Wilhelm Griesinger

1817−68　　　　　　　　　　★★★

- ドイツ／大学精神医学
- 出生地：Stuttgart
- 父親の職業．病院理事
- 主著：Pathologie und Therapie der psychischen Krankheiten A.Krabbe, 1845（初版、第2版―1861―の邦訳は2008）
- 死因：盲腸周囲炎（51歳／Berlin）

◆文献：小俣和一郎：解説、グリージンガー（小俣和一郎・市野川容孝訳）『精神病の病理と治療』所収、東大出版会、2008

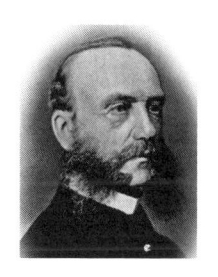

◆1817年7月29日シュトゥットガルトで、市民病院の理事をしている父親のもとに生まれる。17歳でテュービンゲン大学に入学。在学中、自由主義的政治運動に関わり停学処分を受けたが、卒業後はパリに出て、マジャンディー*らについて神経生理学を学ぶ。帰国後フリードリクスハーフェンで開業したが、1840年郷里に新しく開設されたヴィネンタール治療院に、院長ツェラー*の助手として招聘され、精神医学の臨床経験を積む。しかし1842年、テュービンゲン大学に転職。

1845年、ドイツ最初の精神医学教科書といわれる『精神病の病理と治療』を著す。この著書の冒頭に記された「精神病は脳病である」はあまりに有名。しかしグリージンガー自身は、精神病をもっぱら脳の疾患とだけみる器質論者ではなく、脳の解剖生理学的な異常所見と並んで、心理的・社会的原因を同等に重視し、治療においても身体的治療と同時に精神的治療の重要性を強調している。彼の教科書は版を重ね、死後も改訂されてされて第5版まで出された。

1848年の市民革命が頓挫した翌年、キール大学外来診療科の教授となったが、1850年、エジプト副王の侍医に招聘され

カイロへ向かう。54年、母校テュービンゲン大学内科教授に就任。59年、テュービンゲン近郊の知的障害者施設マリアベルクの院長に転出、60年、チューリヒ大学内科教授となる。そこではじめて、自らの精神病院構想（都市部精神病院構想）としての大学精神病院の実現に努めるが、64年にはベルリンのシャリテに赴任し、そこに新たな大学精神病院を整備することに努力する。

チューリヒでは、グリージンガーの転出後、1865年にヨーロッパ最初の大学精神病院としてのブルグヘルツリが開院した。67年、新しい精神医学専門雑誌『精神医学アルヒーフ』を創刊。1868年10月26日、盲腸周囲炎のためベルリンで死去。コノリー*の無拘束運動をドイツに採り入れようと努力し、精神病院改革者としても評価される。なお、彼の生前の顔写真はここに掲げた1枚を含む2枚だけしか残されていない。グリージンガーは、その終生にわたる転職癖のゆえか生涯独身だった。

➡ツェラー、コノリー、レーア

グローデック, ゲオルグ

Georg Groddeck

1866－1934

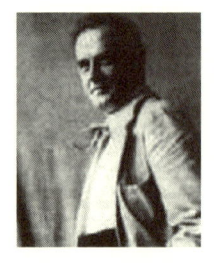

◆ ドイツ→スイス／精神分析
◆ 出生地：Kösen
◆ 主著：Das Buch vom Es, 1923

▶開業理学療法士。精神分析の基本用語となった「エス」の概念構成についてフロイト*に影響を与えた（『エス(Es)の本』1923）。彼のエス概念は単なる無意識ではなく身体へ直接働きかける精神要素であり、心身医学の初期の理論を提供したものとされる。彼はチューリヒでの講演後に体調を崩し、スイスで死亡したが、その墓はバーデン・バーデンにある。

➡S・フロイト、クラーゲス

グロース, フリードリヒ

Friedrich Groos

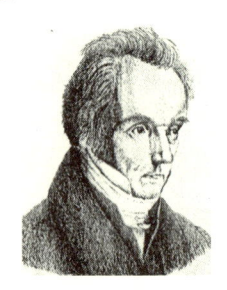

1768－1852

◆ ドイツ／大学精神医学
◆ 出生地：Karlsruhe
◆ 父親の職業：教会顧問
◆ 文献：Kirchhoff: Bd.I, pp51-54, 1921

▶1826～36年ハイデルベルク大学精神科教授。大学精神病院がなかったことからイレナウ精神病院を附属とすることを院長ロラー*に提案したが断られた。この事件は大学精神医学がなお未成立であった19世紀中期のドイツ病院精神医学の発言力の大きさを示すものとして近代精神医学史上「ハイデルベルクの危機」と呼ばれ注目される。

➡ロラー

グルーレ, ハンス・ヴァルター

Hans Walter Gruhle

1880－1958　　　　　　　　　　★★

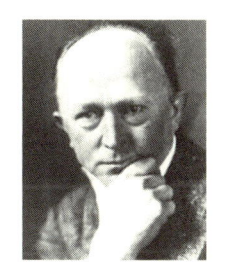

- ◆ ドイツ／司法精神医学、大学精神医学
- ◆ 出生地：Lübben
- ◆ 父親の職業：未詳
- ◆ 主著：『精神鑑定と犯罪心理』(1955、邦訳は1979)
- ◆ 死因：不明 (77歳／Bonn)
- ◆ 文献：Kolle: Bd.3, pp69-76, 1963

◧1880年11月7日ドイツ東部のリュッベンに生まれ、ライプツィヒ大学などで医学を修める。1904年、ミュンヘンのクレペリン*のもとで学位取得、1905年、ニッスル*の指導するハイデルベルク大学へ移動、そこで1934年まで在籍。同年ボン大学教授に招聘されたが、ナチ党によって拒否されたため、ツヴィーファルテン（ヴュルテムベルク州立）精神病院長となり、1939年の第二次大戦開戦以後は野戦病院となったヴィネンタール精神病院で軍医を務めた。グルーレが勤務したこの両精神病院は、ともにナチズム期の障害者「安楽死」作戦（T4作戦）の舞台となった場所だった。戦後の1946年、ボン大学正教授となる。52年、一度退官したが後任教授が死去したため再任、74歳までとどまった。『分裂病の心理学』(1929)「分裂病の精神病理」(ブムケ編纂の全書所収、1932) などを執筆。また精神鑑定のための平易な解説書を著し、精神病者の責任能力を論じた(1955)。彼は58年10月3日ボンで死亡した。

➡クレペリン

グッデン, ベルンハルト・フォン

Bernhard von Gudden

1824－86　　　　　　　　　　★★★

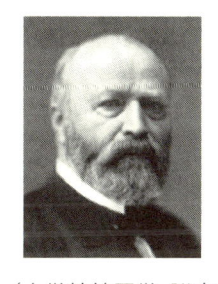

- ◆ ドイツ／大学精神医学、脳病理学
- ◆ 出生地：Kleve
- ◆ 父親の職業：地主
- ◆ 死因：溺死 (62歳／Starnberger See)
- ◆ 文献：Kolle: Bd.1, pp128-134, 1956

◧1824年6月7日ドイツ西部の町クレーフェに地主（地方貴族）の第1子として誕生。1848年ベルリン大学を卒業して医師となる。49年ジークブルク精神病院長ヤコビ*のもとで助手となり、のちヤコビの孫娘と結婚。55年フランケンに新設されたヴェルネック精神病院長となり、69年チューリヒ大学精神病院長に招聘され、グリージンガー*が創ったこの大学精神病院ブルグヘルツリの実質上の初代教授となった。

　72年ミュンヘンのハール精神病院長に招かれ、病院改革を行うとともに連続切片ミクロトームを考案し脳解剖学に専念する。大脳視床下部の神経路（視交叉後角部腹側）に彼の名が残されている（グッデン交連）。

84年ミュンヘン大学精神病院初代教授となり脳病理学研究所を設置、当時はまだ学生だったニッスル*が出入りし、講義にはグリージンガー教科書を採用する。86年バイエルン王ルードヴィヒⅡ世*の精神鑑定を依頼され、議会に精神病との鑑定書を提出した。王側は反発したがグッデンは王を説得してシュタルンベルク湖畔のベルク城を静養場所に指定し6月11日王を連れ出した。しかし13日夕刻、湖畔の散策に出て数時間後、両者は溺死体で発見される。このときグッデンは看護人の付き添いを断っていた。

溺死の真相に関してはいまだに議論がある。

➡ヤコビ、グリージンガー、ニッスル、ルードヴィヒⅡ世

ギスラン, ジョゼフ

Joseph Guislain
1797-1860　　　　　　　　　★★★

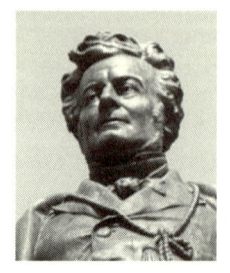

◆ ベルギー／病院精神医学、大学精神医学
◆ 出生地：Ghent
◆ 父親の職業：建築家
◆ 主著：Leçons orales sur les phrénopathies, 1852
◆ 死因：不明（63歳／Ghent）
◆ 文献：小俣：pp163-167, 2002
■1797年2月2日ベルギーの商業都市ゲントに生まれ、同地の大学で医学を学ぶ。Ph・ピネル*の精神医学を継承。1828年ゲント精神病院長、33年ベルギー最初の精神医学教科書『精神病総論（Traité sur les phrénopathies）』を著し、35年ゲント大学教授となり生理学と精神医学を講じる。彼の『精神病臨床講義』（全3巻、1852）はレーア*によってドイツ語に翻訳された。

50年ベルギー最初の精神医療法の起草に関与。52年新しい精神病院（ギスラン精神医療センター）を創設。60年4月1日ゲントで死去した。死後の87年、彼の銅像（写真）がゲント市内に建てられた。ギスランはベルギーにおける精神医学のパイオニアといわれる。

➡レーア

H

ハーネマン, ザムエル

Samuel Christian Friedrich Hahnemann
1755－1843

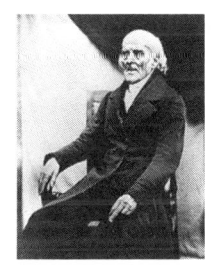

- ◆ ドイツ／開業医・患者／「ホメオパチー」
- ◆ 出生地：Meissen
- ◆ 父親の職業：磁器絵付師
- ◆ 死因：肺炎（88歳／Paris）
- ◧ ライプツィヒとヴィーンで医学を学び、ドレスデンその他で開業、代替療法の一種である同種療法（ホメオパチー）を生み出し著名となる。ハーネマンは当時流行していたコーヒーの飲用に反対していた。彼は躁うつ病に罹っていたといわれる。

白隠　慧鶴

Hakuin Ekaku
1686（85?）－1768（69?）　★

- ◆ 日本／禅僧、禅画家
- ◆ 出生地：静岡
- ◆ 主著：『夜船閑話』白隠式内観法
- ◧ 江戸時代中期の臨済禅僧。駿河の原に生まれ15歳で出家。各地で禅の修行を積み、厳しい座禅修行に起因する自らの心身の不調（「禅病」）を治すための「内観法」（軟酥の法）を考案した。これは自律訓練法に近いものとされ、のちの吉本伊信*による内観療法とは異なる。彼は達磨図などの禅画を多数残し、駿河の松蔭寺で死去した。

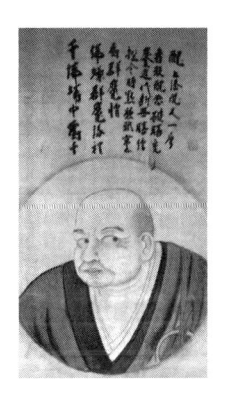

➡吉本

ホール, スタンリー

Granvill Stanley Hall
1846－1924　★★

- ◆ アメリカ／心理学／実験心理学、精神分析の紹介／『アメリカ心理学雑誌』創刊者、アメリカ心理学会創始者（初代会長）
- ◆ 出生地：Ash-field
- ◆ 父親の職業：未詳
- ◆ 死因：未詳（78歳／Worcester）
- ◆ 文献：Benjamin, LT: A Brief History of

Modern Psychology.: Blackwell Publishing. pp63–68, 2007

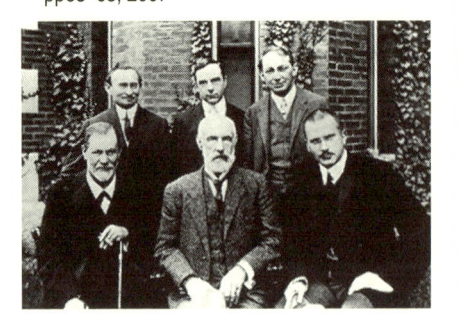

◨1846年2月1日マサチューセッツ州アッシュフィールドに生まれ、ライプツィヒのヴント*のもとに留学。82年ジョンズ・ホプキンス大学心理学教授となり、そこにアメリカ最初の心理学実験室を創設する。87年クラーク大学の初代心理学教授となり、アメリカ心理学会を創設し最初の専門雑誌『アメリカ心理学雑誌 (American Journal of Psychology)』を創刊。その後、遺伝心理学、宗教心理学、応用心理学の専門誌も次々と創刊した。精神分析を心理学の重要分野と考え、1909年にはフロイトらをヨーロッパから招待してアメリカに広く紹介した（写真はクラーク大学、1909年。前列左からフロイト*、ホール、ユング*、後列左からブリル*、E・ジョーンズ*、フェレンツィ*）。ホールは1924年4月24日ウォーセスターで死亡した。

➡ヴント、S・フロイト、ブリル

ハララン, ウィリアム・サンダース

William Saunders Hallaran (O'hallaran)
1765–1825

◆ アイルランド／病院精神医学
◆ 出生地：不明
◆ 文献：Reuber, M: Staats- und Privatanstalten in Irland, Inaugural-Dissertation, Univ. Köln, 1993

◨アイルランドの精神科医。エディンバラ大学でカレン*のもと医学を学び、1789年、コークに私立精神病院（シタデラ・ハウス、開院は1799年）を設立し、1806年にコックス（Joseph Mason Cox）が発明したものを独自に改良した回転椅子を考案して治療を行った。彼の回転椅子は毎分100回転することで有名となった。彼はアイルランド最初の精神医学教科書（1810）を著した。

➡カレン

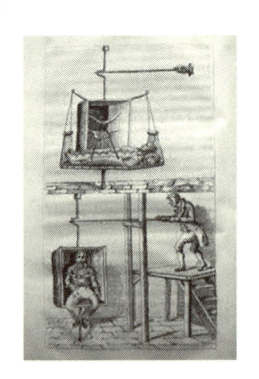

ハーラーフォルデン, ユリウス

Julius Hallervorden
1882–1965　　　　　　　　　　★★

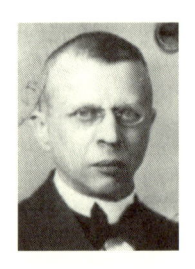

◆ ドイツ／脳病理学／Hallervorden-Spatz病（1922）、T4作戦
◆ 出生地：Allenberg

- ◆ 父親の職業：精神科医
- ◆ 死因：不明（82歳／Frankfurt a.M.）
- ◆ 文献：Ernst Klee: Das Personenlexikon zum Dritten Reich. Wer war was vor und nach 1945, Fischer, 2007

◧1882年10月21日東プロイセンのアレンベルクに精神科医の息子として生まれる。1909年ケーニヒスベルク大学医学部卒業後、精神病院勤務などを経て、1938年ベルリンのカイザー・ヴィルヘルム脳研究所へ所長シュパッツ*の招きで入所、神経病理部長となる。1939年ナチ党員。1940年以降、ブランデンブルクやハダマールなどの「安楽死」作戦（T4作戦）実行場所で犠牲となった精神障害者の脳剖検を多数行い、標本を作製した。彼はニュルンベルク医師裁判で証人に喚問されたが、罪には問われなかった。戦後、ギーセン大学教授を経てフランクフルトのマックス・プランク脳研究所へ移る。彼は1922年、運動症状を主徴とする稀な大脳変性疾患の病理解剖を行い論文として発表したが、これには彼とシュパッツの名が冠されている（ハーラーフォルデン・シュパッツ病）。1965年5月29日死去。

➡シュパッツ、C・シュナイダー

原田　正純

Masazumi Harada

1934－2012　　　　　　　　　　　　　　＊

- ◆ 日本／病院精神医学・神経学
- ◆ 出生地：鹿児島県さつま町
- ◆ 父親の職業：不明
- ◆ 主著：『水俣病』岩波新書、1972
- ◆ 死因：急性骨髄性白血病（77歳／熊本）

◧鹿児島県出身、熊本大学医学部卒後、精神神経科助手となり、水俣病の研究で有機水銀が胎盤を通過して胎児脳へ移行し発症（胎児性水俣病）することを突き止めた。1972年熊本大学体質医学研究所助教授、99年熊本学園大学教授（社会福祉）。2012年急性骨髄性白血病のため熊本市内の自宅で死去（77歳）。水俣病のほか炭塵爆発によるCO中毒、カネミ油症など、広く公害病の研究と診療に従事した。また、障害者（公害被害者）の立場から尊厳死・安楽死を批判した。

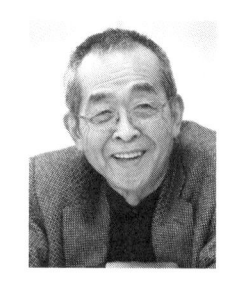

ハルトマン, ハインツ

Heinz Hartmann

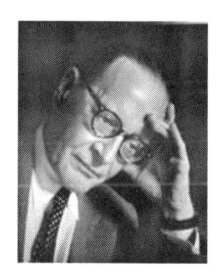

1894－1970　　　　　　　　　　　　　＊＊

- ◆ オーストリア→アメリカ／精神分析／自我心理学
- ◆ 出生地：Wien
- ◆ 父親の職業：歴史教授
- ◆ 死因：未詳（75歳／Stony Point）
- ◆ 文献：Drews, S.; Brecht, K.: Psychoanalytische Ich-Psychologie. Grundlagen und Entwicklung. Suhrkamp, 1981

◆1894年11月4日ヴィーンに生まれ、ヴィーン大学で医学を学び、1920年ヴァグナー＝ヤウレッグ*の助手となる。学生時代から精神分析に関心を抱き、ベルリンのアブラハム*に教育分析を受けていたがアブラハムが急死したため、それはラドー*に引き継がれた。38年ナチ・ドイツのオーストリア併合に伴い、スイスへ、次いで41年アメリカへ亡命。このときまで彼は国際精神分析雑誌の編集者を務めていた。また50年代には国際精神分析協会（IPA）会長を務め、その後 IPAは彼に終身会長の栄誉を与えた。彼は70年5月17日ニューヨーク州のストーニー・ポイントで死去し、ニューヨーク精神分析協会はハインツ・ハルトマン賞を設けた。ハルトマンはフロイト理論に忠実であり、とりわけ自我の概念を重視して対象関係論とは一線を画す自我心理学を構築した。

➡アブラハム、ラドー

ハスラム, ジョン

John Haslam
1764－1844　　　　　　　　　★★★

- ◆ イギリス／病院精神医学／ベスレム（ベドラム）癲狂院長
- ◆ 出生地：London
- ◆ 父親の職業：未詳
- ◆ 主著：Observations on Madness and Melancholy, 1798
- ◆ 死因：関節脱臼（80歳／London）
- ◆ 文献：Leigh, D: John Haslam, J Hist Med Allied Sci X (1): 17-44, 1955

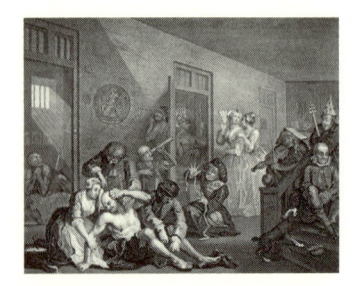

◆1764年同名の父親のもとロンドンで出生。エジンバラで医学を修めアバディーン大学で学位取得。1795年から1816年までロンドンのベスレム（ベドラム）病院長。その後開業。彼の主著『狂気とメランコリーに関する観察』は、はじめ1798年に著されたものが、その後増補・改題されて出版されたもので、近代精神医学における最も初期の精神医学教科書の一つとなった。1844年7月ロンドンで死去。彼の履歴については不明の点が少なくない。（写真は18世紀前期のベスレム精神病院の内部をウィリアム・ホガースが描いたもの。当時の精神病院は動物園と同じに入院患者を外部の市民に有料で観せていた）

林　道倫

Michitomo Hayashi
1885－1973

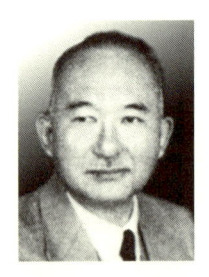

- ◆ 日本／大学精神医学／「精神分裂病」
- ◆ 出生地：仙台
- ◆ 父親の職業：軍医

◆東大医学部卒後、呉秀三*の助手となりドイツ（ハンブルク大学のヤコブ*の研究室）へ留学。1924年岡山医大精神科

教授。日本脳炎で死亡した患者の脳組織をサルに移して感染を実証 (1933)、統合失調症の生物学的精神医学研究を精力的に行う。「精神分裂病」という訳語の考案者。のち岡山大学長、1952年退官後、林精神医学研究所を設立。
➡呉、下田、ヤコブ

ハイナー, クリスチャン・アウグスト・フュルヒテゴット

Christian August Fürchtegott Hayner

1775-1837

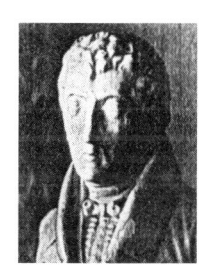

- ◆ ドイツ／病院精神医学
- ◆ 出生地：未詳
- ◆ 文献：Kirchhoff: Bd. I, pp94-98, 1921

▣パリでPh・ピネル*のもと精神医学を学び、故郷ザクセン公国に新しい精神病院の設立を進言。首相ノスティッツ・ウント・イェンケンドルフの支持によりコルディッツの獄舎を精神病院に改修し院長となる (1833)。彼はそこで拘束具を用いない開放型の治療を実践し、ゾネンシュタイン院長のピーニッツ*とともにドイツにおける近代的精神病院の設立をリードした。
➡ピーニッツ

ヘッカー, エーヴァルト

Ewald Hecker

1843-1909　　　　　　　　★★★

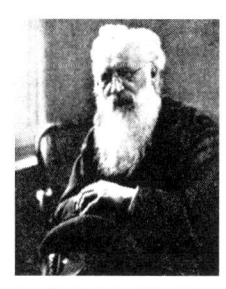

- ◆ ドイツ／病院精神医学／破瓜病 (1871)
- ◆ 出生地：Halle
- ◆ 父親の職業：建築家
- ◆ 死因：肺炎＋脳動脈硬化 (65歳／Wiesbaden)
- ◆ 文献：Kirchhoff: Bd.II, pp208-216, 1924

▣1843年10月20日ハレに生まれ、ハレ、ケーニヒスベルクの各大学で医学を学び、65年カールバウム*とともにアレンベルク精神病院に勤務。彼の従姉はカールバウムの妻となる。

この病院で思春期に発症し急速に痴呆化する症例をはじめて記述し、71年にそれを「破瓜病」と名付け論文に発表した (Die Hebephrenie, Virchows Archiv pathol. Anat. Physiol. 52)。67年カールバウムがゲルリッツの私立精神病院長になると、行動をともにしてゲルリッツへ移った。

ヘッカーの破瓜病概念はクレペリン*によってその教科書第4版 (1893) に取り上げられ、以降、統合失調症の臨床亜型の一つとなり、今日の国際疾病分類にも引き継がれている。

彼はカールバウムより若くして、1909年1月11日転居先のヴィースバーデンで65歳で没した。
➡カールバウム、クレペリン

ハイデガー，マルティン

Martin Heidegger
1889－1976　　　　　　　　★

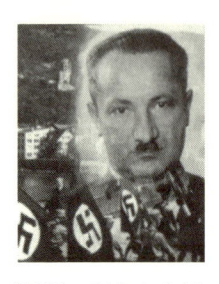

◆ ドイツ／哲学・現存在分析
◆ 出生地：Messkirch
◧ 南ドイツのメスキルヒに生まれ、第一次大戦には志願兵として参戦。1923年マールブルク大学員外教授（哲学）。当時からユダヤ人学生を排斥する「大学生同盟」に関与し、ヒトラー政権登場とともにフライブルク大学長となる。

主著『存在と時間』はヒトラーの『わが闘争』と同年（1927）に刊行され、ドイツ敗戦までナチ党員だった（党員番号3125894）。1945年に行われた非ナチ化裁判によりフライブルク大学教授を停職処分とされ51年定年退職となった。

彼の哲学は戦後ドイツ語圏の現象学的精神病理学者らに強い影響を与えたが、一方でかつての弟子らによっても批判された。
➡ フッサール、ボス、マルクーゼ

ハインロート，ヨハン・クリスチアン・アウグスト

Johann Christian August Heinroth
1773－1843　　　　　　　　★★★

◆ ドイツ／大学精神医学
◆ 出生地：Leipzig
◆ 父親の職業：医師
◆ 主著：『心的生活の障害とその治療の教科書』（1818、邦訳は『狂気の学理』1990）
◆ 死因：腎疾患（70歳／Leipzig）
◆ 文献：Kirchhoff: Bd.I, pp58-74, 1921

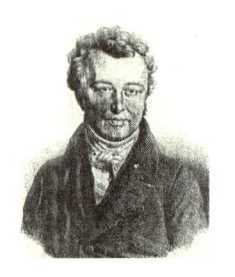

◧ 1773年1月17日ライプツィヒに医師の息子として生まれ、91年ライプツィヒ大学へ入学し医学を学ぶ。1805年学位取得。

翌年ナポレオン戦争に軍医として従軍。17年哲学でも学位を取り、27年ライプツィヒ大学精神医学教授となる。42年医学部長となったが翌年死去した。ハインロートはトロイムント・ヴェレントレーターのペンネームで文学作品も著したが、何よりも1818年に著した『心的生活の障害とその治療の教科書』によって知られる。

彼は精神障害を計36種に細分化したが、いずれもその原因は罪悪感や葛藤などの心理的なものと考え、またそれらの心理的原因によって身体疾患が起こるとした。

ハインロートの精神医学はロマン派精神医学ともいわれ、19世紀後期には身体主義の台頭によって否定されたが、そこにはのちの精神分析や心身医学の基本的思考が含まれている。
➡ イーデラー

ハイヤー, グスタフ・リヒャルト

Gustav Richard Heyer

1890-1967　　　　　　　　　　　　＊

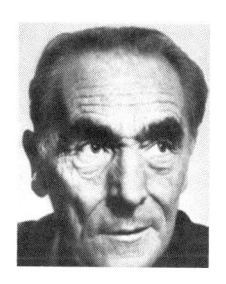

- ◆ ドイツ／精神分析
- ◆ 出生地：Kreuznach
- ◆ 父親の職業：判事
- ◆ 主著：Der Organismus der Seele : Eine Einführung in die analytische Seelenheilkunde, 1951
- ◆ 死因：未詳（77歳／Nußdorf am Inn）
- ◆ 文献：Lockot, R:Erinnern und Durcharbeiten, Fischer, pp161-172, 1985

■1890年4月29日、ヘッセン州のクロイツナッハに判事の子として生まれる。ミュンヘン大学で心理学に関心を抱き、ハイデルベルク大学で医学生となる。第一次大戦に応召し、その後ミュンヘン大学内科助手のかたわら精神医学を学び、1923年ミュンヘンで内科・神経科を開業し、おもに心身症の治療に従事。次第にユング派に接近し、1930年前後の期間、のちのナチス副総統ルドルフ・ヘスの主治医となった。自らも1937年5月1日ナチ党員となる。ナチ政権下ではナチス労働戦線の心理学顧問を兼務。戦後になってチューリヒのユング・クラブから除名された。彼は1967年11月19日イン河畔のヌスドルフで死亡した。

　「シュルツ＝ヘンケ*の本を10頁読むくらいなら、マッチ箱を1個食べてしまう方がましだ」

➡ユング、シュルツ＝ヘンケ

ヒルデガルト, フォン・ビンゲン

Hildegard von Bingen

1098-1179　　　　　　　　　　　　＊＊

- ◆ ドイツ／宗教者、女子修道院長、幻視者／薬草学
- ◆ 出生地：Bermersheim
- ◆ 父親の職業：貴族
- ◆ 主著：Sciviac, 1151
- ◆ 死因：老衰（82歳／Bingen）
- ◆ 文献：種村季弘『ビンゲンのヒルデガルトの世界』青土社、1994

■1098年夏、ヘッセンの貴族ベルマースハイム家の10人目の子どもとして領内で誕生。1106年、ディジボーデンベルク修道院へ入り、1136年同修道院長となる。幼少のころから幻視があったといわれ、1150年、独自の幻視により、ライン河畔ビンゲンの対岸ルーペルツベルクに女子修道院を建設し、修道女とともに移転。幻視のヴィジョンを集めた『スキヴィアス』を執筆（1151年完成、写真はその表紙絵）。

　その後も植物、鉱物、魚類などの観察・研究を行い、薬草などを用いた病気

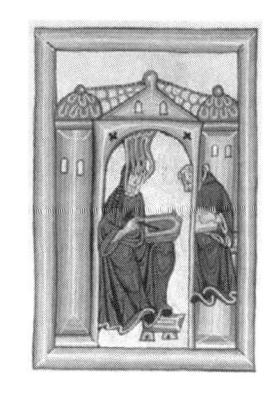

の治療書(『病因と治療』)などを著した。この中にはメランコリアの食餌療法などが含まれている。

ヒルデガルトの書物は、中世ドイツの修道院医学(Klostermedizin)を代表する著作とされる。彼女は1179年9月に82歳で死亡した。

ヒポクラテス

Hippokrates (ΗΙΠΠΩΚΡΑΤΕΣ)
BC 460?-375? ★★★

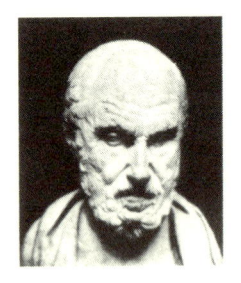

- 古代ギリシア／古代医学
- 出生地：Kos（?）
- 父親の職業：医師(?)

■紀元前5〜4世紀ころに、東エーゲ海の島コスに在住した医師。ただし、その実在は証明されておらず、「ヒポクラテス像」とされる肖像(石像)は非常に多く、確実なものも存在しない。のちにラテン語からアラビア語へ翻訳される『ヒポクラテス全集』も、複数の人物による著作であり、それが近代に至ってヨーロッパにおける医学の起源書とされ、ヒポクラテスが医の開祖となった。

古代ギリシア医学は体液病理学に基づき、人間の病気を4体液(血液、粘液、黄胆汁、黒胆汁)の平衡失調とした。この学説から「メランコリー(メラノス＝黒＋コロス＝胆汁)」という病名が登場した。また、ヒポクラテス全集には、それまで「神聖病」とされた「てんかん」が脳の粘液過剰による病気と説明されている。このような体液病理学は19世紀にドイツのルドルフ・フィルヒョウが細胞病理学を確立するまで、長いあいだ医学の定説とされてきた。ヒポクラテス全集では、てんかんの病因が脳という臓器の体液バランスの失調に帰せられているが、古代ギリシアでは精神の座は、なお横隔膜(フレノス)にあると信じられていた(それゆえ、精神病は広く「フレニティス」と呼ばれた。またこの名称はラテン語の「フレノパチア」として19世紀まで精神医学で用いられていた)。

➡アスクレピオス、ガレヌス

ヒッツィヒ，エドゥアルト

Eduard Hitzig
1838-1907 ★★

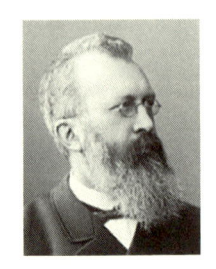

- ドイツ／神経生理学
- 出生地：Berlin
- 父親の職業：建築家
- 主著：Untersuchungen über das Gehirn, 1874
- 死因：腸疾患(69歳／St. Blasien)
- 文献：Eckart, W., Gradmann, C. hrg.: p166, 2001

■1838年2月6日ベルリンに生まれ、ベルリンおよびヴュルツブルク大学でフィルヒョウ、デュボア・レイモンらに学び、

62年卒業。電気治療の専門医として開業した。1870年ベルリン大学内科私講師のとき、脳解剖学者フリッチュとともに大脳前中心回を電気刺激すると反対側の筋収縮が現れることを動物で観察した。この発見はのちのベルガー*による脳波計開発の端緒ともなった。精神医学の経験には乏しかったが、チューリヒ大学精神病院を経て1879年ハレ大学教授となりニートレーベン精神病院長を兼任。1907年8月20日、ザンクト・ブラジエンにて死去。
➡ベルガー

ホッヘ，アルフレート・エーリヒ

Alfred Erich Hoche

1865－1943　　　　　　　　　　★★★

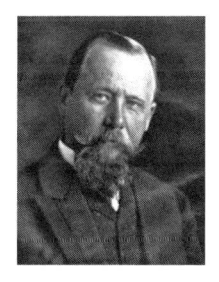

- ドイツ／大学精神医学／症候群学説
- 出生地：Wildenhain
- 父親の職業：牧師
- 主著：『価値なき生命の抹殺解除』（K. Binding との共著、1920、邦訳は2001）
- 死因：脳卒中（77歳／Baden-Baden）
- 文献：小俣和一郎『ナチスもう一つの大罪』人文書院、1995

▣1865年8月1日ドイツ東部ザクセン州のヴィルデンハインにプロテスタント牧師の子として生まれ、ベルリン、ハイデルベルクの各大学で医学を学ぶ。はじめ小児科医となったが、エルブ*に神経学を学び、1902年新設されたばかりのフライブルク大学精神科教授に招聘され、35年の定年退官まで同職にあった。彼は疾患単位説に立つクレペリン*に対してE・ブロイラー*と同じく症候群説を唱え、それはのちにクレペリンにも影響を与えた。

第一次大戦では息子の戦死を、また戦後ドイツでの食糧危機などを体験したこともあって、1920年法律家カール・ビンディングとともに『価値なき生命の抹殺解除』（Die Freigabe der Vernichtung lebensunwerten Lebens）を著して治癒不能の末期障害者らに対する安楽死推進論を主張した。この著書でホッヘの用いた「価値なき生命」「精神的死者」などの言葉は、のちのナチズム期の「安楽死」作戦でも使用され、その正当性を理論的に裏付ける材料とされた。しかし、実際に精神障害者「安楽死」作戦（T4作戦）が実行されると、晩年のホッヘは患者抹殺に反対する意見を述べたという（1940年に彼と偶然出会った弟子の精神科医ヴィクトア・マッテスによる）。43年5月16日脳卒中のため隠居先のバーデン・バーデンで死去。
➡クレペリン、E・ブロイラー

ホフマン，アルベルト

Albert Hofmann

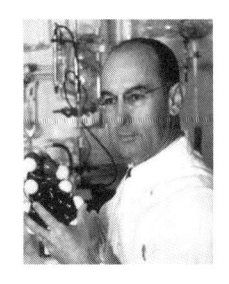

1906－2008　　　　　　　　　　★★

- ◆ スイス／化学／LSD 合成（1943）
- ◆ 出生地：Baden
- ◆ 父親の職業：技術者
- ◆ 死因：心筋梗塞（102歳／Burg im Leimental）
- ◆ 文献：Finney, NS.; Siegel, JS.: In Memoriam Albert Hofmann (1906–2008). In: Chimia 62, pp444–447, 2008

■1906年1月11日スイス・アールガウのバーデンに技術者の長男として誕生。父親が重病となり早くから一家の働き手となる。チューリヒ大学で化学を学び、1971年の退職までバーゼルの製薬企業サンド社に奉職。

1943年、職場から自転車で帰宅途中、麦角アルカロイドの製剤化の途上で偶然合成されたLSD-25による奇妙な酔いと知覚変容・幻覚体験に襲われ、それを後日再現するための自己実験を行い、精神内界の変容を詳しく記述した。この記述は、戦後の実験精神病のモデルとなり、催幻覚剤による多くの精神科医の自己実験へとつながった。

ホフマンは2006年100歳の誕生日を迎え、2008年4月29日スイスのブルク・イム・ライメンタールで死去した。LSDはいわゆるサイケデリック・ドラッグとして戦後若者のサブカルチャー形成にも影響を与えた。

ヘルダーリン, ヨハン・フリードリヒ

Johann Christian Friedrich Hölderlin
1770−1843　　　　　　　　　　★★

- ◆ ドイツ／患者、詩人
- ◆ 出生地：Lauffen am Neckar
- ◆ 父親の職業：役人
- ◆ 死因：肺水腫（73歳／Tübingen）
- ◆ 文献：Pierre Bertaux: Friedrich Hölderlin. Eine Biographie. Insel Verlag, 2000

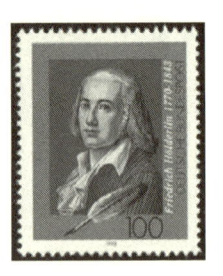

■ドイツを代表するロマン派詩人。1770年ネッカー河畔のラウフェンに裕福な役人の子として生まれる。生後2年で父親が他界し、その後母親も再婚して異父弟が生まれる。1795年イェナ大学の学生だったころから、突然失踪するなどの奇異な行動があらわれ、1801年徒歩でフランスのボルドーまで行き、不法入国者として拘束される。このとき、多弁、興奮、昏迷などの症状が見られた。1806年テュービンゲン大学教授だったアウテンリート*のもとに入院。1807年「不治の病」とされ退院、その後、近くの家具職人宅の一室に死ぬまで閉じこもって生活。その場所は「ヘルダーリン塔」として現存している。彼の遺体は大学で解剖に付された。

➡アウテンリート

ホルン, エルンスト

Anton Ludwig Ernst Horn
1774−1848　　　　　　　　　　★★★

- ◆ ドイツ／大学精神医学
- ◆ 出生地：Braunschweig
- ◆ 父親の職業：官僚
- ◆ 死因：不明（74歳／Berlin）
- ◆ 文献：Kirchhoff: Bd.I, pp77–82, 1921

■1774年8月24日、ブラウンシュヴァイクに官僚の息子として生まれる。イェナ

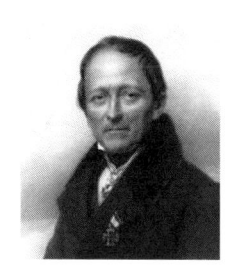

とゲッチンゲンで医学を学び、1797年医学博士となる。フランス、スイス、オーストリアなどの病院施設を見学、1806年、ベルリン大学精神病院（シャリテ）に助手として招聘される。1807年医長となり、精神病患者の治療に回転器（回転ベッド）などの拘束的器具を導入する。

　1811年、ザック（麻布袋）で拘束された21歳の女性入院患者が死亡したことで裁判が起こされたが無罪となった。この裁判では、精神病者に対する拘束器具の使用をめぐり当時の医師たちのあいだでも論争が起こされた。1818年に退官した後で自らの臨床経験とシャリテ病院の内情をまとめて公刊した（『シャリテ12年間の勤務と公的弁明および精神病院での経験』）。その後、精神鑑定などに従事し、1848年9月27日ベルリンで死去した。

ホーナイ，カレン

Karen Horney（旧姓 **Danielsen**）

1885－1952　　　　　　　　　　★★

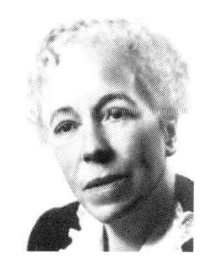

◆ ドイツ→アメリカ／精神分析
◆ 出生地：Hamburg
◆ 父親の職業：船長
◆ 主著：『自己分析』（1942、邦訳は1961）
◆ 死因：癌（67歳／New York）
◆ 文献：セイヤーズ：pp134-224, 1993

■1885年9月16日ノルウェー人の船長だった父親とオランダ人の母親の第2子としてハンブルク近郊（ブランケネーゼ）で誕生、1906年フライブルク大学医学部へ進学し、オスカー・ホーナイと結婚、その後ベルリン大学へ移った。

　両親が離婚したことなどから抑うつ的となり、アブラハム*の分析治療を受ける。1920年代にはフロイト*の男性優位な性理論を批判し、フェミニズム的精神分析理論を主張、1932年、シカゴのアレキサンダー*が設立した精神分析研究所への招聘を受諾し渡米、1933年アメリカの医師免許を取得し、ニューヨーク精神分析研究所へ移る。

　神経症は自己実現への潜在的能力によって治癒するとし、自己を知ることに重きをおいた「自己分析」を展開し、禅学者の鈴木大拙*（コロンビア大学）と知り合い、1952年に来日した。

　彼女は帰国後の12月4日ニューヨークの病院で癌のため死亡。現在もニューヨークにはカレン・ホーナイ精神分析研究所がある。

➡アブラハム、F・アレキサンダー、鈴木

ハワード，ジョン

John Howard

1726－90

◆ イギリス／宗教者、聖職者／監獄改革運動（1773～）
◆ 出生地：London

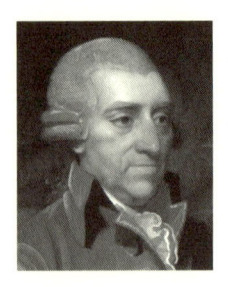

◆ロンドンに生まれイングランド各地で監獄改革運動を起こす。ヨーロッパ各国を視察旅行し、同様の運動を起こし、それは監獄と精神病院との分離を促した。彼は視察先のロシアでチフスに罹り死亡した。

ハンチントン, ジョージ
George Huntington
1850-1916 ★★

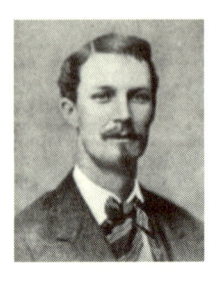

- ◆アメリカ／内科学、神経学／ハンチントン舞踏病（1872）
- ◆出生地：East Hampton
- ◆父親の職業：開業医
- ◆死因：肺炎（66歳／Duchess County）
- ◆文献：Lanska DJ: George Huntington (1850-1916) and hereditary chorea. J Hist Neurosci 9: 76-89, 2000

◆1850年4月9日ニューヨーク州ロングアイランドで二代開業医を営む家に生まれ、コロンビア大学で医学を修めた。自らの症例に父親と祖父の観察例を併せ、遺伝性の舞踏病をオハイオの学会で報告（1872）。これが専門雑誌に掲載され、もっぱら「ハンチントン舞踏病」と呼ばれるようになった。彼は1874年ニューヨーク州ダッチェスに自分の診療所を開き、最後までそこで診療を続けた。彼の論文は1908年にウィリアム・オスラーによって評価されたが、開業後はただ1篇の論文を発表しただけで、学術論文はその後一切書かなかった。ハンチントン舞踏病は優生遺伝を示す稀な神経疾患で、不随意運動のほか精神症状を合併する。地域的な偏在も知られ、日本では房総半島の一部などに家族集積が認められる。

フッサール, エドムント
Edmund Husserl
1859-1938

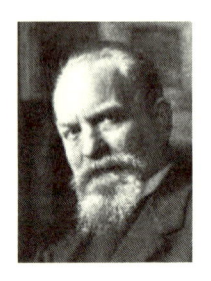

◆オーストリア→ドイツ／哲学
◆モラビアのプロスニッツにユダヤ系織物業者の息子として生まれ、ブレンターノらに師事し哲学を学ぶ。1916年フライブルク大学哲学教授、超越論的現象学を唱え哲学者のみならずL・ビンスヴァンガー*、ヤスパース*、シュトラウス*らの精神病理学者にも影響を与えた。晩年はナチの迫害に苦しんだ。

➡ L・ビンスヴァンガー、ヤスパース

I

イーデラー, カール・ヴィルヘルム

Karl Wilhelm Ideler

1795－1860 ★★★

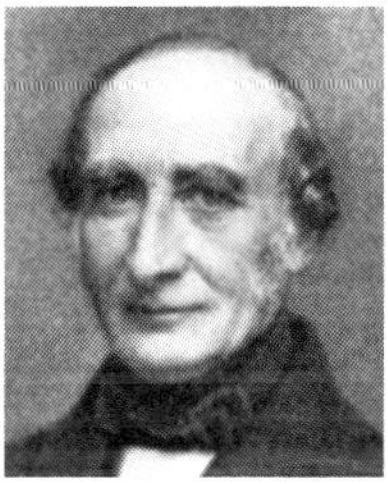

◆ドイツ／大学精神医学／心理派精神医学
◆出生地：Bentwisch
◆父親の職業：伝道師
◆主著：Grundriß der Seelenheilkunde（全2巻), 1835－38
◆死因：脳卒中＋うつ病(64歳／Bentwisch)
◆文献：Kirchhoff: Bd.I, pp152-7, 1921

◆1795年10月25日ヴィッテンベルゲ近郊のベントヴィッシュに伝道師の息子として生まれる。ベルリン大学で医学を学び、1820年学位取得。21年ベルナウで開業。28年、ランガーマン*によりK・G・ノイマンの後任としてシャリテ医長に招聘。31年教授資格を得、39年ベルリン大学精神科員外教授となる。翌40年には正教授となったが、大学精神病院に当たるシャリテでの慢性的な人手不足の中での臨床勤務と教授兼務から過労に陥り、うつ状態となって講義はほとんど行われなかった。イーデラーの後任教授となったヴェストファール*も晩年はうつ病状態となって退官した。イーデラーの精神医学はハインロート*と同様に心理主義的なもので、精神医学史上、いわゆるロマン派精神医学の代表とされる。彼は故郷へ戻り、1860年7月29日に脳卒中で死亡。

➡ハインロート、ヴェストファール

石田 昇

Noboru Ishida

1875－1940 ★★

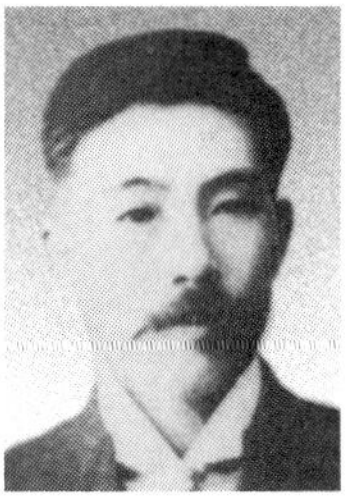

◆日本／大学精神医学
◆出生地：仙台
◆父親の職業：藩医
◆主著：『新撰精神病学』(1906)
◆死因：肺結核(65歳／東京)
◆文献：秋元波留夫：石田昇、臨床精神医学、13; 455-470、1984

◆代々仙台藩医の家庭に生まれ、1903年東大医学部卒後すぐに精神病学教室へ入局。1907年長崎医学専門学校に新設された精神病学教室初代教授として赴任。催眠法やアメリカの力動精神医学に関心を寄せ、1917年ボルチモアのジョンズ・ホ

プキンス大学へ留学した。しかし同地で同僚精神科医ウォルフ〔Dr.Wolffe〕を口論の末射殺し、逮捕された。裁判で終身刑を宣告され服役したが、精神状態が悪化したため、日本へ送還となり松沢病院へ入院となった（1925年）。その後も精神症状の回復は見られないまま、1940年、肺結核により同院で死亡。

石丸　周吾

Shugo Ishimaru

1799－1868　　　　　　　　　　　　★

- 日本／漢方医学／「石丸癲狂院」（大坂／熊取、1818頃）
- 出生地：未詳

◨大坂城代の御殿医。1818年頃、漢方薬（下剤＋鎮静剤）による入院治療のための「石丸癲狂院」を設立。孫の周二（1856～94）は明治維新後に医師となり病院を拡充し1900年には「石丸病院」となった（第二次大戦により廃院）。この施設は江戸後期の東京に現れた「狂疾治療所」とならび、近代化以前の日本の都市部に設けられた入院式治療施設として精神病院史上の重要性がきわめて高い。写真は大阪市熊取にあるかつての石丸病院建物の一部（現在は老人施設）。

➡奈良林

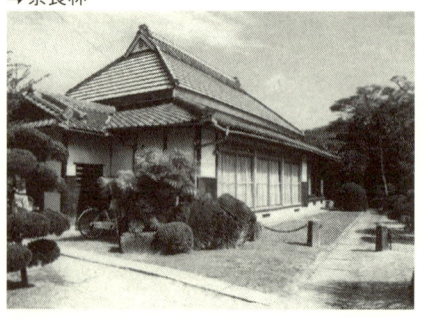

イタール, ジャン・マルク

Jean Marc Gaspard Itard

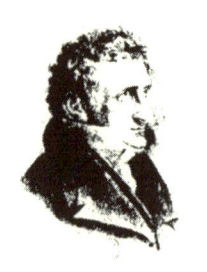

1774－1837

- フランス／教育学
- 出生地：Oraison

◨フランス革命の折、野戦病院で働いたのを機に医学を学び、1800年フランス最初の王立聾啞学校で研究所長となる。1797年に発見された「アヴェロンの野性児」（南仏の森で捕獲された発語のなかった男児、推定9～10歳）の養育者となりヴィクトールと名付けて6年間にわたり言語の習得を試みた。彼の教育方法はのちにモンテッソーリなどの教育学者に影響を与えた。

ジャクソン, ジョン・ヒューリングス

John Hughlings Jackson
1835－1911　　　　　　　　★★★

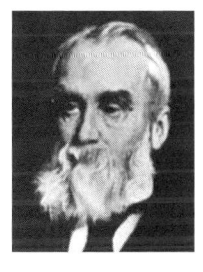

◆イギリス／神経学／てんかん研究、「ジャクソン発作」
◆出生地：Yorkshire
◆父親の職業：地方地主
◆死因：未詳（76歳／London）
◆文献：Kolle: Bd.1, pp135-144, 1956

■1835年4月4日ヨークシャの小地主の息子として誕生。17歳で医学を志し、ヨークの私立医学校へ入学。卒業後21歳でロンドンへ出て学位を取得した。その後再びヨークの地方病院の助手となったが、1859年、私立医学校の先輩ハンチントンをたよってロンドンへ。1863年、国立神経病院助手となり、医長のブラウン＝セカールの影響を受け、以後1896年の定年退官まで同所で神経学、てんかん学の臨床と研究に携わる。ジャクソンは高次の脳機能が失われると反射亢進などの低次機能が顕在化するとの層理論を唱え、局所性てんかんの一つにけいれん発作が順次異なった抹梢部位に現れる、いわゆるジャクソン発作を記述した。1864年、ロンドン大学病院の医長を兼職。71年イギリス最初の神経学専門雑誌『脳（Brain）』を創刊。

　若いころから生真面目な性格だったが、結婚後11年で妻に先立たれてからは、ますますユーモアを失ったという。彼は無宗教で、死後の世界を否定し、三文小説（スリラー）を読むこと以外に趣味をもたず、片頭痛持ちであったといわれる。晩年は難聴となり1911年10月7日、76歳で死去した。死後、彼の神経学分野での業績を記念する「ジャクソン記念賞」が創設された。ジャクソンの層次理論（いわゆるジャクソニズム）は、その後の精神医学にも多大な影響を与え、ドイツのクライスト＊、コンラート＊、フランスのエイ＊らの精神病理学にジャクソニズムの強い反映がみられる。

➡クライスト、コンラート、エイ、リボー

ヤコビ, マキシミリアン

Carl Wignand Maximilian Jacobi
1775－1858　　　　　　　　★★★

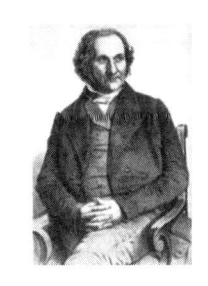

- ◆ ドイツ／病院精神医学／ジークブルク精神病院長、精神病の身体論
- ◆ 出生地：Düsseldorf
- ◆ 父親の職業：哲学者
- ◆ 死因：丹毒（83歳／Siegburg）
- ◆ 文献：Kirchhoff: Bd.1, pp83-94, 1921

■1775年4月10日デュッセルドルフに哲学者・詩人の息子として生まれる。母親はゲーテの女友達エリザベート・フォン・クレルモント。1793年イェナ大学に入学、その後ゲッチンゲン、エジンバラ大学を経てエールフルト大学で1797年学位取得。1802年ロンドンへ留学し、帰国後はザルツブルクやデュッセルドルフの衛生官となったが1820年精神病院視察のため各地へ旅行、ベルリンで衛生長官のランガーマン*に出会い、1822年ジークブルクの修道院を精神病院に転用する案を伝え賛同を得る。病院は1826年に落成しヤコビは初代院長となる。

徹底的な身体論者として迷信・マグネティズム・精神療法に反対し、ハインロート*を批判した。また、心因論者のC・F・ナッセ*との間でいわゆる心因−身体因論争を繰り広げた。戦闘的な性格から職員には厳しかったといわれるが、ジークブルクは有名となり、ヤコビのもとには多数の若手医師が参集した。

1858年5月18日、丹毒のため死去。ヤコビの業績集は彼の死後14年を経てヒルデスハイム精神病院長スネル*によって公刊された。

➡ランガーマン、ハインロート、スネル、C・F・ナッセ

ヤコブ, アルフォンス・マリア

Alfons Maria Jakob

1884−1931　　　　　　　　　　　　　*

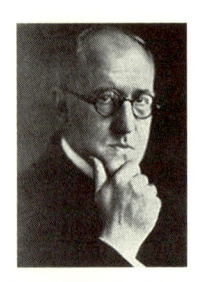

- ◆ ドイツ／神経病理学／クロイツフェルト・ヤコブ病（1922）
- ◆ 出生地：Aschaffenburg
- ◆ 父親の職業：未詳
- ◆ 死因：敗血症（47歳／Hamburg）
- ◆ 文献：Scholz, W: 50 Jahre Neuropathologie in Deutschland, Thieme, pp79-86, 1961

■1884年7月2日、アッシャッフェンブルクに生まれ、ミュンヘン、ベルリン、シュトラスブルクで医学を修め、1909年クレペリン*のもとでアルツハイマー*に師事。1911年、ハンブルク州立精神病院の病理解剖部門へ移り、この研究部門を大きく発展させた。そこには国内外から多くの研究者が留学し、日本からも林道倫*や大成潔らが訪れている。また、キール大学のクロイツフェルト*とは別に（若干のあとで）若年性痴呆脳の剖検所見を発表したので、それは「クロイツフェルト・ヤコブ病」と呼ばれることになった（1922）。彼は1931年10月17日、日本への講演旅行へ出発する準備中に敗血症で死亡した。

➡クロイツフェルト、ヴァイガント、林

ジェームズ, ウィリアム

William James

1842−1910　　　　　　　　　　　　★★

- ◆ アメリカ／心理学、哲学（プラグマティズム）

- 出生地：New York
- 父親の職業：地主（資産家）
- 主著：『心理学の原理』（全2巻、1890、邦訳［抄訳］は1993）、『宗教的体験の諸相』（1902、邦訳は1970）
- 死因：心臓病（68歳／Chocorua）

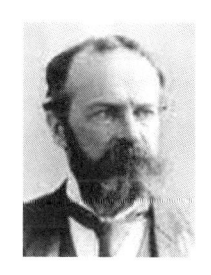

◧1842年1月11日ニューヨークの高級ホテルで資産家の息子として誕生。69年ハーバード大学医学部卒業。72年同大講師となり解剖・生理学を教える。75年ヘルムホルツ流の実験心理学を導入し心理学教授となる。85年自ら望んで哲学教授に転身する。そこで信仰心、宗教体験、意識などにも関心を寄せる。

　ジェームズの哲学はプラグマティズムとよばれ、経験と実践に役立つものだけを真理とした。それゆえプラグマティズムでは理論と実践とのあいだに距離はない。彼は若いころから不眠症に悩み抑うつ的であったといわれ、1907年に退官したのち1910年8月26日隠棲先のニューハンプシャー州チョコルアで死亡した。

ジャネ，ピエール

Pierre Janet

1859－1947　　　　　　　　　　★★★

- フランス／精神分析、心理学／「精神自動症」（1889）
- 出生地：Paris
- 父親の職業：司法書編集者
- 主著：『神経症』（1909、邦訳は1970）
- 死因：老衰（87歳／Paris）
- 文献：Kolle: Bd.3, pp77-85, 1963

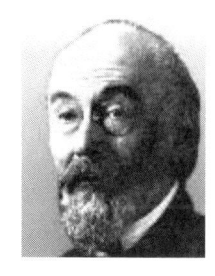

◧1859年5月30日、司法書編集者の息子としてパリに生まれる。18歳ころ、自らの宗教観の動揺から精神的危機に陥り哲学に興味を抱く。1882年、哲学試験に合格、さらに医学の勉強をはじめる。

　心理学者リボー＊と神経科医シャルコー＊に影響され、サルペトリエールで催眠研究に従事、1886年に最初の論文を書いた（催眠について）。このとき、サルペトリエールにはシャルコーのもとに留学していたフロイト＊もいた。

　その後、ルアーブルの高等学校（リセウム）で哲学教授となり、1890年、再びサルペトリエールに戻り、心理学研究室長となった。1895年、リボーの後任としてコレージュ・ド・フランスへ移り、1902年心理学教授となる。

　ジャネはそこに1934年まで在任し、『神経症』（1909）『医学的心理学』（1923）など多くの著作を残して同年2月27日に死去した。フロイトとは違って、「心的緊張力」の概念を提示し、その低下が「精神衰弱症（Psychasthenie）」を招くとした。

➡シャルコー、リボー、S・フロイト

ヤンセン, ポール

Paul Adriaan Jan Janssen

1926-2003 ★★

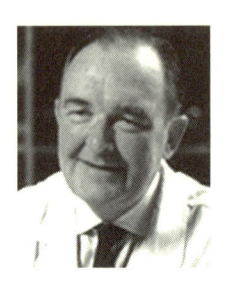

- ◆ ベルギー／精神薬理学／向精神薬ハロペリドールの合成(1958)
- ◆ 出生地：Turnhout
- ◆ 父親の職業：開業医
- ◆ 死因：旅行中急死（77歳／Rom）
- ◆ 文献：Stanley, TH et al: A Tribute to Dr.Paul Janssen, Clin. Pharmacol;, 106, 451, 2008

◧1926年9月12日、北ベルギーのトゥルンホートに開業医の息子として生まれる。1948年、ルーアン大学医学部在籍中、父親が1930年代にはじめた医薬品輸入販売業の後継を目指し、ハーバードおよびシカゴ大学へ留学、薬学を学ぶ。帰国後、1951年ゲント大学医学部を卒業、53年父親の会社を後継して製薬企業ヤンセン社とした。56年薬学博士。

競輪選手だった友人の一人が覚醒剤中毒となったことから、その治療薬を創薬するため、自らのモルヒネ研究を発展させ、1958年、強力な抗幻覚作用（アンフェタミン拮抗作用）を持つハロペリドールを合成、その後多数の誘導体の合成に成功した。1984年には新しい神経遮断剤リスペリドンを合成し精神科薬物療法に寄与した。

ちなみにハロペリドールの日本での発売は1964年、リスペリドンは1996年。なおヤンセン社は彼の死の前年(2002年)にアメリカの企業ジョンソン＆ジョンソン社に売却され、ベルギーには工場だけが残された（ヤンセン・ファーマ）。

ヤンツァリーク, ヴェルナー

Werner Janzarik

1920-

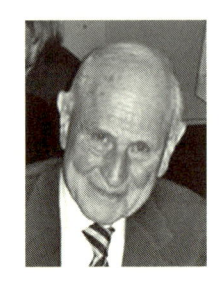

- ◆ ドイツ／大学精神医学／精神病理学
- ◆ 出生地：Zweibrücken
- ◆ 父親の職業：判事
- ◆ 主著：『統合失調症の経過』(1968、邦訳は1993)

◧軍役後（戦後）K・シュナイダー*のもとで精神科医として研修。司法精神医学研究を経て、うつ病性妄想、統合失調症の精神病理研究に従事。ハイデルベルク大学精神科教授(1973~88)。彼の精神病観はディルタイの構造心理学やレヴィン*のゲシュタルト心理学の影響をうけ、単一精神病論に近い。

ヤスパース, カール

Karl Theodor Jaspers

1883-1969 ★★★

- ◆ ドイツ→スイス／大学精神医学、哲学／了解心理学、記述的現象学
- ◆ 出生地：Oldenburg
- ◆ 父親の職業：銀行家

- ◆主著:『精神病理学総論』(1913、邦訳は1953/56)
- ◆死因:肺炎(87歳/Basel)
- ◆文献:Kolle: Bd.1, pp145-152, 1956

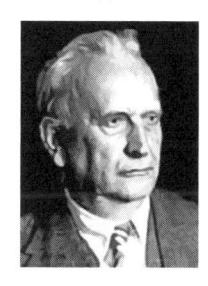

◼1883年2月23日オルデンブルクに銀行家の息子として生まれる。幼少期より気管支拡張症を病む。はじめハイデルベルク大学で法学を学ぶが、1902年医学に転じベルリン、ゲッチンゲン、ハイデルベルクの各大学で学んで1908年ニッスル*のもとで学位取得。そのままニッスルの助手となる。1910年ユダヤ人女性ゲルトルート・マイヤーと結婚。1913年精神医学領域での主著となる『精神病理学総論(Allgemeine Psychopathologie)』を著して心理学の教授資格を得、哲学部門へ移り、16年ハイデルベルク大学哲学員外教授となる。21年正教授となったが、33年にナチ政権が登場すると妻がユダヤ人であったため、次第に圧力を受け37年辞職を余儀なくされ、38年には著書が発禁処分となった。また、彼の妻に対する強制収容所送りの脅迫も度重なった。ナチズム期におけるこのような境遇は、同じ哲学者ハイデガー*がナチ党員となってフライブルク大学長に昇進したこととまさに好対照であった。ナチ・ドイツ敗戦の翌年、講演「ドイツ国民の罪」でヒトラー時代の犯罪に多数の国民が荷担していたとして議論を巻き起こした。また、アメリカによる原爆投下を批判した。

戦後ハイデルベルク大学はヤスパースの名誉回復と辞職の撤回を申し出たが、彼はそれに甘んじることなく48年スイスのバーゼル大学で教授職に就いた。また67年にはスイス国籍を取得し、69年2月26日バーゼルで死亡した。

➡ニッスル、ハイデガー、K・シュナイダー

ヤウレッグ ⇒ヴァグナー=ヤウレッグ

イェッセン, ペーター・ヴィラース

Peter Willers Jessen
1793-1875 ★

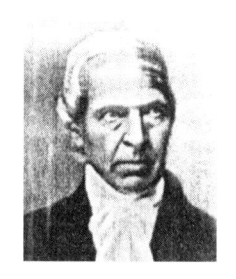

- ◆ドイツ/病院精神医学
- ◆出生地:Flensburg
- ◆父親の職業:書店主
- ◆死因:不明(82歳/Kiel)
- ◆文献:Kirchhoff: Bd.I, pp137-146, 1921

◼1793年9月13日フレンスブルクの書店主の息子として誕生。ゲッチンゲンとベルリンで医学を学び、ホルン*の影響を受けシャリテに勤務する。1819年シュレスヴィヒ公国での新しい精神病院建設のために招聘され帰郷、ピルナのゾンネンシュタイン精神病院、イギリスの精神病院などを見学し、1820年シュレスヴィヒ精神病院長となる。ザクセンベルク精神病院長フレミング*と親交。1844年退職し、キール大学に精神科を設置しようとした

が失敗、45年キールに私立精神病院を開く(「ホルンの家」)。1875年9月29日死亡。イェッセンは1833年ころから気分変調が目立ち、周期性うつ病だったともいわれる。
➡ホルン、フレミング

ホフレ, フアン・ジラベール

Juan Gilabert Jofré
1350－1417 ★

◆スペイン／宗教者
◆出生地：未詳

◧スペイン(アラゴン王国)のカトリック司祭。彼は1409年アラゴン王マルティンⅠ世から多額の寄付を得てバレンシアに精神病者収容施設を建設。そのためこの施設は「狂人のための王立精神病院」(Hospital Real de los Locos)と呼ばれた。精神病院史のうえで、この施設はヨーロッパでもロンドン・ベスレムやフィレンツェの聖マリア病院に並ぶ最も古いものの一つといわれる。写真は当時の病院内に立ち患者に説教するホフレの姿(右側)を描いた油彩画。

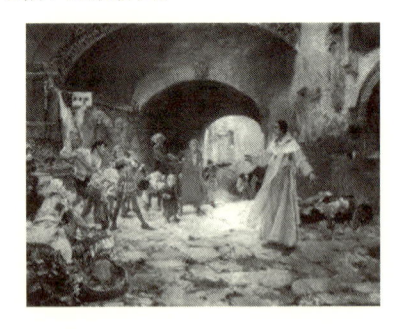

ヨリー, アブラハム

Abraham Jolly
生没年未詳

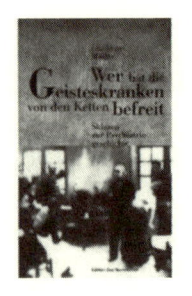

◆スイス／病院精神医学
◆出生地：不明

◧ジュネーヴの病院医。フランス革命以前の1787年、そこで精神病者を鎖から解放したといわれる。この事跡はピネル*による「解放神話」より明らかに早く、キアルージ*によるそれより1年あとのことになる。ヨーロッパにおける鎖解放の最初がいつであったのかは今日でも確定していない。写真はChristian Müllerによる『精神病者を最初に鎖から解放したのは誰か』(1998)と題する本の表紙であり、この問題が精神医学史上もなお未解決であることを示している。
➡ピネル、キアルージ、W・デューク

ヨリー, フリードリヒ

Friedrich Jolly
1844－1904

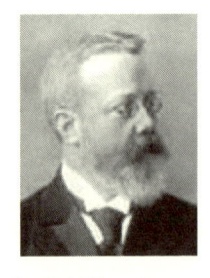

◆ドイツ／大学精神医学
◆出生地：Heidelberg

- ◆死因：大動脈瘤破裂（60歳／Berlin）
- ◆文献：Kirchhoff: Bd.II, pp223, 1924

■ハイデルベルク大学内科教授フィリップ・ヨリーの息子としてハイデルベルクに生まれ、1890年、ヴェストファール*の後任としてシャリテ教授となる。彼の在職中にシャリテの新病棟が完成した。1904年、大動脈瘤破裂で死去。

➡ヴェストファール

ジョーンズ, アーネスト

Ernest Alfred Jones

1879－1958　　　　　　　　　　★★

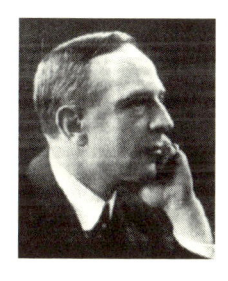

- ◆イギリス／精神分析
- ◆出生地：Glamorgan
- ◆父親の職業：エンジニア
- ◆死因：心臓病（79歳／London）
- ◆文献：Davies T.G.: Ernest Jones: 1879–1958. University of Wales Press, 1979

■1879年1月1日、ウエールズのグラモーガンでエンジニアの家庭に生まれ、ロンドン大学医学部に入学。ドイツ語を学び、卒後ミュンヘンのクレペリン*のもとへ留学。そこからチューリヒ大学精神病院（ブルグヘルツリ）へ行きユング*と知り合う。1908年ヴィーンにフロイト*を訪ね、終生変わらぬ友情関係を得る。同年カナダ・トロントへ移り、ホール*によるフロイトらのアメリカ招待に協力した。第一次大戦後イギリスへ戻ってイギリス精神分析協会（BPS）を設立し、初代会長にクライン*を推す。ナチズム期にはドイツに残ったユダヤ人分析家の支援に回り、38年フロイトのヴィーンからロンドンへの亡命に協力。戦後は3巻に及ぶフロイトの伝記（『フロイトの生涯』1957）を残した。またジョーンズは二度にわたり国際精神分析協会（IPV）の会長を務めた（1920〜24、32〜49）。44年に最初の心臓発作を起こし、58年2月11日ロンドンで死去。

➡S・フロイト, ホール

ジョーンズ, マクスウェル

Maxwell Jones

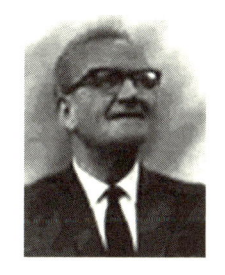

1907－90　　　　　　　　　　　★

- ◆イギリス／病院精神医学／Therapeutic Community
- ◆出生地：未詳（南アフリカ）
- ◆主著：『治療共同体を超えて』（1968、邦訳は1976）

■南アフリカに生まれる。5歳のとき父親がアルコール症で遁走、アメリカ生まれの母親はスコットランドへの移住を決意し、一家はエジンバラへ移り住む。同地の大学で医学を修め、1930年卒業後、精神病院に勤務。戦後の1949年ロンドンのベルモント病院へ移り、「治療共同体」構想を掲げて精神病院改革に取り組む。彼の取り組みは60年代の反精神医学にも

影響を与え、ヨーロッパ各国での精神病院改革に寄与した。
➡レイン、クーパー、バザーリア

ヨゼフⅡ世
Joseph II
1741－90　　　　　　　　　　★★

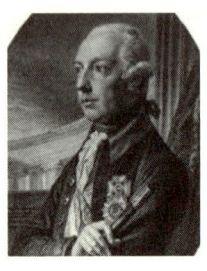

◆ オーストリア／政治家／啓蒙専制君主（マリア・テレジアの息子）
◆ 出生地：Wien

🔲 ヴィーンに最初の総合病院（Allgemeine Krankenhaus）を建設し、その裏手に1784年精神病者専用の収容施設「狂人塔（Der Narrenthurm）」(1869年閉鎖、以後博物館として現存、写真下）を設立した。その独特の円筒形から「皇帝ヨゼフのシフォンケーキ」(Gugelhupf）といわれた。この建築様式はベンサム*の構想からきている。また、同様の施設は、のちにプラハなどにも建設された。
➡ベンサム

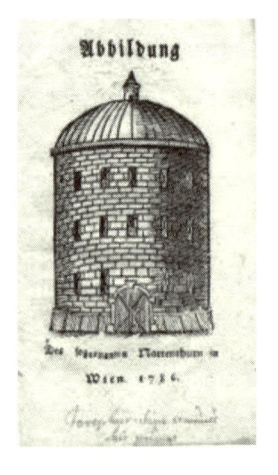

ユング, カール・グスタフ
Carl Gustav Jung
1875－1961　　　　　　　　　★★★

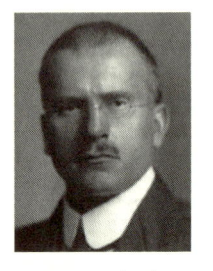

◆ スイス／精神分析／分析心理学
◆ 出生地：Keswil
◆ 父親の職業：牧師
◆ 主著：『心理学的類型』(1921、邦訳は1987)
◆ 死因：脳卒中（85歳／Zürich）
◆ 文献：Kolle: Bd.1, pp153-174, 1956

🔲 1875年7月26日、スイスの農村ケスヴィルに牧師の長男として誕生。すでに医学生時代、交霊術に興味を抱き、多数の交霊会に参加。1900年、ブルグヘルツリ（チューリヒ大学精神病院）に就職し、ブロイラー*の助手となる。1902年結婚（挙子5人）。1903年ころから言語連想テストに没頭、1904年、ブロイラーがフロイト*と文通をはじめたのを機に自らもフロイトと交流を始める。また同年、入院女性患者シュピールライン*の主治医となったが、彼女と恋愛関係となり、それがのちのフロイトとの関係破綻や病院辞職にも微妙な影響を与えたといわれる。1909年、ブルグヘルツリ病院を辞職して

開業。12年、フロイトの願望充足論とは異なる夢理論を発表したが、13年から破滅的ヴィジョンを見るようになり、その内容を自己分析するためにノートに書き記した（2009年、『赤の書』として出版）。このノートには、のちのユング心理学の重要概念となる元型、アニムス、アニマ、集合無意識などの構想が現れていた。第一次大戦中は兵役に就き、1920年代にフロイトとは異なる独自の「自己心理学」を構築した（ユングの体系は一般に「分析心理学」と総称される）。33年、ヒトラーが政権の座に就き、ユダヤ人分析医の迫害がはじまると、「アーリア的精神分析」を主張するドイツのマチアス・ゲーリングらの「国際一般医学精神療法学会」会長となり42年までその地位にあった。戦後ユングは、こうしたナチスとの関係を否認したが、ノーベル賞作家のケストナーらはナチズム期のユングの行動を批判した。戦後の48年、チューリヒにユング研究所（Jung-Institut）を設立し、自らの分析心理学の教育・普及に専念。61年6月6日脳卒中で死去。なおユングは人間を取り囲む自然界の神秘的事象に強い関心を抱き、神話、錬金術、宗教、UFOなどを広く研究したことでも知られる。さらに仏教をはじめとする東洋思想にも関心を抱き、日本からも河合隼雄らが彼の研究所に留学し、帰国後「日本ユングクラブ」を結成した。

➡ S・フロイト、E・ブロイラー、シュピールライン、ライマー

K

門脇　眞枝

Masae Kadowaki
1872－1925

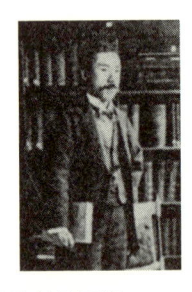

◆ 日本／病院精神医学
◆ 出生地：大根島

■山陰・松江近郊の大根島に小学校長の息子として生まれ、96年東大医学部を卒業後、巣鴨病院に勤務。いわゆる狐憑きの症例を研究し、疫学データも加え『狐憑病新論』(1902)を著す。またツィーエン*の教科書を翻訳し『精神病学』(1902)として紹介した。その後、東京精神病院(保養院)長となった。門脇は明治期に流行した狐憑きを疾病として規定し精神医学の対象に位置づけた。彼は丹毒のため松江で死去(53歳)した。

➡ツィーエン

香川　修徳

Shuutoku Kagawa
1683－1755　　　　　　　　★★

◆ 日本／漢方医学
◆ 出生地：姫路

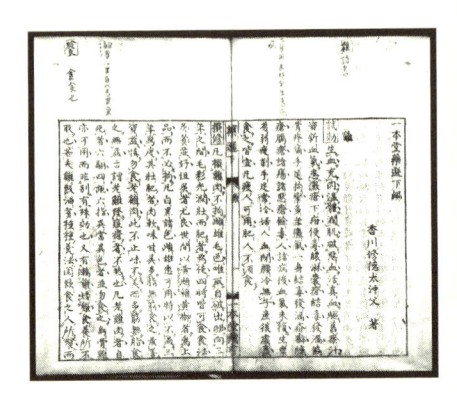

◆ 父親の職業：未詳
◆ 主著：『一本堂行余医言』(著述年未詳、1807刊行)

■温泉の効能を研究した後藤艮山の弟子で漢方医(古方家)。主著『一本堂行余医言』の第五巻において精神病を「癇」と総称し、「狂」「癲」「驚」の三症を区分し、いずれも「心気の流れの異常」によるとした。このほか「不食」と称する自験例を記述したが、これは今日の神経性食思不振症(Anorexia nervosa)に相当する。また治療法として吐剤を推奨した。同時期の漢方医・土田献*とは異なり、滝治療などの古くからの水治療に対しても肯定的な立場をとった。

➡土田

カールバウム, カール・ルードヴィヒ

Karl Ludwig Kahlbaum
1828－99　　　　　　　　★★★

◆ ドイツ／病院精神医学／緊張病

(Katatonie, 1874)
- 出生地：Neumark
- 父親の職業：運送業者
- 死因：糖尿病（70歳／Görlitz）
- 文献：Kirchhoff: Bd.II, pp87-96, 1924

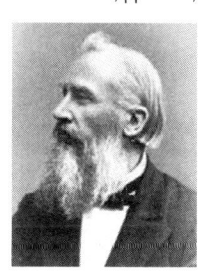

◧1828年12月18日、東プロイセンのノイマルクに運送業者の息子として生まれ、ケーニヒスベルク、ヴュルツブルク、ライプツィヒの各大学で医学を学ぶ。54年学位取得、56年東プロイセンのアレンベルク精神病院に勤務。ここで、のちに発表する緊張病の症例を得る。67年ライマー*の設立したゲルリッツの私立精神病院長となり、99年4月15日没した。彼の墓はゲルリッツ郊外の墓地にある。同名の息子はナチ空軍将校となり、戦没後に同所へ葬られた。カールバウムはゲルリッツへ移ったのちの74年、『カタトニーあるいは緊張性精神病』を出版したが、この疾病概念がクレペリン*によって早発痴呆の臨床亜型として取り上げられ、今日の国際疾病分類でも「統合失調症、緊張型」として残ることになった。一方、ブロイラー*やクライスト*は緊張病を症状群とし、レオンハルト*は「運動精神病（Motilitätspsychosen）」の一型として非定型精神病に組み入れた。なお、アレンベルク精神病院で部下として勤務していたヘッカー*は破瓜病を記載し、これも今日、統合失調症の一亜型とされている。

➡ライマー、クレペリン、レオンハルト、ヘッカー

梶原　性全

Shouzen Kajiwara

1265（66?）－1337

- 日本／僧医
- 出生地：未詳
- 主著：『頓医抄』（1301）

◧鎌倉期の僧医。経歴未詳。宋医学の先進的知識を和文でまとめた『頓医抄』には、日本で初めての人体解剖図（写真）が挿入され、自らの自験例をもとに著した『万安方』（1315）には「癲」や「狂」への処方とともにアルコール性精神病に相当する「酒風（中酒）」への漢方処方が記されている。

第二章　中世の医学

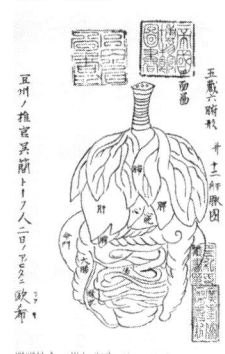

梶原性全の著書『頓医抄』の解剖図

この時代の医書としては、まずわが国に伝えた人であるが、宋に留学したときの経栄西の『喫茶養生記』

神戸　文哉

Bunsai Kanbe

1848－99　　★★

- 日本／病院精神医学
- 出生地：小諸
- 父親の職業：藩士
- 主著：モーズレー『精神病約説』（1876）
- 死因：脳出血（51歳／京都）

◆文献：西丸四方『精神医学の古典を読む』みすず書房、p69、1989

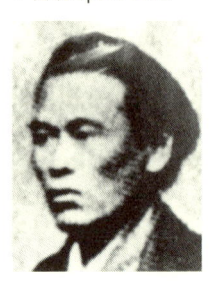

◧1848年小諸に生まれ、江戸に出て1871年大学東校に入学、1875年京都療病院（現・京都府立医科大学の前身）医師となる。同年、岩倉大雲寺の茶屋群における精神障害者の素人的扱いを不当とした薩摩出身の京都府知事・槇村正直が明治の廃仏毀釈で解体された南禅寺の一角に京都癲狂院を設立すると、院長の真島利民のもとに医師として赴任した。そこで神戸は、レイノルズ*の内科全書の中にモーズレー*の記した精神医学の章を邦訳し、『精神病約説』（3巻）として公刊した（京都癲狂院私家版、写真下）。これが日本における最初の精神医学翻訳本となる。神戸はその後89年に開業し、99年脳出血により世を去った。

➡モーズレー、土屋

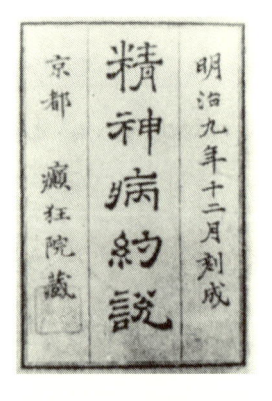

カンディンスキー，ヴィクトア・クリサンフォビッチ
Viktor Khrisanfovich Kandinsky
1849−89

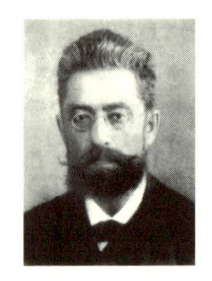

◆ロシア／患者
◆出生地：未詳（シベリア）
◧ロシアの医師、1877年露土戦争従軍中に気分変調、幻覚妄想などの症状で発病。画家ワシリー・カンディンスキーの叔父。1889年大量のモルヒネで自殺。彼の精神病体験は、生前の手記をもとに死後になって刊行された（1980）。

カナー，レオ
Leo Kanner
1894−1981　　　★★

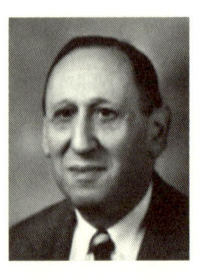

◆オーストリア→ドイツ→アメリカ／児童精神医学／「早期幼児自閉症（Early Infantile Autism）」（カナー症候群、1943）
◆出生地：Klekotow
◆主著：Child Psychiatry, 1925
◆死因：老衰（86歳／Sykesville）

◆ 文献：Bender, L.: In memoriam Leo Kanner, M.D. June 13, 1894–April 4, 1981. J Am Acad Child Psychiatry 21: 88–9, 1982

◧ 1894年6月13日ガリシアのクレコトウに生まれ、1913年ベルリン大学医学部へ入学したが第一次大戦に召集されたため学業を中断。戦後の19年に卒業した。24年アメリカへ移住し、サウスダコタの精神病院で助手の職に就く。30年ジョンズ・ホプキンス大学に全米初の児童精神医学の講座を開き、43年「早期幼児自閉症（EIA）」を論文に発表した。これは偶然にもオーストリアのアスペルガー*が自閉症の発達障害例（いわゆるアスペルガー症候群）を発表した年とほぼ重なるが、両者に交流はなかったといわれる。カナーのEIAはアスペルガーのそれに対して「カナー型自閉症」ともよばれる。彼は59年退官し81年4月3日（別説4日）に死去した。

　彼の著した『児童精神医学』は当該領域のバイブルとされ、長く版を重ね各国語に翻訳された（邦訳は1974）。
「分裂病者とは空中に家を描いてそこに住む者、神経症者とは木の上に家を建てて住む者、精神科医とは彼らから家賃を取って生活している人間のことだ」

→アスペルガー

カント，イマヌエル

Immanuel Kant

1724–1804　　　　　　　　　　　★★★

◆ ドイツ／観念論哲学、心理学
◆ 出生地：Königsberg
◆ 父親の職業：皮革職人
◆ 主著：Anthropologie in pragmatischer Hinsicht, 1798
◆ 死因：老衰（79歳／Königsberg）

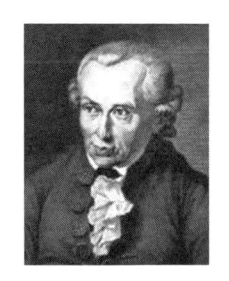

◆ 文献：『哲学事典』平凡社、1921

◧ 1724年ケーニヒスベルクに生まれ同地の大学で神学・哲学を修める。1746年卒業後は家庭教師を経て55年同大学講師となる。ニュートンやライプニッツの自然哲学の影響を受け天文学を研究、心霊学に批判的で感性より悟性を重んじる。70年同大学で論理学・哲学の正教授となる。81年『純粋理性批判』88年『実践理性批判』90年『判断力批判』を著し、自らの批判哲学を完成させる。96年引退し、1804年の死まで一歩もケーニヒスベルクから出ることはなかった。

　カント哲学は19世紀初頭のロマン主義台頭により一時すたれたが、後半の自然科学主義とともに再評価され、いわゆる新カント学派を生んだ。また、『実践的観点から見た人間学』（1798年）を著し、精神病を有熱性のデリリウムと無熱性の狂気（Verrücktheit）に分類し、後者は「悟性の誤り」に基づくものとして、その治療には哲学者が適当とした。カントは生涯独身で規則正しい生活をしたことでも知られる。その死の3カ月前から病床にあったという。

加藤　照業

Teruaki Kato

1822–1906

◆ 日本／病院精神医学

◆出生地：越前国

■越前出身、大坂で漢医について修業し、精神病の治療を志して上京し1875年本郷で開業。1878年拡張して私立精神病院（加藤瘋癲病院）としたが1898年失火により全焼、加藤は責任を感じて廃院とした。

明治維新以降、日本最初の私立精神病院となった加藤瘋癲病院（写真は当時の絵葉書）。その所在地は文京区西片１丁目に相当し、近所に明治の女流作家・樋口一葉の住まいがあった。

➡榊、相馬

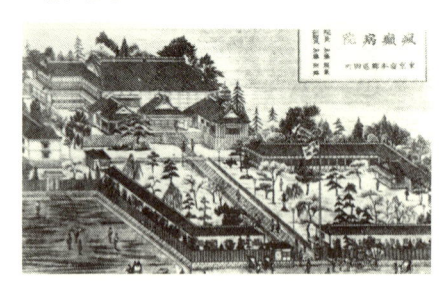

佳子（内親王）

Keiko（Keishi）

未詳

◆日本／患者／後三条天皇の第三皇女
◆文献：小俣、pp54-62、1998

■29歳（1072年ころ）「髪を乱し、衣を裂き、帳に隠れて、物言わず」という状態になり「霊告により」京都・岩倉大雲寺（密教寺院、10世紀建立）に籠もらせて霊泉を飲用させたところ平癒したと伝えられる（『扶桑略記』）。この故事にちなみ、遅くとも江戸期には遠方からも多数の精神障害者とその家族が大雲寺へ参籠に訪れたため、近辺に4軒の茶屋（旅館）が設けられ、明治期以降そこから二つの精神病院が派生する。写真は大雲寺・観音堂（閼伽井の井戸）。

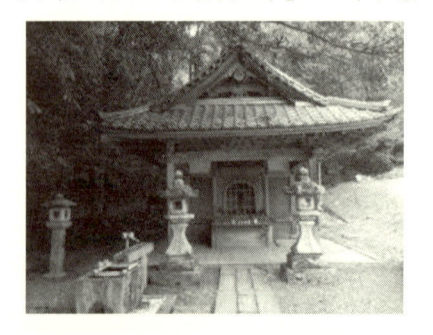

➡土屋、スティーダ

カーンバーグ, オットー

Otto Friedemann Kernberg

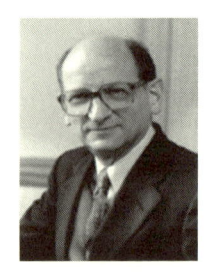

1928- ★★

◆オーストリア→チリ→アメリカ／精神分析／Borderline-Organization、境界型人格障害の精神分析
◆出生地：Wien
◆主著：『対象関係論とその臨床』（1976、邦訳は1983）

■1928年9月10日ヴィーンに生まれ、39年ユダヤ人であるがゆえ一家でチリへ亡命する。チリで医学を学び、チリ精神分析協会で分析のトレーニングを指導する。59年ロックフェラー財団留学生としてジョンズ・ホプキンス大学病院へ留学し、61年移民としてアメリカに住み、メニンガー記念病院に勤務。転移に焦点を当てた精神分析療法にもとづき境界例の治療

研究に携わり、74年コロンビア大学、ついで76年コーネル大学精神科教授となる。95～2001年国際精神分析協会長。彼の妻は2006年に他界。

➡コフート、マスターソン

ケルナー, ユスティヌス

Justinus Andreas Christian Kerner
1786－1862　　　　　　　　　　★★★

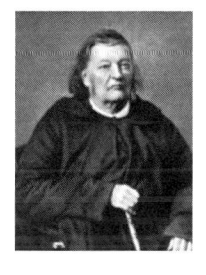

- ◆ ドイツ／内科医／ロマン派詩人、クレクソグラフィー（ロールシャッハ・テストの起源）
- ◆ 出生地：Ludwigsburg
- ◆ 父親の職業：役人
- ◆ 死因：うつ状態（75歳／Weinsberg）
- ◆ 文献：Grimm, G:Ausgewählte Werke, Reclam, 1981

◧1786年9月18日ルードヴィヒスブルク市の役人の第6子として生まれる。一家は95年マウルブロンへ転居したが、そこで少年ケルナーは心身症になり、ハイルブロンの磁気治療師グメリンの施術を受け1年ほどで回復する。99年父親は死亡し、一家は再びルードヴィヒスブルクへ戻り、ケルナーは医学を学んで1819年ヴァインスベルク市で開業、同時に市専従医となる。26年、郊外のプレフォールスト村に住む女性フリーデリケ・ハウフェが発熱とけいれんで受診し、ケルナーは磁気的暗示療法で回復させた。ハウフェはトランス状態で預言を行い、ケルナーはそれを記録して29年に出版した（『プレフォールストの千里眼女』）。この著書にはテュービンゲン大学教授エッシェンマイヤー*が考察を付し、たちまちハウフェは「千里眼女」として有名になった。またケルナーの医院も著名となり多くの磁気療法関係者が訪問するようになった。しかし晩年妻を亡くしてから次第に視力を失い、うつ状態となり、62年2月21日死亡した。この晩年に至って、落ち葉にインクをたらし紙に押し当てて二つに折り、偶然現れる左右対称の図を楽しむという当時の子どもの遊び（インクのシミ遊び＝クレクソグラフィー）に興じ、図に文字を入れたり自作の詩を付けたりした。このケルナーのクレクソグラフィーにヒントを得たのがスイスの精神科医ロールシャッハ*であり、それがロールシャッハ・テストの起源といわれる。ケルナーはまた、1856年にはメスメル*の伝記を著している。ケルナーのクレクソグラフィーをはじめ、詩や自伝などはグリムの編纂した『ケルナー選集』として刊行された（文献参照）。

➡ロールシャッハ、メスメル、エッシェンマイヤー

カークブライド, トーマス

Thomas Kirkbride
1809－81

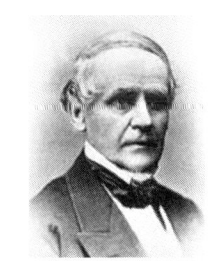

- ◆アメリカ／病院精神医学
- ◆出生地：Morrisville
- ▣アメリカ精神医学会（APA）創設者の一人、クエーカー教徒の医師。精神病院改革者かつ精神病院設計者（3棟型形式の"カークブライド・モデル"）。彼の設計によるアメリカ最初のそれはディックス*の提唱になるトレントンのニュージャージー州立精神病院だった（1847年設立、48年開院）。
- ➡ディックス

クレージ, ヤコブ

Jakob Klaesi

1883－1980　　　　　　　　　　★

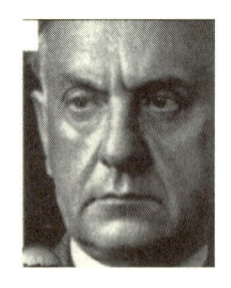

- ◆スイス／大学精神医学／持続睡眠療法（1920）
- ◆出生地：Luchsingen
- ◆死因：老衰（97歳／Knonau）
- ◆文献：Haenel, T: Jakob Klaesi zum 120. Geburtstag, Nervenarzt, 74; 471-475, 2003
- ▣1883年5月29日スイス東部のルヒジンゲンに生まれ、1909年チューリヒ大学医学部を卒業し、オイゲン・ブロイラー*の助手を経て15年同大学病院医長となる。20年、持続睡眠療法を導入。23年、バーゼル大学精神病院に外来を創設、33年、ベルン大学精神科正教授、50年同大学長。退任後はチューリヒ州のクノナウに私立精神病院を開設し、長く精神療法に従事した。1980年8月17日死去、彼は97歳の長寿を全うした。
- ➡E・ブロイラー

クラーゲス, ルードヴィヒ

Ludwig Klages

1872－1956

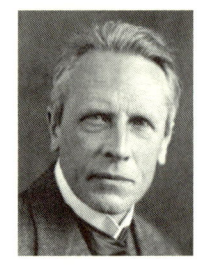

- ◆ドイツ→スイス／生命論（生気論）哲学
- ◆出生地：Hannover
- ◆主著：『性格学の基礎』（1926/1951、邦訳は1957）
- ▣ドイツ生まれの哲学者。自我の哲学に対して「エスの哲学」の必要を説き、意識の制御を脱した心情的部分を「エス」と呼んだ（1910）。この言葉がのちのフロイト*に無意識をあらわす概念として取り込まれる。第一次大戦勃発に際してスイスへ移住。スイスで死去（84歳）。
- ➡S・フロイト、グローデック

クライン, メラニー

Melanie Klein

1882－1960　　　　　　　　　★★★

- ◆オーストリア→イギリス／精神分析／対象関係論
- ◆出生地：Wien
- ◆父親の職業：医師
- ◆死因：癌（78歳／London）
- ◆文献：セイヤーズ：pp316-400, 1993

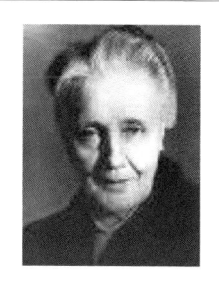

◆1882年3月30日、ガリシア出身のユダヤ人医師の第4子としてヴィーンに生まれる。1903年又従兄のアルトゥール・クラインと結婚し2児をもうける。しかし、出産・育児などのストレスからうつ状態となり、夫の勤務先のブダペストでフェレンツィ*の分析治療を受ける。その影響で自身の子どもの児童分析をはじめ、1919年ハンガリー精神分析協会の会員となった。20年アブラハム*の招きでベルリンへ移り、広く幼児の遊びの解釈を通じてさらに児童分析を進め、母子間の対象関係に着目した「対象関係論」を構築しはじめる。25年、アブラハムが死ぬとロンドンのE・ジョーンズ*の招きでイギリスへの移住を決意し、翌年開設されたロンドン精神分析クリニックに勤務。1960年9月22日癌で死亡した。クラインは対象関係論の中で「抑うつポジション」「躁的防衛」「パラノイド・ポジション」「分裂(spritting)」などの新しい概念を提示し、パーソナリティ障害の精神分析療法にとって重要なモデルを提供した。また、1938年、ヴィーンからロンドンへ亡命したアンナ・フロイト*とは同じ児童分析を巡って対立した。しかしイギリスのフェアベアン*らはクラインの理論を擁護した。

➡フェレンツィ、アブラハム、E・ジョーンズ、A・フロイト、フェアベアン

クライスト, カール

Karl Kleist

1879-1960　　　　　　　　　　★★

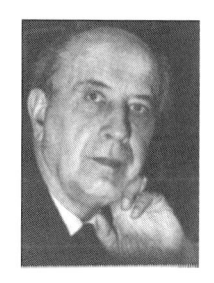

- ◆ドイツ／大学精神医学
- ◆出生地：Mülhausen
- ◆父親の職業：未詳
- ◆主著：Gehirnpathologie, 1934
- ◆死因：不明(81歳／Frankfurt)
- ◆文献：Bartsch JM, Neumärker K, Franzek E, Beckman H: Karl Kleist, 1879-1960, Am J Psychiatry 157:5, 2000

◆1879年1月31日アルザスのミュールハウゼンに生まれ、シュトラスブルク、ベルリン、ミュンヘンの各大学で医学を修め、1905年ハレ大学精神科助手となる。1908年フランクフルトのエディンガー*およびミュンヘンのアルツハイマー*に神経病理学を学び、第一次大戦での軍医従軍を経てロシュトック大学精神科教授となり、20年フランクフルト大学精神神経科教授となった。ナチズム期の40年党員となり軍精神科医として勤務。第二次大戦後は新しく組織された同大学で神経病理研究所長を務め(1950〜60年)、1960年12月26日に死亡した。クライストの精神病理論はヴェルニッケ*の脳局在論から出発しており、大脳のみならず辺縁系や脳幹の役割を重視し、脳局在症状をもとに精神病の分類を試みるに至った。レオンハルト*はこの分類に遺伝的要因

を加味し、さらに細分化させた。
➡ヴェルニッケ、レオンハルト

クレイトマン, ナサニエル

Nathaniel Kleitman
1895－1999

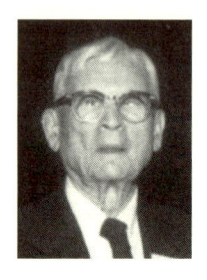

- ロシア→アメリカ／神経生理学／逆説睡眠（レム睡眠）相（1953）
- 出生地：Kishinev
- 主著：『睡眠と覚醒』（1963、邦訳は2013）
- 死因：老衰（104歳／Los Angeles）

◧モルドバのキシニョフに生まれ1915年アメリカへ移住。シカゴ大学で生理学を修め睡眠研究で学位取得。のちシカゴ大学教授。睡眠中に眼球が急速に運動する時間帯があることを発見しREM（Rapid Eye Movement）睡眠相と名付けた。その著書『睡眠と覚醒』（1963）は睡眠研究の問題点を広く網羅し、その後の研究に道を拓いた。

コフート, ハインツ

Heinz Kohut
1913－81 ★★

- オーストリア→アメリカ／精神分析／自己心理学
- 出生地：Wien
- 父親の職業：製紙工場主
- 主著：『自己の分析』（1971、邦訳は1994）、『自己の修復』（1977、邦訳は1995）、『自己の治癒』（1984、邦訳は1995）
- 死因：白血病（68歳／Chicago）
- 文献：Stepansky, PE., and Arnold, G.: Kohut's Legacy: Contributions to Self Psychology. The Analytic Press, 1984

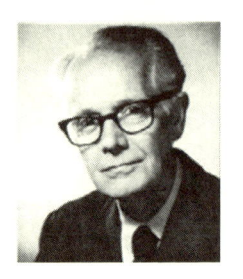

◧1913年5月3日ヴィーンにユダヤ系製紙工場主の息子として生まれる。19歳でヴィーン大学医学部へ入り、1938年学位取得。在学中よりフロイト*に憧れ、6月4日の亡命に際してはヴィーン西駅へフロイトを見送りに行く。自らも39年3月イギリス経由でアメリカへ亡命。シカゴ大学で神経科レジデントとなり44年神経学助教授。46年精神医学に転じ、シカゴ精神分析研究所のメンバーとなる。64年アメリカ精神分析学会長、69年国際精神分析学会長に立候補するがアンナ・フロイト*の反対で辞退。独自の自己愛理論とそれに基づく自己心理学を構築し、78年自己心理学会を結成したが、71年に診断された白血病の悪化により1981年10月8日シカゴの自宅で死亡した。理想化転移、鏡転移、双子転移などの概念を治療技法に取り入れ、自己愛性障害の精神療法に新機軸を導入した。1984年に公刊された『自己の治癒』は遺作。コフートはフェレンツィ*、ランク*、ライヒ*らと同列の精神分析治療技法修正派に属すると考えられる。

➡ S・フロイト、フェレンツィ、ランク、ライヒ

コルク, シュレーダー・ファン・デア

Jacobus Ludoricus Conradus Schroeder van der Kolk

1797－1862

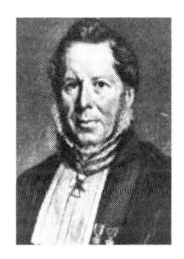

- ◆ オランダ／大学精神医学
- ◆ 出生地：Leeuwarden
- ◆ 父親の職業：数学教師

■オランダの精神病院改革者。グローニンゲンで医学を学びアムステルダムのボイテン保養所（けんさん）で研鑽し、1827年ユトレヒト大学精神科教授となる。1841年精神病院法を起草、フランスのPh・ピネル*らにならいオランダでの精神病院改革に着手。オランダ最初の精神医学講義を行った。

コレ, クルト

Kurt Kolle

1898－1975　　　　　　　　　　★

- ◆ ドイツ／大学精神医学
- ◆ 出生地：Kimberley
- ◆ 父親の職業：細菌学者
- ◆ 主著：『学生と医師のための精神医学教科書』(1943、邦訳は1963)、Große Nervenärzte, 3Bd., 1956-63
- ◆ 死因：認知症 (77歳／München)
- ◆ 文献：小俣和一郎『ドイツ精神病理学の戦後史』現代書館、2002

■1898年、南アフリカのキンバリーに生まれる。1923年医学部卒業後、ザクセンベルク州立精神病院で助手となる。その後キール大学でシュテルツにつき1930年教授資格を得る。33年フランクフルトで開業。37年ナチ党員、第二次大戦中は軍医として応召、戦後開業生活に戻ったが、52～66年、ミュンヘン大学精神科教授となる。1953年、西ドイツで強制収容所被害者らを補償する「連邦補償法」(BEG) が成立すると、生還者の精神状態の診断鑑定業務に従事し、その結果を論文にまとめた。彼は認知症のため、かつての自らの職場であったミュンヘン大学精神病院に入院したまま死亡した。コレは精神医学教科書を著すとともにドイツ語圏の近代精神医学史を学者中心にまとめあげ、大著『Große Nervenärzte』(全3巻) を編集し刊行した (1956～63)。

コルサコフ, セルゲイ・セルゲイヴィッチ

Sergei Sergeevich Korsakow

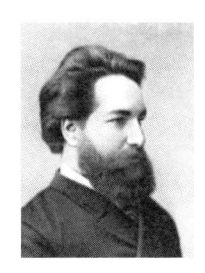

1854　1900　　　　　　　　★★★

- ◆ ロシア／大学精神医学／コルサコフ症候群
- ◆ 出生地：Gus-Khrustalny (モスクワ南方)
- ◆ 父親の職業：ガラス工場事務長
- ◆ 死因：心筋梗塞 (46歳／Moscow)
- ◆ 文献：Kolle: Bd.3, pp86-94, 1963

■1854年2月3日、モスクワ南方のグス

－クルスタルニでガラス工場管理者の息子として誕生。1870年モスクワ大学医学部入学、75年卒業してプレオブランシェンスキ精神病院に就職した。翌76年、神経科医で有名なコジェウニコフの私立病院で研修し、再びプレオブランシェンスキに戻り、88年まで助手を務めた。88年、コジェウニコフの推薦で新設されたモスクワ大学精神科の教授となる。89年、のちにコルサコフ症候群と呼ばれる病態（震顫せん妄）を記載、91年にはクレペリン*の早発痴呆と同様の病態をDysnoiaとして記載したが、1900年5月14日、心筋梗塞のため急死した。彼の死後、ロシア最初の精神医学専門雑誌が発刊され、その表紙には今日に至るまで彼の肖像画が載せられている。

古澤　平作

Heisaku Koz(s)awa

1897－1968　　　　　　　　　　★

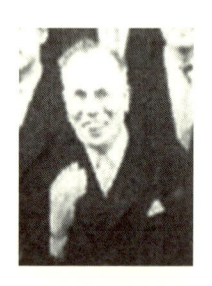

◆ 日本／精神分析／阿闍世コンプレックス（1931）
◆ 出生地：厚木
◆ 父親の職業：未詳
◆ 死因：脳梗塞（71歳／東京）
◆ 文献：小此木啓吾：古沢平作、臨床精神医学、8: 811-820、1979

■1897年7月16日神奈川県厚木に生まれる。東北大学医学部卒、日本に初めて精神分析を紹介した当時の精神科教授・丸井清泰*の影響を受け、ヴィーンのフロイト*に師事すべく1931年渡航、フェーデルン*指導のもと、ハンス・ステルバに教育分析を受ける。帰国後の1933年に東京で自宅開業。1949年、のちの55年に日本精神分析学会となる精神分析研究会を創設、1952年、雑誌『精神分析研究会報』創刊、日本における精神分析療法の先駆者となる。古沢は61歳のとき境界例と思われる患者の分析療法の最中に脳梗塞を起こし、10年間の闘病を経て68年10月5日死去した。開業医時代を通じて、懸田克己、土居健郎*、西園昌久、小此木啓吾ら、戦後の日本の代表的精神分析研究者が師事した。

➡丸井、土居、S・フロイト、フェーデルン

クレペリン，エミール

Emil Kraepelin

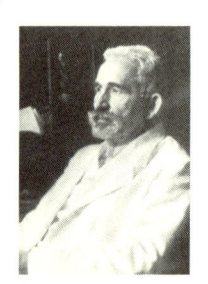

1856－1926　　　　　　　　　★★★

◆ ドイツ／大学精神医学
◆ 出生地：Neustrelitz
◆ 父親の職業：音楽教師
◆ 主著：『精神医学教科書』（1883-1927、邦訳［抄訳］は1986-93）
◆ 死因：冠動脈硬化／感染症（70歳／München）
◆ 文献：Hippius, H., Peters, UH., Ploog, D. hrg.: Emil Kraepelin Memoirs, Springer, 1987

◆1856年2月15日、ドイツ東部のノイシュトレリッツに音楽教師の末息子として誕生。父親の友人医師の影響で早くから医師を志す。1874年ライプツィヒ大学医学部入学、78年医師資格。その後ミュンヘンのグッデン*のもとで4年間研修しライプツィヒに戻りフレクジヒ*の助手となる。しかしヴント*の実験心理学教室へ出入りしたことでフレクジヒの怒りを買い解雇されヴントの助手となる。83年、のちの教科書の基となる『精神医学概要』を公刊。同年グッデンのもとで教授資格を得る。84年シレジアのロイブス精神病院へ赴任、結婚。85年ドレスデン総合病院精神科医長となる。86年エミングハウス*の後任としてドルパート大学精神科教授となり、『精神医学教科書』第2、第3版を著す(第1版は先の『概要』)。91年ハイデルベルク大学教授、アルツハイマー*、ニッスル*、ガウプ*らの助手に恵まれる。この時代に彼の精神病疾病体系が構築される。

　1903年ミュンヘン大学教授となりバイエルン地方政府の許可のもと東南アジアへ調査旅行、今日の比較文化精神医学の基となった「民俗心理学」を構想。ミュンヘンでは独立した精神医学研究所の設立に意欲を燃やし第一次大戦にもかかわらず研究所の創立にこぎつける(1918年)。1922年ミュンヘン大学教授を退官したが死ぬまで研究所長を務めた。1925年念願の世界旅行を企図してアメリカへ旅行、翌年インド旅行を企画したが、26年10月7日冠動脈硬化に基づく感染症(肺炎)により死亡。娘のアントニーはのちに精神科医となった。クレペリンの墓はハイデルベルクにある。彼の教科書は次々に改版され、1915年には第8版が出た(頁数も大幅に増えて2千頁を超えた)。その死後、弟子のランゲ*によって第9版が出版された(1927年)。クレペリンの疾病体系は今日の精神疾患に関する国際的分類診断基準(ICDおよびDSM)の基になっている。

➡フレクジヒ、ヴント、アルツハイマー、ニッスル、ガウプ、ランゲ

クラフト＝エビング, リヒャルト・フォン

Richard von Krafft-Ebing
1840－1902　　　　　　　　　　★★★

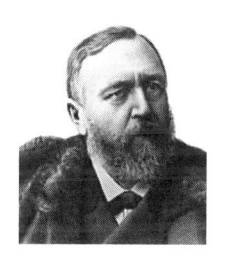

◆ ドイツ→オーストリア／大学精神医学／Psychopathia sexualis (1886)、"Dämmerzustand" (1879)
◆ 出生地：Mannhoim
◆ 父親の職業：大公国役人
◆ 主著：Lehrbuch der Psychiatrie, 1879
◆ 死因：脳卒中 (62歳／Graz)
◆ 文献：Kirchhoff: Bd.II, pp173-183, 1924

◆1840年8月14日マンハイム生まれ。学友エルプ*とともにハイデルベルク大学に学び1863年チューリヒでグリージンガー*の講義を聴く。同年医学博士号取得。1864年5月ロラー*の招きでイレナウへ赴任し助手となる。その後普仏戦争で軍医として従軍し帰還後ライプツィヒ大学で教授資格を得る。1872年、ドイツ帝国に併合されたアルザスのシュトラスブルクに初めて精神科が新設されることになり初代教授として迎えられる。しかし精

神病院が併設されなかったため、73年オーストリアのグラーツ大学精神病院へ移り、教授兼院長となる。その後1889年ヴィーン大学精神科第一の教授となった(第二はマイネルト*)。1894年オーストリア精神神経学会長となったが、1902年三叉神経痛に苦しみ教授職を辞しグラーツへ戻った。同年、数回の脳卒中発作ののち12月22日死去。

彼は1879年に『精神医学教科書』を著し、「朦朧状態(Dämmerzustand)」の語を作った。この教科書は東大の榊俶*が移入して講義に用いたといわれる。また、Psychopathia sexualis(性的精神病質)の概念を提唱し、異常性欲の問題を疾患として、また司法精神医学の対象として先駆的に扱ったことでも知られる。

➡エルプ、ロラー、マイネルト、榊

クレッチュマー, エルンスト

Ernst Kretschmer

1888−1964 ★★★

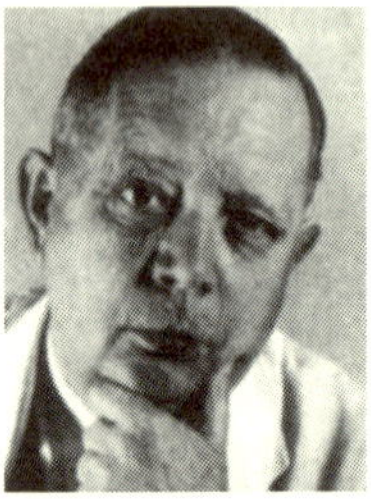

- ドイツ/大学精神医学/「失外套症候群」(1940)
- 出生地:Heilbronn
- 父親の職業:牧師
- 主著:『体格と性格』(1921、邦訳は1968)、『敏感関係妄想』(1918、邦訳は1961)
- 死因:老衰(76歳/Tübingen)
- 文献:Eckart, W., Gradmann, C. hrg.: p192, 2001

◆1888年10月8日ハイルブロン近郊のヴュステンロートに牧師の子として生まれ、テュービンゲン、ミュンヘン、ハンブルクの各大学で神学と医学を学んだ。1913年テュービンゲン大学でガウプ*の助手として精神科医生活をはじめ、18年教授資格。26〜46年マールブルク大学精神科教授、46〜59年テュービンゲン大学精神科正教授。彼の精神医学はガウプのもとでの妄想研究にはじまるが、病前の性格特徴と発症に関与する状況(鍵体験)を加味し、独自の「敏感関係妄想(Der sensitive Beziehungswahn)」を記述したところに特徴がある。また、内因精神病の体格(身体素因)と性格(気質、精神素因)を研究し、細長型、肥満型、闘士型の体格特徴に分裂型、循環型、粘着型などの性格を対応させ、それぞれ「統合失調症」「躁うつ病」「てんかん」の3大疾病におおむね対応するとした。

クレッチュマーはまた「失外套症候群(apallisches Syndrom)」の最初の記載者としても知られる。ヒステリー研究も行い、下層意志機制、段階的催眠療法などの独自の概念を構想した。30年ゾンマー*の後任として「一般医学精神療法学会」長となったが、33年ヒトラー政権のもとで発足した〝アーリア的〟精神療法学会への組織移行とともに辞任した。しかしクレッチュマーのナチズム期における行動に対しては近年批判が起こり、ナチ断種法への協力、「安楽死」作戦(T4作戦)におけるベルンブルク精神病院でのガス室見学などの行為から、彼がナチに対して距離を置いていたとの従来からの見方は見直されつつある。なお彼の息子ヴォルフガングも精神科医となり、のちテュ

ービンゲン大学精神科教授を務めた。
➡ガウプ、ゾンマー、マウツ

キューブラー＝ロス, エリザベート

Elisabeth Kübler-Ross

1926－2004　　　　　　　　　　★★

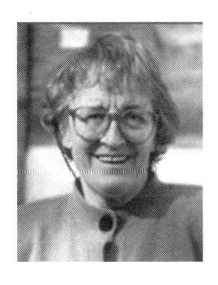

◆ スイス→アメリカ／精神分析／臨死の5段階説
◆ 出生地：Zürich
◆ 父親の職業：会社重役
◆ 主著：『死ぬ瞬間』（1969、邦訳は1971）
◆ 死因：脳卒中（78歳／Scottsdale）
◆ 文献：鈴木晶訳『死ぬ瞬間』中公文庫、2001

◨1926年7月8日チューリヒに会社重役の三つ子姉妹の長女として誕生。1945年の第二次大戦終了後、ボランティアの一員として訪れたナチ強制収容所の一つマイダネックのガス室跡で、その壁に残されていた子どもの絵に蝶が描かれていたことから臨死者の心理に関心を抱く。

その後チューリヒ大学で医学を学び57年医学博士となり、ユダヤ系アメリカ人エマヌエル・ロスと結婚しアメリカへ移住する。マンハッタン州立病院、コロラド大学病院などで多数の末期患者にインタビューを重ね、有名な「死の5段階説」（否認・怒り・取引・抑うつ・受容）を提唱する。

65年シカゴ大学で「死とその過程」に関するセミナーをはじめる。のちには精神医学的立場を捨て、死後の生と輪廻転生を信じて宗教活動に入った。夫とも離婚し、84年ヴァージニア州に土地を購入して宗教団体「シャンティ・ニラヤ」を主宰したが、95年以降何度かの脳卒中発作に見舞われ、車椅子生活となり、2004年8月24日アリゾナ州スコッツデイルの自宅で死亡した。

エイズ患者のためのホスピス建設計画をもっていたが、実現しなかった。

クーン, ローランド

Roland Kuhn

1912－2005　　　　　　　　　　★★

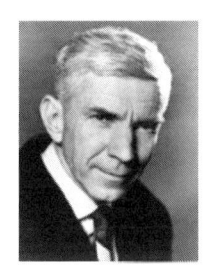

◆ スイス／病院精神医学／三環抗うつ剤イミプラミンの発見者（1956）
◆ 出生地：Biel
◆ 父親の職業：書店主
◆ 死因：不明（93歳／Scherzingen）
◆ 文献：Pongratz, LJ. hrg.: Psychiatrie in Selbstdarstellungen. Huber, pp219-257, 1977

◨1912年3月4日スイス・ベルン州のビールで書店主の息子として生まれ、ベルンおよびパリ大学で医学を学び、37年学位取得。ベルン大学精神科を経てミュンスターリンゲン精神病院に勤務し、戦後の56年、当初は統合失調症に対して試用したが効果のなかったイミプラミンの抗うつ効果を発見し、それが翌年、世界最

初の三環系抗うつ剤となって製品化された（日本では59年に商品名トフラニールとして発売）。71〜80年同病院長を務めたのちミュンスターリンゲンで開業。2005年10月10日シェルツィンゲンの自宅で死去。彼のイミプラミンの効果発見以降、多数の三環系抗うつ剤（TCA）が主要製薬メーカーにより開発・販売され、うつ病の薬物療法が世界中に広まった。

呉　秀三

Shuzo Kure
1865-1932　　　　　　　　　　★★★

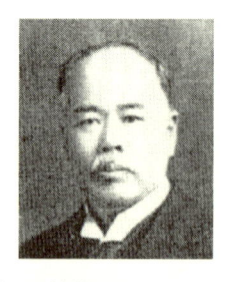

- ◆日本／大学精神医学
- ◆出生地：東京
- ◆父親の職業：侍医（漢方医）
- ◆主著：『精神病学集要』(1894/95)
- ◆死因：尿毒症＋糖尿病（66歳／東京）
- ◆文献：秋元波留夫：呉秀三、臨床精神医学、7; 1417-1439、1978

◖広島藩（浅野家）の侍医・呉黄石の三男として江戸に生まれる。1890年東大医学部卒後、精神病学教室助手となる。1896年助教授。1897年、教授だった榊俶*が病没、1900年ヨーロッパへ留学し、ヴィーン大学でクラフト=エビング*、オーバーシュタイナー*らに学び、ハイデルベルク大学でクレペリン*とニッスル*に接し、パリを回って1901年帰国、教授となった。

当時の精神病学教室の附属病院であった府立巣鴨病院の改革（拘束具の廃止など）に当たり、精神病者慈善救治会（のちの日本精神衛生会）を創設した（1902年）。また、三浦勤之助*とともに日本神経学会の創立に携わった（1903年）。

日本での精神病者私宅監置（いわゆる座敷牢）の実態調査を行い、公的施設の必要性を訴えた。巣鴨病院は1919年松沢へ移転したが、その後は松沢病院長を兼務、多数の弟子を育成し1925年退官となった。後任教授には三宅鉱一が、さらにその後任には最晩年の弟子だった内村祐之*が就いた。退官後は医学史研究に没頭し、シーボルトと蘭学発展史などの研究を行った。1932年糖尿病から尿毒症となり没した。彼の墓は東京の多磨霊園にある。

「我邦…何万ノ精神病者ハ実ニ此病ヲ受ケタル不幸ノ外ニ、此邦ニ生マレタル不幸ヲ重ヌルモノト云ウベシ」

➡榊、三浦、内村

L

ラボリ, アンリ

Henri Laborit

1914−95　　　　　　　　　　★★

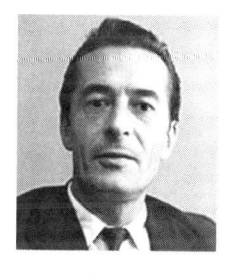

- ◆ フランス／外科学、精神薬理学／向精神薬クロルプロマジンの臨床応用 (1951)
- ◆ 出生地：Hanoi
- ◆ 父親の職業：未詳
- ◆ 死因：不明 (80歳／Paris)
- ◆ 文献：Bangen, H.: Geschichte der medikamentösen Therapie der Schizophrenie. Berlin, pp73–80, 1992

◧1914年11月21日、当時フランス領インドシナだったベトナムのハノイに生まれボルドーで医学を学び、卒後フランス海軍軍医となる。1949年チュニジアの海軍病院へ転勤し、51年パリのヴァルドグラース病院へ移った。外科医としてショックへの対処法を研究するなか、自律神経系の反応抑制に意を砕き、抗ヒスタミン剤の応用に注目し、51年、麻酔医と共同で「人工冬眠麻酔法」を開発。同じころローヌ・プーラン医薬品開発研究所の化学者シャルパンティエ*の合成したクロルプロマジン (4560RP) が届けられ、その臨床応用に着手、結果を52年に発表したが、ラボリはむしろ向精神作用を強調して精神医学領域での応用を推奨した。同年同じパリのサンタンヌ病院でドレー*らにより最初のクロルプロマジン投与が試みられ、その効果から欧米各国でただちに製品化され発売された。クロルプロマジンは精神医学に向精神薬療法の時代をもたらした最初の薬物となる。ちなみに日本での発売は1960年 (吉富製薬、商品名コントミン)。ラボリはのちにケベック大学教授となり、1995年5月18日パリで死亡した。

➡シャルパンティエ、ドレー

ラカン, ジャック・マリー・エミール

Jaqcues Marie Emil Lacan

1901−81　　　　　　　　　　★★

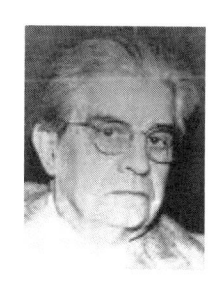

- ◆ フランス／精神分析／「鏡像段階」 (1936)
- ◆ 出生地：Paris
- ◆ 父親の職業：商人
- ◆ 主著：『エクリ』(1966、邦訳は1971-82)

- ◆ 死因：腎不全（80歳／Paris）
- ◆ 文献：Roudinesco, E.: Jacques Lacan, Cambridge, 1997

■1901年4月13日パリに生まれ、エコール・ノルマルで哲学を学び、その後医学に転じて精神科医となり1932年サンタンヌ病院に勤務。戦後はパリで開業。自我の発達に重要な意味を持つものとして生後6～8カ月の「鏡像段階」を提唱。鏡の中に映った自己像の認識を自我の原初的体験とした。ラカンはフロイト*の理論に忠実であり、彼の精神分析は「パリ・フロイト派」と呼ばれる。1953年2度目の結婚と同時期に「フランス精神分析学会」を結成したが国際精神分析学会（IPA）からは認知されなかった。ラカンの学会は64年「パリ・フロイト学会」に改名され、彼の死の前年に当たる1980年まで存続した。彼は81年9月9日腎不全のためパリで死亡した。

➡ S・フロイト

レーア, ベルンハルト・ハインリヒ

Bernhard Heinrich Laehr

1820－1905

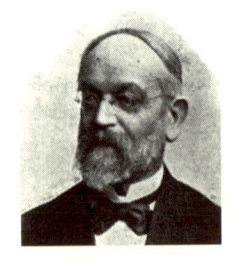

- ◆ ドイツ／病院精神医学
- ◆ 出生地：Sagan
- ◆ 父親の職業：不明
- ◆ 死因：不明（85歳／Zehlendorf）

■シュレジアのザガンに生まれベルリンとハレで医学を学び、1848年ハレ‐ニートレーベンでダメロフ*のもとに勤務、52年シュテークリッツに移り、ベルリンのツェーレンドルフに女性専用の私立精神病院シュヴァイツァーホーフを設立（53年）、精神病院史を著す。91年教授称号。グリージンガー*のシャリテ（ベルリン大学精神病院）着任に反対した。

➡ ダメロフ、グリージンガー、ギスラン

レイン, ロナルド・デイビット

Ronald David Laing

1927－89　　★★

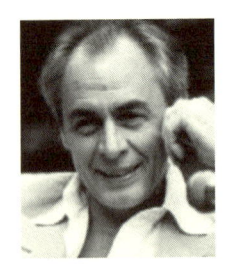

- ◆ イギリス／精神分析／反精神医学
- ◆ 出生地：Glasgow
- ◆ 父親の職業：牧師
- ◆ 主著：『引き裂かれた自己』（1960、邦訳は1971）
- ◆ 死因：心筋梗塞（61歳／St. Tropez）
- ◆ 文献：Laing, A.: R.D. Laing, A Biography. Thunder's Mouth Press（1994）

■1927年10月7日スコットランドのグラスゴーに牧師の子として生まれる。1951年グラスゴー大学卒業後、軍医として精神医学を学び、1956年ロンドンのタヴィストック病院に就職、ウィニコット*らから教育分析を受ける。統合失調の精神分析と家族分析から、患者の入院治療に反対し、1965年ロンドンに治療共同体「キングスレイ・ホール」を設置して患

者との共同生活を始める。精神医学の病名（診断名）は社会が患者を危険視するためのラベルに過ぎず（ラベリング論）、精神医療は患者を社会から疎外するものとして、アメリカのサス*、クーパー*らとともに、いわゆる反精神医学の代表的論者となった。

　レインによれば、精神病は一種の「内的な旅」であり、精神科医はこの旅の過程を治療によって中断させるのではなく見守るべきとされる。主著『引き裂かれた自己』は各国語に翻訳され、日本の精神科医にも影響を与えた。

　1971年キングスレイ・ホールが閉鎖されるとスリランカなどへ旅行し、瞑想に集中した。レインは1989年8月23日、フランスのサントロペでテニスの最中、心筋梗塞を起こして死亡した。
➡ウィニコット、サス、クーパー

ランゲ, ヨハンネス

Johannes Lange

1891-1938

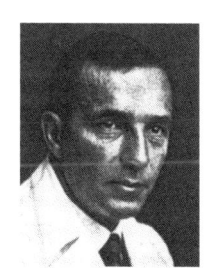

◆ ドイツ／大学精神医学
◆ 出生地：Wismar
◆ 父親の職業：神学者
◆ 死因：自殺（47歳／Breslau）

◾ミュンヘン大学でクレペリン*のもと教授資格を得、クレペリン死後にその教科書第9版を編纂する。犯罪精神医学の研究者。1930〜38年ブレスラウ大学で精神科教授を務めたが38年同地で死亡、うつ病による自殺といわれる（47歳）。
➡クレペリン

ランガーマン, ヨハン・ゴットフリート

Johann Gottfried Langermann

1768-1832　　　　　　　　★★★

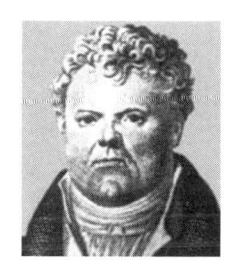

◆ ドイツ／病院精神医学／治療院（Heilanstalt）構想、精神病院改革
◆ 出生地：Maxen
◆ 死因：動脈硬化（64歳／Berlin）
◆ 文献：小俣：pp122-126, 2000

◾1768年8月8日ドレスデン近郊のマクセンに生まれる。1789年、ライプツィヒ大学入学、法学・哲学を学び1794年イェナ大学へ移り、フーフェラントについて医学を学ぶ。ライプツィヒ大学の同級にロマン派詩人ノヴァーリス（本名フリードリヒ・フォン・ハルデンベルク）がいたが、彼はプロイセン高官アウグスト・フォン・ハルデンベルクの親類に当たり、のちに医師となったランガーマンを政府の衛生長官へと導くことになる。

　1797年、ラテン語論文「慢性精神病の治療法」で医学博士。1802年プロイセン衛生顧問官。1805年、バイロイトにプロイセン最初の近代的精神病院を建設することが決まるとランガーマンはそれまでの小規模な癲狂院(聖ゲオルゲン病院)

を新しい精神病院に増改築し、それにはじめて「治療院」の名称を与えた（「精神病者のための治療院」）。これは「精神病は治る」とする啓蒙思想に深く影響されたものであった。

ランガーマン自身も敬虔なキリスト教徒として入院患者に宗教・道徳教育を実施し、生涯独身を貫いた。バイロイトでの改革ののちはロイブスなどで病院改革を行い、1832年9月5日ベルリンで死去。

➡ダメロフ

ラゼーグ, アーネスト・シャルル

Ernest Charles Lasègue

1816－83　　　　　　　　　　　　★

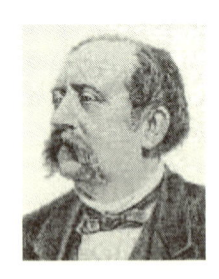

- ◆ フランス／精神病理学、神経学／ラゼーグ徴候（1881）、迫害妄想（1884）
- ◆ 出生地：Paris
- ◆ 父親の職業：不明

■パリ大学で医学を修めたのちサルペトリエール病院医師となり、医長のジュール・ファルレ*とともに診療と研究に当たり、ラゼーグ徴候、二人組精神病（1877）などを記載。彼は終生パリで過ごした。

➡J・ファルレ

レルー, ルイ・フランシスク

Louis Francisque Lélut

1804－77

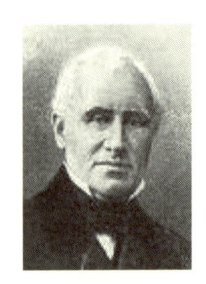

- ◆ フランス／病院精神医学／議員
- ◆ 出生地：Gy/ Haute-Saône
- ◆ 父親の職業：医師

■オート＝ソーヌ県のギイに生まれ、パリで病院勤務後、1840年サルペトリエール病院医師となる。ソクラテスの病跡学などで知られる。はじめ精神病の生理学を研究したが、のち哲学と精神医学の結びつきを強調した。

レノックス, ウィリアム・ゴードン

William Gordon Lennox

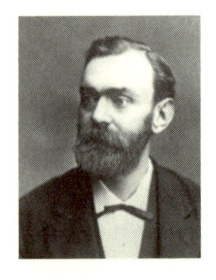

1884－1960　　　　　　　　　　　★

- ◆ アメリカ／神経学／レノックス-ガストー症候群
- ◆ 出生地：Colorado
- ◆ 父親の職業：不明
- ◆ 主著：『てんかん』（1928）

- 死因：脳卒中（76歳／Boston）
- 文献：Pies, NJ.: Biographisches und Bibliographisches aus der Geschichte der Epilepsie, München, 1990

◧コロラド州に生まれハーバード大学で医学を修めたのち神経学を専攻。同大学生理学研究所のギッブス夫妻*および同僚のコップらと、てんかんの研究に従事し、ベルガー*の考案したヒト脳波計によるてんかんの臨床診断に道を開いた。脳波所見によるてんかん発作の3分類「大発作、小発作、精神運動発作」は、その後長く発作分類の基準となった。彼は「近代てんかん学の父」といわれる。1935〜46年国際てんかん対策リーグ（ILAE）会長、51年ラスカー賞受賞。死の2年前に退官するまでハーバード大学教授を務めた。レノックスはまた優生学にも傾倒し安楽死を支持した（1943年にアメリカ安楽死協会顧問となる）。小児の続発性てんかんの一型（失立ミオクローヌス発作）に彼の名が残されている（Lennox-Gastaut症候群）。

➡ギッブス夫妻、ベルガー、ガスト

レオンハルト, カール

Karl Leonhard

1904-88　　★★

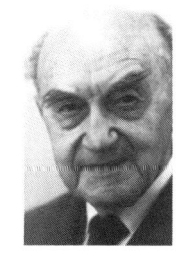

- ドイツ／大学精神医学／非定型精神病
- 出生地：Edelsfeld
- 父親の職業：不明
- 主著：Aufteilung der endogenen Psychosen, 1954
- 死因：（84歳／Ost-Berlin）
- 文献：Am J Psychiatry; 155: 1309-1309, 1998

◧1904年3月21日バイエルンのエーデルスフェルトに生まれ、エアランゲン、ベルリン、ミュンヘンの各大学で医学を学ぶ。エアランゲン大学勤務を経て36年フランクフルト大学精神科員外教授となり、クライスト*のもとで脳局在論にもとづく精神病分類の研究に従事。戦後は東ドイツに編入されたエールフルト大学で54年正教授となる。57年同じく東ベルリン域内となったベルリン大学精神病院（シャリテ）精神科正教授となり、東ドイツの精神医学を主導した。彼は西ドイツへの帰還を望んだが、東ドイツ当局が許可しなかったといわれる。レオンハルトの内因精神病の分類は統合失調症と躁うつ病、およびその中間に位置する、いわゆる非定型精神病を詳細に記述していることで、臨床で遭遇する多様な病像をカバーしており、主著『内因精神病の分類』は各国語に翻訳され、今日の国際疾病分類などにも影響を与えた。また、神経症の精神療法にも関心を示し、著書の中で日本の森田療法に関する記述も行った。彼は1988年4月23日東ベルリンで死去した。死の直前まで仕事場に出ていたという。

➡クライスト

ルーレ, フランソワ

François Leuret

1797-1851　　★★

- フランス／病院精神医学／道徳療法

- 出生地：Nancy
- 父親の職業：未詳
- 主著：Fragments psychologiques sur la folie, 1834
- 死因：未詳（53歳／Nancy）

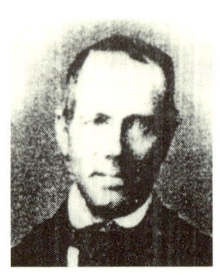

◧1797年12月29日ナンシーに生まれる。ナンシーおよびパリで医学を修めエスキロール*の弟子となる。シャラントン病院医師、のちビセートル病院医長（フェリュ*の後任）。心理派で作業療法などモラル・トリートメントを行ったが、同時に水治療（爆水浴、シャワー治療）を実践した。ルーレによれば、狂気には教育と同様に恐怖や苦痛が効果を持つ。妄想は思い違い（悟性の迷い）であり、威嚇によって理性を回復できるとした。そのため妄想患者などに対し、しばしば威嚇手段として冷水シャワーを利用した。それがのちにフーコー*による近代精神医学批判に格好の例示を与えた。主著『狂気の心理学的断章』（1834）は豊富な症例集であり、独訳されてグリージンガー*による精神医学教科書の中でも多数引用された（写真下）。彼は1851年1月5日生地で死亡した。

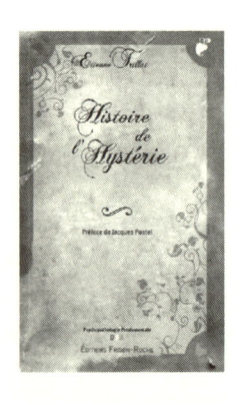

➡エスキロール、フェリュ、グリージンガー、フーコー

レヴィン, クルト・ツァデック

Kurt Zadek Lewin
1890-1947

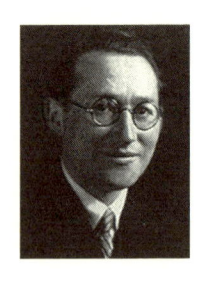

- ドイツ→アメリカ／心理学
- 出生地：Posen
- 主著：『トポロジー心理学の原理』（1936、邦訳は1942）

◧ポーゼンにユダヤ系商人の息子として生まれミュンヘン大学で生物学を学び、ベルリン大学で心理学の学位を取る。ヴェルトハイマー、ケーラー、コフカらとともにゲシュタルト心理学研究の第一人者となる。1933年ナチ政権登場によりアメリカへ亡命しスタンフォード大学心理学教授、のちマサチューセッツ工科大学教授となった。なおドイツに残った彼の母親は44年に強制収容所で殺害された。渡米後の彼はゲシュタルト心理学を人間集団に応用し、グループ・ダイナミックス研究に足跡を残した。「レヴィンの杯」とよばれる図（写真下）は、視点によって、中央の杯か、またはそれをはさんで2人

の顔が向き合っているようにも見える。

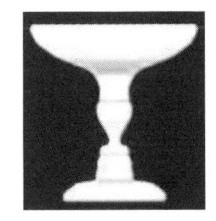

レヴィー, フリードリヒ・ハインリヒ

Friedrich Heinrich Lewy

1885－1950　　　　　　　　　　★

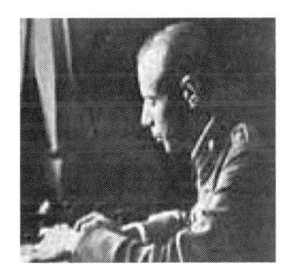

- ドイツ→アメリカ／神経学／レヴィー小体（1912-23）
- 出生地：Berlin
- 父親の職業：医師
- 死因：突然死（65歳／Pennsylvania）
- 文献：Scholz: pp73-74, 1961

◨1885年1月28日、ベルリンでユダヤ人医師の息子として誕生。ベルリンとチューリヒで医学を修め、ミュンヘンでアルツハイマー*の脳病理研究室に入る。第一次大戦では軍医として従軍し、1919年ベルリン大学精神病院（シャリテ）の神経内科に就職、1923年員外教授となる。1912年、認知症を伴うパーキンソン病患者の剖検脳に現れる組織学的所見（神経細胞内封入体）を報告（Handbuch der Neurologie, Springer, 1912）。これがのちに「レヴィー小体」と呼ばれるようにな

った。また、この所見をもつ認知症は今日「レヴィー小体型認知症」と呼ばれる。神経学の独立と重要性を主張して1932年、大学と独立した神経学研究所の開設にこぎつけ所長となったが、翌年政権を握ったナチスによって追放され、34年アメリカへ亡命。ペンシルヴァニア大学神経外科に職を得て自らの氏名も英語式のFrederic Henry Lewey と改名した。
➡アルツハイマー

レルミット, ジャック・ジャン

Jacques Jean Lhermitte

1877－1959

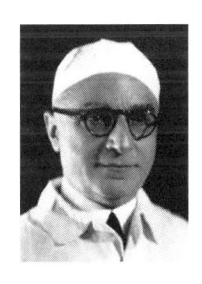

- フランス／神経学／脳脚間幻覚症（Hallucinose interpedunculaire, 1922）
- 出生地：未詳
- 主著：Les hallucinations, 1951

◨マリー*の弟子、ポール・ブルース病院医師を経て1908年サルペトリエール病院神経学教授。髄膜炎などに際してみられる項部硬直は「レルミット徴候」ともよばれる。また中脳・橋部の障害による幻覚症（脳脚間幻覚症または中脳幻覚症）の最初の記載者として知られる。

リエボー, オギュスト・アンブロアス

Auguste Ambroise Liébault

1823－1904　　　　　　　　　　★★

- フランス／内科学／暗示・催眠療法
- 出生地：Favières, Meurthe-et-Moselle
- 父親の職業：貧農
- 死因：不明（80歳／Nancy）
- 文献：Eckart, W., Gradmann, C. hrg.: p202, 2001

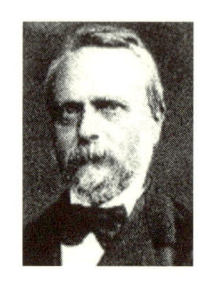

◼1823年9月16日、ロレーヌ地方の小村ファヴィエーレの貧農の家に生まれ、1850年シュトラスブルク大学を卒業して医師となる。その後ナンシー近郊のポン・サン・ヴィンセントで開業し、暗示・催眠療法によって多数の患者を治療した。施術に際して貧者からは料金を取らなかったので、彼の診療所は患者であふれかえっていたといわれる。ナンシー大学のベルネーム*とは協力関係にあり、いわゆるナンシー学派を形成し、パリのシャルコー*と理論や技法面で対立した。リエボーのもとには各国からも多数の研究者が訪れた（1882年ベルネーム、87年フォレル*、89年フロイト*など）。彼は1904年2月18日ナンシー近郊の自宅で死去した。

➡ベルネーム、シャルコー、S・フロイト、フォレル

リープマン, フーゴー・カール

Hugo Karl Liepmann

1863－1925 ★

- ドイツ／病院精神医学、神経学／リープマン現象（1895）
- 出生地：Berlin
- 父親の職業：未詳
- 死因：自殺（62歳／Berlin）

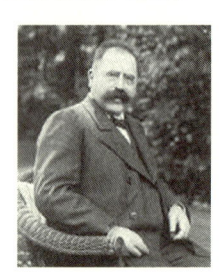

◼ブレスラウでヴェルニッケ*の助手となり1894年教授資格。ベルリンのシャリテを経てダールドルフ精神病院医長となった。コルサコフ症候群や失行症の研究で知られる。アルコール中毒による震顫せん妄の初期に上眼瞼を圧迫すると暗点や物体が見える現象を記述し、それには彼の名が冠せられている（リープマン現象）。また失行（Apraxie）の概念は彼によって確立されたといわれる。彼は重度のパーキンソン病に罹り62歳で自殺した。

リフトン, ロバート・ジェイ

Robert Jay Lifton

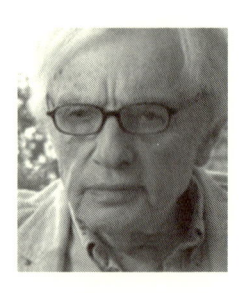

1926－ ★

- アメリカ／精神分析／「サバイバーズ・ギルト（survivor's guilty feeling）」（1967）
- 出生地：Brooklyn

- ◆父親の職業：会社員
- ◆主著：Death in Life: Survivors of Hiroshima, Random House (New York City), 1968.、Ärzte im Dritten Reich, Klett-Cotta, 1988

◧1926年5月16日ニューヨークのブルックリンに会社員の息子として生まれる。コーネルおよびニューヨーク医科大学で学び、48年ブルックリンのユダヤ人病院インターンとなる。51年アメリカ空軍精神科医となり約2年間日本に駐留、帰国後ハーバード大学などで心理学・精神医学を教える。とくにエリクソン*の影響を受け、ホロコーストのサバイバーや原爆被爆者の心理を取り上げ、同時に大量殺人加害者の心理分析を行った。「生き残りの罪悪感（サバイバーズ・ギルト）」という言葉は、彼の広島での生存者研究に由来している。また、ベトナム戦争帰還兵の心的外傷を重視し、PTSDという疾病概念をDSM-III（1980年）の診断項目に盛り込むよう活動した。

➡エリクソン

リッサウア, ハインリッヒ

Heinrich Lissauer

1861-91

- ◆ドイツ／神経心理学／リッサウア型進行麻痺
- ◆出生地：Neidenburg
- ◆父親の職業：建築家
- ◆死因：結核？（30歳／Hallstatt）

◧東プロイセンで生まれ、ベルリンその他の大学で医学を修め、ブレスラウでヴェルニッケ*の助手となり、視覚失認（精神盲）の研究を行った。巣症状を呈する進行麻痺の発見者（リッサウア型）。彼は若くしてオーストリアのザルツカンマーグートで死亡した。

ロンブローゾ, チェーザレ

Cesare Lombroso

1835-1909 ★★★

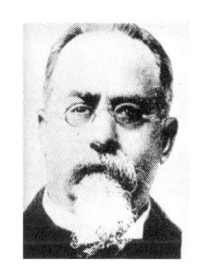

- ◆イタリア／大学精神医学、優生学・犯罪学／「生来性犯罪者」説
- ◆出生地：Verona
- ◆父親の職業：開業医
- ◆主著：『天才と狂気』（1894、邦訳は1914）
- ◆死因：心臓発作（73歳？／Turin）
- ◆文献：Kolle: Bd.3, pp95-100, 1963

◧1835年11月6日（一説には1836年1月10日）、ヴェローナのユダヤ人開業医の息子として生まれる。パヴィア、パドア、ヴィーンの各大学で医学を学び、1858年学位取得。1859-65年軍医。1867年、パヴィア大学精神科の員外教授、76年、トリノ大学法医学正教授となる。1905年、同大学犯罪人類学教授。1909年11月18日（一説には10月19日）北イタリアのトリノで死去。ロンブローゾはモレル*の変質学説を援用して「生来性犯罪者」説を唱え、犯罪者も天才も同じ変質の結果であるとした。1880年、雑誌『精神医学・犯罪人類学・刑法学』誌を創刊した。

➡モレル

ルードヴィヒⅡ世

Ludwig II（本名 Otto Friedrich Wilhelm）

1845-86 ★★★

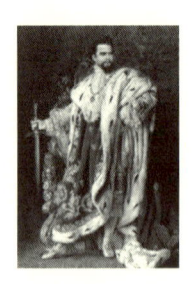

- ◆ ドイツ／国王・患者
- ◆ 出生地：Nymphenburg（München）
- ◆ 父親の職業：バイエルン皇太子
- ◆ 死因：溺死（41歳／Starnberg 湖）
- ◆ 文献：Julius Desing: Wahnsinn oder Verrat-war König Ludwig II. von Bayern geisteskrank?, Verlag Kienberger, 1996

◨バイエルン国王（ヴィッテルスバッハ家）。別名ロマン王。1845年、ミュンヘンの離宮ニュンフェンブルク城で誕生。1848年、父親がルードヴィヒI世を継いでバイエルン国王（マキシミリアンII世）になると皇太子となり、1864年父の死とともに国王となる（18歳）。作曲家ワーグナーに心酔してパトロンとなり、オペラをはじめとする文化振興に力を入れる。66年プロイセンとオーストリア間の戦争ではオーストリアに加担したため、プロイセンに対して敗戦。69年自ら構想したノイシュヴァンシュタイン城の築城に着手、84年完成。築城で浪費し自閉的で夢想にふける王の精神状態には以前から懸念がもたれ、ミュンヘン大学精神科教授のグッデン*に鑑定の依頼がもたらされ、精神障害との診断のもと、身柄はノイシュヴァンシュタイン城からシュタルンベルク湖畔のベルク離宮に移された。1886年、シュタルンベルク湖畔で散策中のグッデンと王はともに謎の溺死をとげる。この事件は小説家・森鷗外の『うたかたの記』の題材となり、日本でも広く知られるようになった。また各国で多数の書籍や映画が製作された。王の日記は1925年になって公開され、王が同性愛者であったことが知られた。

➡ グッデン

ルクセンブルガー，ハンス

Hans Luxemburger
1894－1976

- ◆ ドイツ／優生学・遺伝学

◨ミュンヘンのカイザー・ヴィルヘルム精神医学研究所遺伝部門長リュディン*のもとで、おもに双生児を利用した精神障害の遺伝的一致研究を行った。彼の研究結果はナチズム期の断種法（遺伝病子孫予防法）制定などにも影響した。

➡ リュディン

M

マジャンディー, フランソワ

François Magendie
1783−1855 ★★

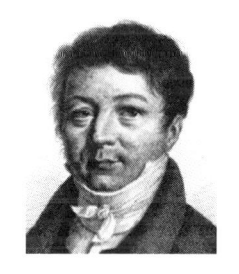

- フランス／神経生理学／「ベル‐マジャンディーの法則」
- 出生地：Bordeaux
- 父親の職業：外科医
- 主著：Leçons sur les Fonctions et les Maladies du Système Nerveux, 1840/41
- 死因：不明（72歳／Paris）
- 文献：Eckart, W., Gradmann, C. hrg.: p209, 2001

▣1783年10月6日創傷外科医の息子としてボルドーに生まれ、パリのオテル・デューなどで医学の実際を学ぶ。生理学や病理学に実験的手法を導入し、1822年イギリスのベル*が実証した脊髄後根の知覚神経機能を追証した（ベル‐マジャンディーの法則）。31年コレージュ・ド・フランス医学教授、36年同生理学・病理学教授。彼のもとには外国からも多数の留学生が訪れ、その中にドイツのグリージンガー*も含まれていた。マジャンディーはまたストリキニーネの薬理作用の発見者としても知られる。彼は55年10月7日パリ郊外で死去した。
➡ベル、グリージンガー

マニャン, ジャック・ジョゼフ・ヴァレンタン

Jaques Joseph Valentin Magnan
1835−1916 ★★

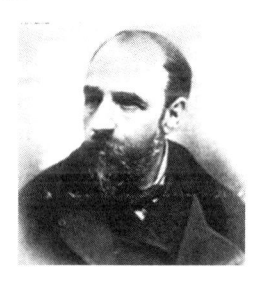

- フランス／病院精神医学、大学精神医学／系統的妄想幻覚精神病、「急性錯乱」(bouffées délirant)
- 出生地：Perpignan
- 父親の職業：未詳
- 死因：未詳（81歳／Paris）
- 文献：René Semelaigne: Les pionniers de la psychiatrie française. Bd. 2, p63ff, 1932

▣1835年3月11日（別説16日）南フランスのパーピニヤン生まれ。リヨンとパリで医学を学び1866年医学博士号取得。サルペトリエール病院でジャン・ピエール・ファルレ*の助手となる。その後1912年までサンタンヌ病院医長。アルコール症、てんかんなどの研究を行う。モレル*の変質学説を継承し、精神医学領域で拡大させ「身体変質徴候」「優秀変質

者」などの用語を作り出した。また、体系的に発展する妄想と幻覚を主体とし誇大観念をともなって最後には痴呆に陥る疾患群を「系統的妄想幻覚精神病」とよんで独立した病理単位とした。この疾病概念はクレペリン*に影響を及ぼし、統合失調症（早発痴呆）の妄想型やパラフレニーなど、類似の病型を構成するうえで重要な示唆を与えた。また、彼の変質学説はセリュー*らに受け継がれ、メビウス*によって独訳されてドイツでも広まった。マニャンは第一次大戦中の1916年9月27日パリで死亡した。
→モレル、クレペリン、メビウス

マグーン, ホレス・ウィンチェル

Horace Winchell Magoun
1907-91　　　　　　　　　　★★

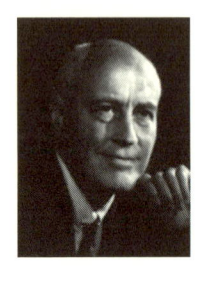

- ◆ アメリカ／神経解剖学／脳幹網様体賦活系（RAS）
- ◆ 出生地：Philadelphia
- ◆ 父親の職業：未詳
- ◆ 主著：『脳のはたらき』（1958、邦訳は1960）
- ◆ 死因：脳卒中（83歳／Santa Monica）
- ◆ 文献：Marshall LH. "Horace Winchell Magoun," Mem Natl Acad Scibiography.; 84:250-69, 2004

■ 1907年6月23日フィラデルフィアに生まれ、ロードアイランド医大、シラキューズ大学などで医学を学び、ノースウェスタン大学で学位取得、37年同大解剖学教授となる。48年イタリア人生理学者ジュゼッペ・モルッツィと共同で脳幹組織の生理機能を研究し、脳幹網様体が睡眠と覚醒に関わっていることを発表した（脳幹網様体賦活系）。62年カリフォルニア大学（UCLA）解剖学教授。71年日本政府は彼に勲二等紫綬褒章を贈った。彼は1991年3月6日カリフォルニア州サンタモニカで脳卒中のため死亡した。

マーラー, マーガレット

Margaret Schonberger Mahler
1897-1985

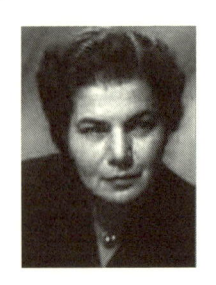

- ◆ ハンガリー→アメリカ／小児科学、精神分析
- ◆ 出生地：Sopron

■ ハンガリーのソプロンに生まれブダペスト大学で医学を学び小児科医となる。ヴィーン精神分析協会に属し幼少児の精神分析を行い、対象関係論（母子分離論）を発展させた。ユダヤ系であったため1938年アメリカへ亡命、フィラデルフィアの精神分析研究所などで教えた。

　彼女の発達理論はマスターソン*らの治療家にも大きな影響を与えた。
→ランク、マスターソン

マルクーゼ, ヘルベルト

Herbert Marcuse

1898−1979

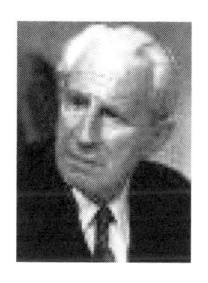

- ドイツ→スイス→アメリカ→ドイツ／哲学
- 出生地：Berlin
- 父親の職業：織物工場主
- 死因：不明（81歳／Starnberg）

◧ベルリンおよびフライブルク大学で文学史・哲学を学び、のちにフッサール*とハイデガー*のもとで教授資格を得た。ユダヤ人で社会民主党（SPD）員だったため1933年スイスへ、さらに34年アメリカへ亡命。ハイデガーとナチスとの親密な関係を批判。戦後帰国しホルクハイマー、ハーバーマスらのフランクフルト社会学研究所に所属した。また、ベルリン自由大学で教授を務めた。死の直前、フランクフルトへ講演を聞きに出かけ、そのままミュンヘン郊外のシュタルンベルクで死亡。彼の墓は生地ベルリンにある。

➡ハイデガー

マリー, ピエール

Pierre Marie

1853−1940　　　　　　　　★★

- フランス／神経学
- 出生地：Paris
- 父親の職業：未詳（上流階級）
- 死因：老衰（86歳／Paris）
- 文献：Kolle: Bd.2, pp153-161, 1959

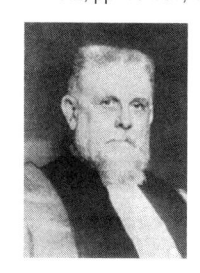

◧1853年9月9日、パリの上流階級の家庭に生まれる。パリ大学ではじめ法学を修めたが医学へ転身し、1878年、パリ病院住み込み医（インターン）となり、その後シャルコー*のいるサルペトリエール病院へ移り、1883年学位取得。86年、シャルコーとともに進行性筋萎縮症を記述（これはのちの1927年に「シャルコー・マリー・トゥース型」と呼称される）。88年、パリ病院医長となり、アクロメガリー（1888）、遺伝性小脳失調（1893）などを記述した。99年、パリ大学医学部員外教授となり、1907年同病理解剖学正教授となった。1924年定年退官、晩年は妻や娘に先立たれ、股関節炎を患い歩行困難となり、1940年4月13日、86歳で死去した。

➡シャルコー

丸井　清泰

Kiyoyasu Marui

1886−1953

- 日本／精神分析／日本で最初の精神分析講義
- 出生地：神戸
- 父親の職業：未詳
- 主著：『精神病学』金原商店、1936
- 死因：未詳（67歳／弘前）

◆文献：山村道雄：丸井清泰、臨床精神医学、13: 1133-37、1984

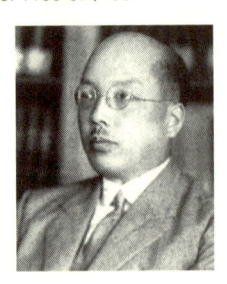

◧1886年3月10日神戸に生まれる。1913年東大医学部卒後、青山内科勤務、青山の勧めで巣鴨病院出向、15年東北大学精神病学教室講師、16年助教授、同年文部省留学生としてジョンズ・ホプキンス大学精神科へ留学。19年帰国し東北大学精神科教授となる。

留学先で師事したアドルフ・マイヤー*の力動精神医学に影響され、医学部講義としては日本で最初に精神分析を講じた。その影響下で教室員だった古澤平作*はフロイト*のもとへ留学する。丸井も1933年、ヴィーンにフロイトを訪ね、国際精神分析学会仙台支部ができる。戦後は弘前大学へ移り、のち学長となったが、1953年8月19日急逝。
➡マイヤー、S・フロイト、古澤

マゾッホ ⇒ ザッハー＝マゾッホ

マスターソン, ジェームス・フランシス

James Francis Masterson

1926-2010

- ◆アメリカ／精神分析
- ◆出生地：Elkins Park
- ◆主著：『青年期境界例の治療』(1972、邦訳は1979)
- ◆死因：肺炎（84歳／Connecticut）

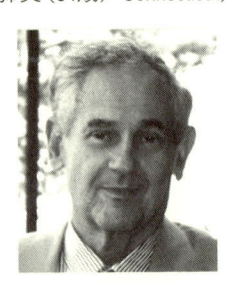

◧アメリカを代表する境界例（人格障害）の治療家。1926年3月25日ペンシルヴァニア州エルキンス・パークに生まれ、フィラデルフィアなどで医学を修め精神分析医となる。クライン*の対象関係論やマーラー*の母子関係理論をとり入れ、人格障害の精神療法に取り組んだ。

1977年ニューヨークに精神療法訓練施設を設立、のちコーネル大学教授を兼ねた。彼は2010年4月12日コネティカットで死亡した。
➡カーンバーグ、クライン、マーラー

モーズレー, ヘンリー

Henry Maudsley

1834-1918　　　　　　　　　★★

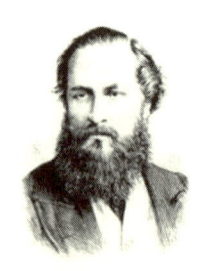

- ◆イギリス／内科学／病院精神医学
- ◆出生地：Giggleswick
- ◆父親の職業：地主
- ◆死因：不明（83歳？／London）
- ◆文献：Kolle: Bd.3, pp101-108, 1963

◆1834年（別説35年）2月5日、スコットランドのギグルスウィックに地主の子として誕生。幼いころ母を失い、独身だった母の姉に養育される。16歳で大学進学試験に合格すると医学を志し、ロンドン大学へ入学。卒業後リバプール病院外科助手となる。そこで東インド会社が医師を募集しており、一年間の精神科研修が必要と知り、ウェイクフィールド癲狂院へ移った。その後も幾つかの癲狂院で経験を積み、コノリー*の末娘と結婚し、コノリーの経営する私立精神病院の医長となった。1867年、ロンドン大学法医学教授となる。彼はレイノルズ*の内科全書の中の精神医学の章を分担執筆した。この章が1876年に日本の神戸文哉*により『精神病約説』として邦訳刊行された。なおモーズレーの主著は『精神の生理と病理』（1867）で、そこには精神病の7分類が掲げられている。彼はまた、プリチャード*の「道徳的狂気」（モラル・インサニティ）の概念を踏襲し、明らかな精神病の一つとしたが、その責任能力は個別的なものとした。

➡レイノルズ、コノリー、神戸、プリチャード

マウツ, フリードリヒ

Friedrich Mauz

1900−79

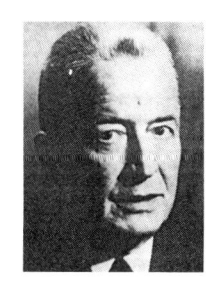

◆ドイツ／大学精神医学

- 出生地：Eßlingen
- 父親の職業：医師
- 死因：不明（79歳／Tübingen）

◆クレッチュマー*とともにガウプ*に師事したテュービンゲン学派の代表的精神病理学者。躁うつ病の発病状況などの研究で知られる。ナチズム期には「安楽死」作戦（T4作戦）の鑑定医の一人となったが、戦後はドイツ精神神経学会の会長を務めた。しかし2011年同学会長フランク・シュナイダーはナチズム期の患者「安楽死」に加担したとしてマウツの会長歴や名誉会長歴を過去に遡って取り消した。

➡クレッチュマー、ガウプ

マクノートン, ダニエル

Daniel McNaughton

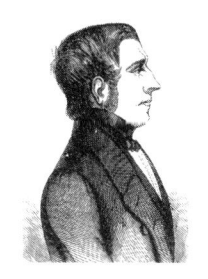

1813−65　　　★★

- イギリス／患者／「マクノートン・ルール」（1843）
- 出生地：Glasgow
- 父親の職業：ろくろ細工師
- 死因：未詳（入院中、51歳／London）
- 文献：中谷陽二『刑事司法と精神医学』弘文堂、2013

◆スコットランドの職人。自らの迫害妄想から当時のイギリス首相ロバート・ピール暗殺を企てて、ダウニング街に乗り込みその秘書を射殺したが未遂に終わっ

た（1843年1月20日）。彼は裁かれたが精神病であるがゆえ無罪となりベスレム精神病院へ送られた。裁判ではTh・モンロー*の息子でベスレム院長のエドワード・モンローも証人として意見を述べ、この事件を機に心神喪失者の免罪が刑法に盛り込まれた（マクノートン・ルール）。1981年にこの事件に関するモノグラフが出版された。彼は1864年ベスレムから、新しく設立されたブロードモア犯罪障害者施設へ転送され、翌年3月3日にそこで死亡した。

ミード, マーガレット

Margaret Mead

1901–78

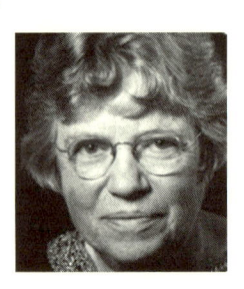

- ◆アメリカ／文化人類学／人類学者、南太平洋地域でのフィールドワーク
- ◆出生地：Philadelphia
- ◆父親の職業：教員
- ◆死因：膵臓癌（76歳／New York）
- ◆文献：H・ラプスリー『マーガレット・ミードとルース・ベネディクト—ふたりの恋愛が育んだ文化人類学』明石書店、2002/07

■1901年12月16日、フィラデルフィアで教員の両親の長女として誕生。学生時代、人類学者ルース・ベネディクトの影響を受けて人類学専攻に転じる。

コロンビア大学卒業後、ニュージーランド人心理学者と結婚して南太平洋地域での人類学的フィールドワークに従事したが、戦後は離婚し、やはり人類学者のベイトソン*と再婚。アメリカ自然史博物館に職を得て多数の著作・講演活動に携わった。

ミードは男女の性格の違いが生物学的差異に基づくよりも文化的な違いによって生まれるとした。この論はアメリカにおける性革命やフェミニズム運動に大きな影響を与えたといわれる。彼女は78年11月15日膵癌のためニューヨークで死亡した。翌年アメリカ大統領カーターにより「自由大統領メダル（Presidential Medal of Freedom）」が贈られた。

「マリファナはタバコより害が少ないし、ジンより効き目は穏やかだ」

➡ベイトソン

メドゥナ, ラディスラス＝ヨゼフ・フォン

Ladislas-Joseph von Meduna

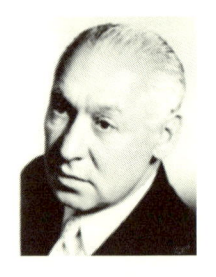

1896–1964　★★

- ◆ハンガリー→アメリカ／大学精神医学／カルジアゾール・ショック療法（1935）
- ◆出生地：Budapest
- ◆死因：不明（68歳／Illinoi）
- ◆文献：Fink, M: Ladislas J. Meduna, M.D. 1896–1964. Am J Psychiatry 156:1807, 1999

■1896年ブダペストの裕福なユダヤ系貴族の家庭に生まれ、第一次大戦にはさま

れながら1921年ブダペスト大学医学部を卒業。神経学に関心を抱き、神経病理の道へ進む。27年精神科へ転じ、統合失調症とてんかんの両疾患のあいだに拮抗的関係があることを見出し、統合失調症の身体的治療法として人工的にけいれん発作を誘発する薬物を探し、当初カンフル剤を用いたが、間もなくメトラゾール（一般名カルジアゾール）の静脈注射法にたどりつき、その臨床効果を35年専門誌に公表した。

しかしドイツに生まれたナチズムの反ユダヤ主義がハンガリーにも迫ったことで、38年アメリカへ亡命し、シカゴのロヨラ大学神経学教授となった。戦後は64年の死に至るまでイリノイ大学精神科教授を務めた。彼の開発した薬物によるけいれん誘発法は、ほぼ同時期にイタリアのチェルレッティ*による電気ショック療法とともに向精神薬のなかった当時にあっては画期的な治療法として各国でさかんに追試された。

➡チェルレッティ

メニンガー, カール

Karl Augustus Menninger

1893－1990　　　　　　　　　★★

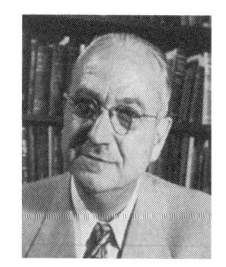

◆アメリカ／精神分析／メニンガー精神病院
◆出生地：Topeka
◆父親の職業：内科医
◆主著：『己に背くもの』（1938、邦訳は1963）
◆死因：腹部癌（96歳／Topeka）
◆文献：In memoriam Karl Augustus Menninger, MD. Bull Menninger Clin. Fall; 54: 435-42., 1990

◼1893年7月22日カンザス州トピーカに内科医の息子として生まれ、1917年ハーバード医科大学を卒業。カンサスシティでインターンを終えたのち、再びハーバード医大に戻る。19年故郷へ戻って父親チャールズとともに精神病院（メニンガー・クリニック）を設立し、そこにはのちに弟で軍精神科医だったウィリアムも加わった。41年財団を創設し病院は拡張され、第二次大戦後には入院患者に精神分析療法を施行し、かつ精神分析医の研修病院として有名となった。アメリカ国内のみならず外国からも入院患者や留学者があった。しかし80年代以降に精神分析が次第に衰退し、米国内の医療制度の変更などによって2002年バイロー医科大学およびメソジスト病院に吸収された。メニンガーの主著『己に背くもの（Man against himself）』（1938）は広く読まれ、のちに邦訳された（63年）。なお、アメリカ映画『エクソシスト』にはメニンガー・クリニックが「ベリンガー・クリニック」として登場している。彼は90年7月18日腹部の癌で入院中に死亡した。

メスメル, フランツ・アントン

Franz Anton Mesmer

1734－1815　　　　　　　　　★★★

◆オーストリア→フランス→スイス／内科学／動物磁気説・磁気療法
◆出生地：Iznang

- ◆ 父親の職業：狩猟番
- ◆ 死因：膀胱疾患＋脳卒中（80歳／Meeresburg）
- ◆ 文献：V・ブラネリ（井村・中村訳）『ウィーンから来た魔術師』春秋社、1992

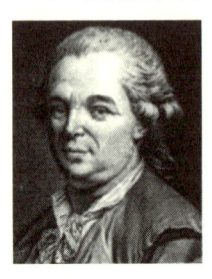

◼︎1734年5月23日ライン川源流に近いイツナンに狩猟番の息子として誕生。1760年ヴィーン大学医学部へ入学、67年医師資格を得る。ヴィーン大学は当時皇帝マリア＝テレジアの改革によりオランダのブールハーヴェ方式を導入し、オカルト医学を禁止していた。68年貴族の娘と結婚し、ヴィーンで開業、有名人の治療に当たる。彼の妻名義の邸宅（20世紀前半まで現存）にはモーツァルトやハイドンらの音楽家をはじめ社交界の大物が参集した。

独自の動物磁気説に基づいて暗示的治療を行い、評判となる。77年、視力障害でメスメルの治療を受け軽快していたマリア・テレジア・パラディース（父親がマリア＝テレジアの秘書）をめぐって、一方で自宅への退院を拒否する患者およびメスメルと、それを主張する彼女の両親とがトラブルになり、78年2月パリへ移住。再び開業し、社交界の有名人多数の治療を行う一方で、動物磁気説（Magnetismus）をかたくなに主張したことで、パリ正統医学界からの反発を受ける。1802年、パリを離れ、スイスのボーデン湖畔に移り、1804年の70歳の誕生日をもって引退を宣言。1814年メールスブルクへ転居し、翌年3月5日に自宅で死去した。彼の墓はメールスブルク市営墓地にあり、その石碑にはフリーメーソンの刻印がある。メスメルの伝記は、彼の死後ケルナー*によって書かれた。メスメルの暗示療法はのちの催眠法へつながり、近代精神療法の源流の一つとなった。
➡︎ケルナー

メスペルブルン, ユリウス・エヒター・フォン

Julius Echter von Mespelbrunn
1545－1617

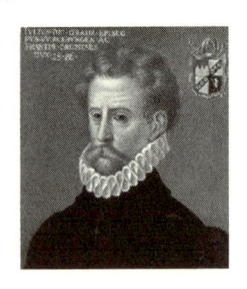

- ◆ ドイツ／宗教者／対抗宗教改革
- ◆ 出生地：不明

◼︎ヴュルツブルク大司教兼フランケン公。ヴュルツブルク大学創設、ユリウス病院（のちの大学精神病院）設立（1576）。ユリウス病院は新教国ヘッセンのホーフハイムほかに設けられた精神病者収容施設とならんでドイツにおける精神病院の最も古い起源の一つとなる。彼は新教国における宗教改革に旧教の側から対抗した。
➡︎フィリップ寛大王

マイヤー, アドルフ

Adolf Meyer
1866－1950 ★★★

- ◆ スイス→アメリカ／大学精神医学／カ

動精神医学 (Psychobiology)
- ◆ 出生地：Zürich
- ◆ 父親の職業：神父
- ◆ 死因：老衰 (83歳／Boltimore)
- ◆ 文献：Kolle: Bd.2, pp129-138, 1959

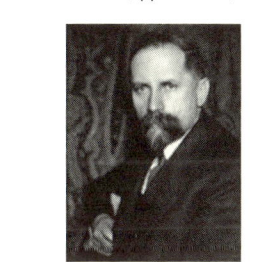

◨1866年9月13日チューリヒ近郊のニーダーヴェーニゲンにツヴィングリ派神父の息子として誕生。チューリヒおよびジュネーヴで医学を学び、卒業後パリとロンドンへ遊学。その間学位論文を執筆し、フォレル*のもとで神経病理学をテーマに学位取得。1892年渡米を決意しシカゴ大学へ移り、脳比較解剖学を研究。1902年ニューヨーク州立精神病院の病理研究所長となり、遺伝とともに環境の影響を評価するようになって環境を変えることで精神病を予防する構想を抱き、精神衛生の思想に接近。1910年ジョンズ・ホプキンス大学精神科教授となり、そこに病棟を新設し臨床と研究機能の一体化を推進した。彼のもとには外国からも多数の研究者が留学・研究に訪れ、日本からも石田昇*らが留学した。マイヤーの精神医学は、遺伝などの生物学的原因を考慮する一方で精神症状の多くを外界の刺激に対する反応ととらえる心身医学的観点を含んでいた（いわゆる精神生物学）。1927年アメリカ精神医学協会長となり精神科専門医試験を整備した。また、受け持ち患者ビアーズ*の著書『わが魂に出会うまで』を読んで精神衛生運動に力を注いだ。マイヤーは1950年3月17日、84歳でボルチモアの自宅で死去するまで研究活動を続けた。

➡石田、丸井、ビアーズ

マイヤー＝グロス，ヴィルヘルム

Wilhelm Meyer-Gross

1889-1961

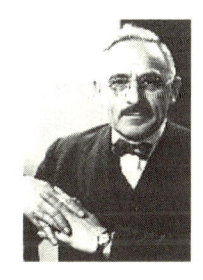

- ◆ ドイツ→イギリス／大学精神医学
- ◆ 出生地：Bingen
- ◆ 父親の職業：未詳

◨1929年ハイデルベルク大学精神科員外教授、専門雑誌〝Der Nervenarzt〟の編集者も務めたが1933年ユダヤ人であるがゆえイギリスへ亡命。当初ロンドンのベスレム精神病院に勤務し、1958年バーミンガム医科大学教授となった。著書『臨床精神医学教科書』は英語で出版され、イギリスでドイツ流精神医学を広めた。「夢幻様体験型 (oneiroide Erlebnisform)」(1924) という精神医学の症状用語は彼によって作られた。

マイネルト，テオドア

Theodor Meynert

1833-92　　　　　　　　★★★

- ◆ ドイツ→オーストリア／大学精神医学、脳病理学／「アメンチア」(1890)
- ◆ 出生地：Dresden

◆ 父親の職業：作家
◆ 死因：意識障害（59歳／Wien）
◆ 文献：Kolle: Bd.2, pp98-105, 1959

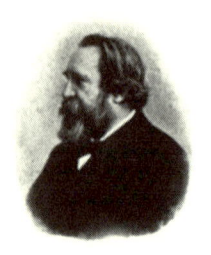

◈1833年6月14日文筆家の父と歌手の母親のもとドレスデンに生まれる。1841年一家はヴィーンへ移住し、61年ヴィーン大学医学部卒業、65年脳・脊髄解剖研究で教授資格を得る。同年、のちにヴィーン大学第一精神病院となるライデスドルフの州立精神病院医長、70年院長となったが、この年病院は大学精神病院となってマイネルトは教授を兼務。彼は詩や文学の才で医学以外の有名人との交流が多かった。研究面でも脳の神経路解剖で新たな発見をし、次第にヴェルニッケ*らの若手研究者が集まりはじめる。延髄の神経路の一つには彼の名が残っている（マイネルト交連）。74年ヴィーン総合病院の中に設けられた精神科部門の長を兼ねるが、これはのちにヴィーン大学第二精神病院となった。71年オーストリア最初の専門雑誌『精神医学中央誌（Psychiatrischer Zentralblatt）』編集者となったが、79年これを拡張して『精神医学年報（Jahrbücher f. Psychiatrie）』とした。彼は92年意識障害を起こし死亡、長期にわたる大量の飲酒によるものともいわれる。マイネルトの後任教授にはクラフト＝エビング*が就いた。

➡ヴェルニッケ、クラフト＝エビング

ミンコウスキー, ユジェーヌ

Eugéne Minkowski

1885－1972　　　　　　　　　　★★

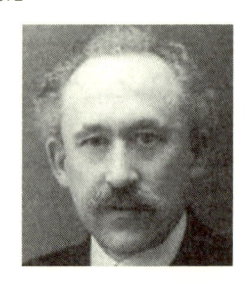

◆ ロシア→フランス／精神病理学
◆ 出生地：St. Petersburg
◆ 父親の職業：未詳
◆ 主著：『精神分裂病』（1927、邦訳は1954）
◆ 死因：不明（87歳／Paris）

◈1885年4月17日、ロシアのサンクト・ペテルブルクでリトアニア出身のユダヤ人家庭に生まれる。ワルシャワで医学を学ぶが迫害にあってミュンヘンに移り、チューリヒでブロイラー*に師事する。その後第一次大戦でフランス軍に入隊、ベルグソン哲学にも影響を受け戦後フランスへ移住。妻のミンコウスカも精神科医であり、てんかん患者の心理学で成果を挙げ、ファン・ゴッホ*の病跡研究で知られる。ミンコウスキーは現象学的精神病理学分野で統合失調症の世界（存在様式）を精緻に描写し、「生きられる時間」などの概念を作った（1933）。主著『精神分裂病』（1927）は邦訳されている。第二次大戦後の1951年、ミンコウスキー夫妻はパリで戦争難民のためのクリニックを開設し、フランスが受け入れた各国の難民（ナチ迫害犠牲者を含む）に精神医療を提供した。これはのちに政府の援助（国民保険公庫）によって拡張され、

今日の「難民の精神保健のためのミンコウスキー夫妻協会」となった。彼は72年11月17日パリで死亡した。
→ゴッホ

ミッチャーリヒ, アレキサンダー

Alexander Mitscherlich

1908−82　　　　　　　　　　★★

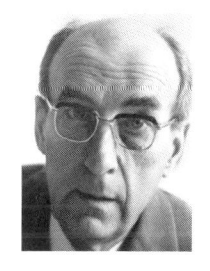

- ドイツ／精神分析
- 出生地：München
- 父親の職業：化学者
- 主著：『人間性なき医学』(F. Mielke との共著、1947、邦訳は2001)、『失われた悲哀』(1967、邦訳は1972)
- 死因：未詳 (73歳／Frankfurt a. M.)
- 文献：Eckart, W., Gradmann, C. hrg.: p220, 2001

◧1908年9月20日ミュンヘン生まれ。ミュンヘン、ベルリン、ハイデルベルクで医学を学ぶ。ナチズム期には反ナチ活動の疑いで一時拘束され、スイスに逃避したが、戦後帰国してハイデルベルク大学で教授資格を得、1952年精神分析講座の教授となる。60年フランクフルトにジグムント・フロイト研究所を設立、67年フランクフルト大学社会心理学教授となる。ミッチャーリヒは1947年にナチズム期の「安楽死」作戦 (T 4 作戦) と強制収容所における人体実験を裁いたニュルンベルク医師裁判を傍聴してフレド・ミールケとの共著で『人間性なき医学』を公刊したが、この本はドイツ医師会から反発を受け、長らく等閑視された。しかし、ナチ医学への批判のみならず、過去に目を閉ざそうとする戦後ドイツの精神風土に対しても批判し、67年には妻マルガレーテと共著で『失われた悲哀』を刊行した。彼は76年まで研究所長を務め、82年6月26日フランクフルト・アム・マインにて死去した。
→ヴァイツゼッカー

三浦　勤之助

Kinnosuke Miura

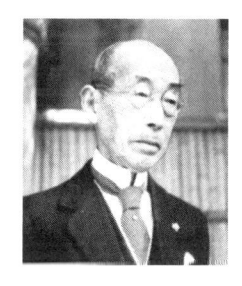

1864−1950

- 日本／神経学
- 出生地：不明
- 文献：Seizo Katsunuma. Memorial of late Prof. emer. KINNOSUKE MIURA. Psychiatry and Clinical Neurosciences 4, 371-373

◧1887年東大医学部卒、1889～90年、パリのシャルコー*のもとに留学、日本における神経学の開祖となる。呉秀三*とともに「日本神経学会」を創設 (1903) した。
→呉

宮城　音弥

Otoya Miyagi

1908－2005

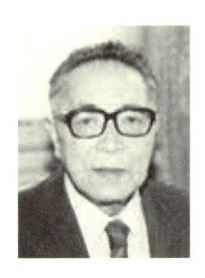

◆ 日本／心理学
◆ 出生地：東京

◨東京に生まれ京都大学哲学科を卒業後フランスに留学して精神医学を学ぶ。帰国後慶応大学を経て東京工業大学心理学教授となる。『心理学入門』(1952)『性格』(1960)『日本人の性格』(1969) などによって心理学を広く日本人に紹介、普及させた。晩年は超心理学、手相などに関心を示し、2005年肺炎のため死去した。

メビウス, パウル・ユリウス

Paul Julius Möbius

1853－1907　　★★

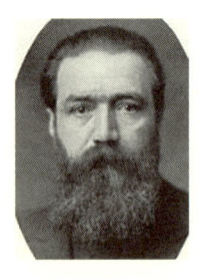

◆ ドイツ／大学精神医学／病跡学（Pathographie）
◆ 出生地：Leipzig
◆ 父親の職業：教育官僚
◆ 死因：下顎癌（53歳／Leipzig）
◆ 文献：Kolle: Bd.3, pp109-120, 1963

◨教育家の息子として1853年1月24日ライプツィヒに生まれる。祖父は有名な数学者。はじめ哲学を学び、1875年マールブルク大学で哲学学位を取得したが、同時に73年から医学生ともなり77年医学で学位取得。1年間の兵役ののちライプツィヒで神経科を開業した。83年、シュトリュムペル*がライプツィヒ大学神経学外来教授になると、助手として招かれ、以後1893年まで私講師として講義も担当した。その後次第に神経学から精神医学へ研究の軸足を移し、ルソー、ショーペンハウアー、ニーチェ*らの哲学者やゲーテの生涯を精神医学的に研究、「病跡学（Pathographie）」という言葉を作った。精神医学面ではモレル*やマニャン*の変質学説を受け入れた。1907年1月8日、50歳で手術した下顎癌が悪化して死去した。メビウスは生涯独身だった。

➡シュトリュムペル、モレル、マニャン

モナコフ, コンスタンチン・フォン

Constantin von Monakow

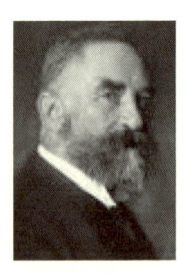

1853－1930　　★★

◆ ロシア→ドイツ→スイス／脳病理学、大学精神医学
◆ 出生地：Vorogda
◆ 父親の職業：貴族

- 主著：Gehirnpathologie, 1897/1905
- 死因：未詳（76歳／Zürich）
- 文献：Konrad, A: Zum 50. Todestag von Constantin von Monakow. Schweizer Archiv f. Neurochirurgie u. Psychiatrie. Bd. 128, pp335-339, 1981

◧1853年11月4日ロシアのヴォログダ近郊に生まれ、一家は63年ドイツへ、66年スイスへ移住した。77年チューリヒ大学医学部を卒業し、ヒッツィヒ*とグッデン*に学び、1885年チューリヒ大学で教授資格を得てチューリヒに私立脳解剖学研究所を設立（87年に外来診療所を併設）。脳の局所的損傷が損傷部以外の機能にも変化を誘発することを見出した。彼は1917年スイス最初の神経学専門雑誌『スイス精神神経学アルヒーフ（Schweizer Archiv für Psychiatrie u. Neurologie）』を創刊し、30年10月19日の死に至るまで、その編集責任者を務めた。大脳の赤核脊髄路に彼の名が残されている（モナコフ束）。主著『脳病理学』（1897）は各国語に翻訳され、この分野での教科書的存在となった。ちなみに彼の研究所には日本から北林貞道（のちの名古屋大学精神科教授）が留学した。

➡ヒッツィヒ、グッデン

モニス，エガス

Egas Moniz

1874－1955　　　　　　　　　★★★

- ポルトガル／大学精神医学・政治家／精神外科（ロボトミー）
- 出生地：Avanca
- 死因：未詳（81歳／Lisbon）
- 文献：Eckart, W., Gradmann, C. hrg.: p223, 2001

◧1874年11月29日ポルトガル北西部のアヴァンチャに生まれ、コインブラ、ボルドー、パリの各大学で医学を学ぶ。1911～45年コインブラおよびリスボン大学神経科教授。また1911～17年のあいだポルトガル下院議員を務めた。26年、はじめて生体での脳血管写（Angiographie）を実施し、精神病の原因も脳にあるとして35年脳の前頭葉白質切截術（いわゆるロボトミー）を開発した。今日では倫理的問題をはらむこの手術方法の開発により、49年彼にノーベル医学生理学賞が贈られている。モニスはその6年後の55年12月13日リスボンで死亡した。なお彼の正確な姓名は António Caetano de Abreu Freire Egas Moniz である。

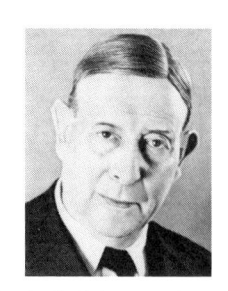

モンロー，ジョン

John Monro

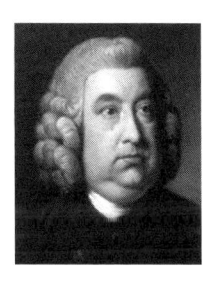

1715－91

- イギリス／病院精神医学
- 出生地：London

◧父ジェームズの後を継ぎベスレム院長、

イギリスの精神病院建設者。1751年ベスレム病院の隣地に建設された聖ルーク病院に精神病者が受け入れられなかったため第二の聖ルーク病院を私財を投じて建設。82年には第三の聖ルーク病院を建てる。息子のトーマスもベスレム院長となった。
➡ Th・モンロー、ハスラム、バティー

モンロー，トーマス

Thomas Monro

1759－1833

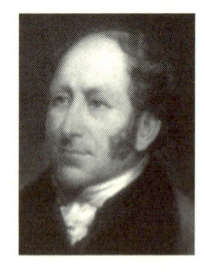

◆ イギリス／病院精神医学
◆ 出生地：London
■ベスレム院長、ジョージⅢ世*の治療に当たる。

1787年父に従ってベスレムの勤務医となるが、1816年患者虐待の問題で解任された。息子（Edward Thomas）も医師となってベスレムに勤務した。モンロー家はビンスヴァンガー*、ナッセ*、メニンガー*、テューク*、斎藤*家などと並ぶ多世代精神科医の代表的家系といえる。
➡ J・モンロー、ジョージⅢ世、マクノートン

モレル，ベネディクト＝オギュスタン

Bénédict-Augustin Morel

1809－73 ★★★

◆ オーストリア→フランス／病院精神医学／変質学説、「早発痴呆」（1851/60）
◆ 出生地：Wien
◆ 父親の職業：軍御用商人
◆ 主著：Traité des maladies mentales, 1860
◆ 死因：不明（63歳／Le Havre）
◆ 文献：保崎・高橋編：pp15-36, 1983

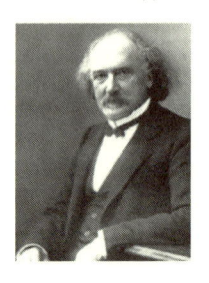

■1809年11月22日フランス人を両親にヴィーンで生まれる。医学を志してパリに出、1839年学位取得、ジャン・ピエール・ファルレ*に師事する。48年ナンシー近郊のマルヴィル精神病院、56年サンティヨン精神病院医長となった。モレルは精神病の発病に果たす家系・遺伝の役割に注目し、それを人種と人類全体に拡大して「変質」（dégénérescence）という概念を作り、『変質概論』にまとめて公刊した（1856）。

また1860年には『精神病概論』を出して、その中で「早発痴呆（démence précoce）」という言葉をはじめて記載した（初出は『臨床研究』1851年。当初モレルは躁病後の無動・痴呆状態を示した症例に対して使用）。この言葉はのちにクレペリン*によって疾患名として取り上げられたが、モレルのそれは若年期における知的発達の停止状態を意味し、遺伝性に起こるものとされた。

モレルによれば、人類は自然の害毒のみならず、アルコール、アヘン、鉛などの中毒、さらには貧困などの社会的害毒によって次第に変質し、それが遺伝によ

って世代とともに子孫へと伝達されてゆくとされる。

　この変質論（学説）は、その後のフランスやドイツ精神医学に多大の影響を与え、フランスではマニャン*が、ドイツではメビウス*やクレペリンによって引き継がれた。また精神医学に限らず19世紀後半の優生学・優生思想に大きな学説的支柱を提供した。彼は1873年3月30日、ルアーブルでのジャンヌ・ダルクに関する講演の直後に死亡した。

➡ J・P・ファルレ、マニャン、クレペリン、メビウス、ゴルトン、ロンブローゾ

モレノ, ヤコブ・レヴィ

Jacob Levy Moreno
1889-1974　　　　　　　　　　　★★

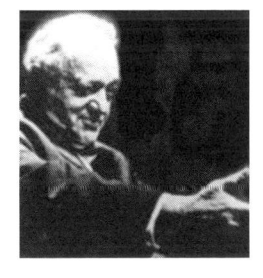

◆ ルーマニア→オーストリア→アメリカ／心理劇
◆ 出生地：Bucharest
◆ 父親の職業：商人
◆ 死因：不明（84歳？／Beacon）
◆ 文献：大原健士郎・渡辺昌祐編『精神科・治療の発見』星和書店、pp45-58、1988

◉ 1889年（一説では1892年）5月18日ブカレストでイベリア系ユダヤ人（セファルディ）の子として生まれる。ヴィーンで医学を学び1918年精神科医となったが、医師としての職業より演劇に興味を持ち「心理劇（Psychodrama）」を制作しようとの考えを抱く。最初の心理劇の試みは1921年ヴィーンのコメディアン・ハウスで行われ、それには俳優も脚本もなく、モレノの指示で舞台に上がった観客たちが王として演じるよう求められたが、誰一人合格しなかったという。以後、モレノは観客の自発性にゆだねた即興劇をめざし、1925年アメリカへ移住し、新天地で即興劇場を開く。36年ルーズベルト大統領が関心を示し、ニューヨーク州ビーコンに土地を提供したため、ここに心理劇研究所と小規模の診療所を設立。モレノは個人療法中心のフロイト流精神分析を批判し、あくまでも集団精神療法や自発的行動に価値を置いた。彼は74年5月14日ビーコンの地で死亡した。またその死後、ドイツやスイスにもモレノ研究所（Moreno Institut）が設立され心理劇と集団精神療法の教育・研究が行われている。

森　有礼

Arinori Mori
1847-89

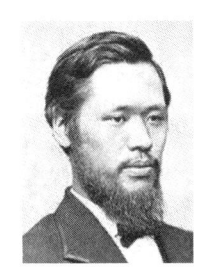

◆ 日本／政治家
◆ 出生地：鹿児島

◉ 薩摩藩士。明治維新期の政治家、初代文部大臣。1870年代理公使として渡米中、アメリカの精神病院改革者ディックス*の知己を得、日本最初の洋式精神病院と

して京都癲狂院の設立(1875)に関与した。彼は大日本帝国憲法発布の日にテロリストによって刺殺された。

➡ディックス

森田　正馬

Masatake(Shoma) Morita
1874－1938　　　　　　　　　★★★

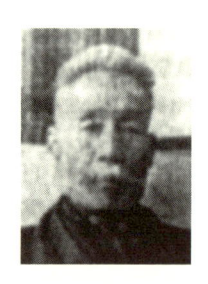

- 日本／病院精神医学／森田療法（大正年間）
- 出生地：富家村
- 父親の職業：小学校教師
- 主著：『神経質ノ本態及療法』(1928)
- 死因：肺炎(肺結核)(64歳／東京)
- 文献：野村章恒『森田正馬評伝』白楊社、1974

▣1874年1月18日高知県の富家村に小学校教師の息子として誕生。成績は優秀だったが父親が厳格なため学校嫌いとなり睡眠障害があったという。東大医学部へ入学したが、学生時代に「神経衰弱」の診断を受け投薬された。1903年卒後、精神病学教室副手となり巣鴨病院医員となる。同年、東京慈恵医専教授、1906年本郷蓬莱町65番地（現在の向ヶ丘2丁目）に転居し、自らの神経症体験をもとに独自の安静・作業・生活療法を生み出し、自宅に患者を入院させて治療に専念した。また独自の神経症論を展開した（「森田神経質」「ヒポコンドリー」）。自らの治療法に「神経質の特殊療法」と名付けたが、森田を敬愛する多数の弟子により「森田療法」と呼ばれ普及した。森田の名の読みは「マサタケ」であるが、自らは「ショウマ」と呼んでいた。なお森田は1906年に根岸病院顧問となり、同病院は同時に慈恵医専の教育研修病院を兼ねた。晩年、息子や妻に先立たれ1938年4月12日（肺結核に基づく）肺炎などのため死去。

➡中村、呉、下田、レオンハルト

ムンク, エドゥアルト

Edvard Munch
1863－1944　　　　　　　　　★★

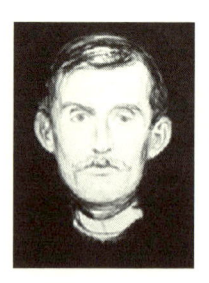

- ノルウェー／患者・画家／「叫び」(1893ほか)、「不安」(1894)
- 出生地：Løten
- 父親の職業：軍医
- 死因：未詳(80歳／Oslo)
- 文献：Eggum, A.; Edvard Munch: Paintings,

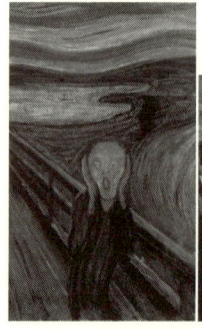

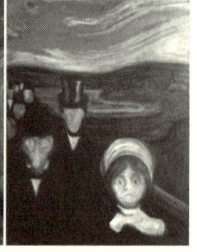

Sketches, and Studies. C.N. Potter, 1984

◆1863年12月12日ノルウェーのロイテンに生まれた。5歳のとき母親が結核で病死し、ついで9歳の姉も同様に病死した。オスロでデザイン学校に学び、82年から学友らとアトリエを借りて同居し、絵画の勉強に励む。その後しばしばパリを訪れ、92年ベルリンで開かれた彼の個展で批判を巻き起こす。96年パリへ移住、その後帰国してオスロ郊外の浜辺にアトリエを構え制作を続ける。ムンクには統合失調症やアルコール依存などの精神疾患があったとされ、それは彼の作品からも推定されている。代表作『叫び』(全4作、写真はいずれも部分)にはそうした彼独特の妄想気分が反映されていると考えられる。ナチスは彼の絵画を「退廃芸術」としたため、1940年にノルウェーを占領したナチスにより、その見本として展示されたが、『叫び』のうちの1作(1894)は2012年にオークションで史上最大の値段をつけて落札された。1944年1月23日死去。

「突然、太陽の沈む空が血の色に変わり、あたり一面に叫び声が聞こえた。それは言いようのない恐怖と不安を与えた…」(1893、「叫び」制作についてのコメント)

N

中村　古峡

Kokyo Nakamura

1881–1952　　　　　　　　　　★★

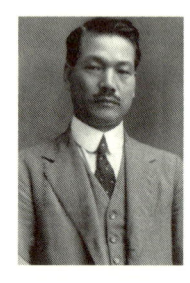

- ◆ 日本／精神分析／中村古峡療養所（のち中村古峡記念病院）開設者、雑誌『変態心理』(1917～26)創刊者
- ◆ 出生地：生駒市
- ◆ 父親の職業：県会議員
- ◆ 主著：『変態性格者雑考』(1928)
- ◆ 死因：動脈硬化症／脳卒中(71歳／千葉)
- ◆ 文献：小田晋他編『変態心理と中村古峡』不二出版、2001

▶ 1881年2月20日、生駒市に県議(のち村長)の長男として生まれる。本名は繁(しげる)。東大文学部を卒業後、新聞記者、作家として活動する傍ら心理学に関心を抱き、1917年「日本精神医学会」を創設し森田正馬*らとともに機関誌『変態心理』を創刊。催眠療法や精神分析をさかんに紹介した。1928年東京医大(医専)を卒業して精神科医となり自宅に診療所を開設、1934年中村古峡療養所(有床)とする。入院患者には詩人の中原中也らがいた。戦後、千葉市へ移転し、1949年「中村病院」に改称。なお彼の実弟(義信)は京都の船岡精神病院に入院中死去した(1907年)。
➡森田

奈良林　一徳（伊織）

Ittoku (Iori) Narabayashi

1822–1905　　　　　　　　　　★★

- ◆ 日本／漢方医学
- ◆ 文献：小俣：pp162-166, 1998

▶ 江戸日本橋の接骨医。武州農民の子で本名は杉浦与太郎。1846年、葛飾郡小松川村に「狂疾治療所」を開院。1853年頃には興奮患者のために5つの檻が設けられていたという。その後治療所は以下のように改称と移転を繰り返し、加命堂病院となり1944年に廃止されるまで続いた。写真は小松川癲狂院。息子(養子)の元春、孫の浅次郎(1924年急死)はいずれも院長を後継。

　　狂疾治療所(1846)
　　小松川癲狂院(1880、40床)
　　小松川精神病院(1891、改称)
　　加命堂脳病院(1908、移転・改称)
　　加命堂病院(1939、移転・改称300床)

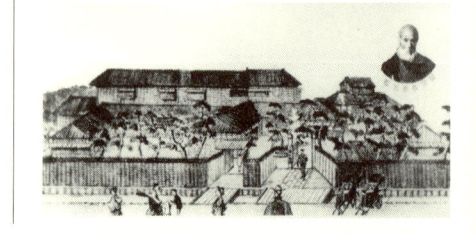

ナッセ, クリスチャン・フリードリヒ

Christian Friedrich Nasse

1778−1851　　　　　　　　　★★★

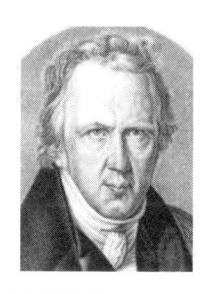

- ◆ ドイツ／大学精神医学
- ◆ 出生地：Bielefeld
- ◆ 父親の職業：医師
- ◆ 死因：不明（73歳／Marburg？）
- ◆ 文献：Kirchhoff: Bd.I, pp105-117, 1921

◧1778年4月18日ビーレフェルトに生まれ、ハレ大学で医学を学び地元に戻って開業したが、1814年ハレ大学教授、19年新設のボン大学精神科教授となった。ナッセは心理派精神医学の立場に立ち、身体論者であるジークブルクのヤコビ*と対立した。しかし同時に心身相関にも関心を払い、完全に身体の意味を無視することもなかった。精神医学教育に熱心でベッドサイドでの診断や臨床講義に工夫を凝らした。

　1848年ボンに私立精神病院を開設。彼の2人の息子も医師になった（カール・フリードリヒ*およびオットー）。ナッセは1851年の誕生日にマールブルク（別説はボン）で死亡した。

➡ ヤコビ

ナッセ, カール・フリードリヒ

Karl Friedrich Werner Nasse

1822−89

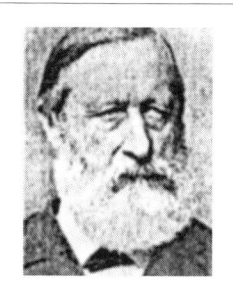

- ◆ ドイツ／病院精神医学
- ◆ 出生地：Bonn

◧クリスチャン・フリードリヒ・ナッセ*の息子としてボンで誕生し、1845年医学博士となる。ジークブルクのヤコビ*に学び、ボン、ザクセンベルク、アンダーナハの各精神病院長を経たのち、ジークブルクでその後継者となる。

　『総合精神医学雑誌』編集者を務め、プロイセン政府に精神病院法の起草を提案した。また禁酒論者としてドイツで最初の断酒連盟を結成した（1883）。彼は動脈硬化（左足壊疽）と肋膜炎のためボンで死亡した。

➡ C・F・ナッセ、ヤコビ

ノイマン, ハインリヒ・ヴィルヘルム

Heinrich Wilhelm Neumann

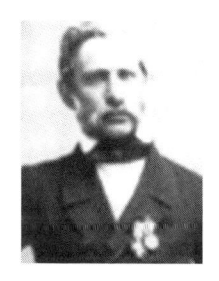

1814−84　　　　　　　　　★★★

- ◆ ドイツ／大学精神医学／外科医→精神科医
- ◆ 出生地：Breslau

- 父親の職業：東洋学者
- 主著：Lehrbuch der Psychiatrie, 1859、『単一精神病観』(1883、邦訳[抄訳]は1980)
- 死因：糖尿病(70歳／Breslau)
- 文献：Kirchhoff: Bd.I, pp261-264, 1921

■1814年1月17日ブレスラウ生まれ。父親は東洋学者で新約聖書をヘブライ語に訳した改宗ユダヤ人。軍外科医となったのちブレスラウ大学内科で教授資格を取るが、意見が合わず辞職。1846～49年ロイブス精神病院で助手として勤務。再びプロイセン軍医となったのち、1851年ブレスラウ大学内科員外教授に招聘され精神医学を講じる。

1852年、ブレスラウ郊外のペーペルヴィッツに私立精神病院を開業。1862年精神医学の教授資格獲得。1874年、ブレスラウ市と大学が市立一般病院精神科病棟(200床)を大学精神病院とする契約を結ぶと、大学精神科正教授となる。1884年10月14日、糖尿病の悪化がもとで死亡。

ノイマンはその教科書などを通じて単一精神病の考え方を展開した。

「悪い分類なら分類しない方がマシだ」

ニーチェ, フリードリヒ

Friedrich Nietzsche

1844－1900　　　★★

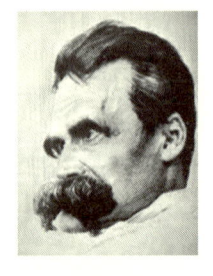

◆ドイツ／哲学／患者

- 出生地：Röcken
- 父親の職業：ルター派牧師
- 主著：『ツァラトストラかく語りき』(1883/85、邦訳は1967/70)
- 死因：進行麻痺＋脳卒中／肺炎(55歳／Weimar)
- 文献：『哲学事典』平凡社、1971

■1844年10月15日ライプツィヒ近郊の村レッケンに生まれ、ショーペンハウアーの影響を受けて哲学を学び、若くしてバーゼル大学言語学教授となる。しかし30代のころから進行麻痺に罹り、約10年ほどで教職を退き各国へ放浪の旅に出る。

スイスでロシア出身の才女ルー・サロメ＊に恋したが結婚を断られイタリアへ移る。そこで主著『ツァラトストラかく語りき』の執筆を始める。その第1～3部までは異常な陶酔のうちにおのおの10日間程度で書き上げられたといわれる。ニーチェは「権力への意志」「超人」などの概念をその哲学の中核に置いたが、それはのちにヒトラーに影響しナチズムに哲学的根拠の一つを与えたとされる。

1889年(45歳)以降、進行麻痺による精神病症状が顕在化し、バーゼルの私立精神病院やイェナ大学精神病院などに相次いで入院となった。イェナで彼を診察したのはオットー・ビンスヴァンガー＊だった。1900年8月25日、度重なる脳卒中発作とそれに続く肺炎のため死去。

➡ O・ビンスヴァンガー、サロメ

忍性

Ninsho（房名は良観 Ryokan）

1217－1303

- 日本／宗教者
- 出生地：大和国
- 文献：和島芳男『叡尊・忍性』吉川弘

文館、1998

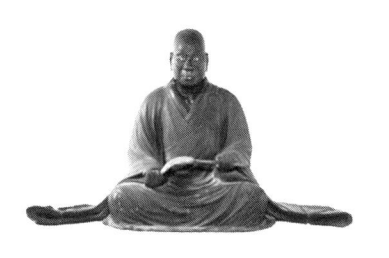

◨大和国（奈良県）生まれ。真言律宗僧（叡尊*の弟子）。奈良・般若寺に日本最初のハンセン病者収容施設を設ける（北山十八間戸、1250年頃）。この施設は医学史のうえで東洋における最古のハンセン病者療養所（Leprahaus）と考えられる。1259年、北条重時の招きで鎌倉へ赴き、12世紀頃、藤沢に創建されていた未完の寺院を鎌倉へ移築し、極楽寺とした（極楽寺の成立年は未詳）。その後、極楽寺は鎌倉幕府の庇護のもと次第に拡張され、1278年には北条時宗の命により「療養所」が付設された。忍性はさらに「らい宿」とハンセン病者や非人のための療養施設を加え、寺を当時の慈善福祉の中心的存在とした。

➡叡尊

ニッスル，フランツ・アレキサンダー

Franz Alexander Nissl

1860－1919　　　　　　　　　★★★

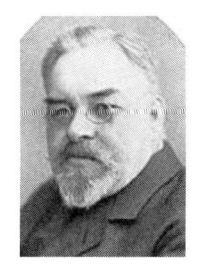

- ドイツ／大学精神医学、神経病理学／ニッスル染色
- 出生地：Frankenthal
- 父親の職業：ラテン語教員
- 死因：尿毒症性昏睡（58歳／München）
- 文献：Kolle: Bd.2, pp13-31, 1959

◨1860年9月9日、フランケンタール（プファルツ）にラテン語学校教師の息子として誕生、ミュンヘン大学で医学を学び、1885年精神科教授グッデン*の助手となる。しかし翌86年グッデンは水死したため、89年、フランクフルト大学精神病院（教授ジオリ）へ移り、そこでアルツハイマー*と知り合い親交を深める。アニリン系色素（トルイジン）を用いて神経細胞の内部を染め出すニッスル染色を開発し、95年、クレペリン*の招きでハイデルベルク大学へ移り、翌96年教授資格、1901年員外教授となる。

1903年、クレペリンがミュンヘンへ移ると、翌04年正教授となり18年まで勤務。その間、ハイデルベルクのニッスルのもとには外国人を含む多数の人材が集まり、臨床・研究ともに盛期を迎えた（ヤスパース*、ヴィルマンス*、マイヤー＝グロス*、シュレーダー、チェルレッティ*ら）。1918年、ミュンヘンに精神医学研究所を創設したクレペリンの招聘に再び応じ、所長として異動するが、翌19年、10年来の慢性腎疾患から尿毒症に陥り昏睡状態のまま8月11日死去した。外面的には穏やかで社交的であったといわれるが、内面では仕事上の不全感に悩まされていたという（H・シュパッツ*）。ニッスルは酒や葉巻が好物で、生涯独身だった。

➡グッデン、クレペリン、アルツハイマー

野口 英世

Hideyo Noguchi
1876－1928 ★★

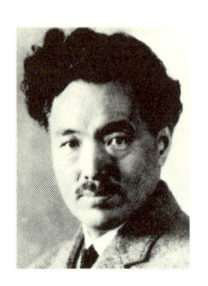

◆ 日本／細菌学／進行麻痺脳組織に梅毒病原体を発見（1913）
◆ 出生地：翁島（福島県）
◆ 父親の職業：農家
◆ 死因：黄熱病（51歳／Accra）
◆ 文献：北篤『正伝 野口英世』毎日新聞社、2003年

◨幼名は清作。1876年11月9日猪苗代湖畔の翁島（現・猪苗代町）に生まれ、1歳半のとき左手に火傷を負った。高等小学校のとき会津若松市の渡部医師の手術を受け医学を志して上京、高山歯科医学院で医学を修め医師免許取得後の98年に伝染病研究所（伝研）へ入所し北里柴三郎の助手となる（このとき英世と改名）。1900年フィラデルフィアのペンシルヴァニア大学へ留学し蛇毒研究に従事、さらにコペンハーゲン留学を経て1904年ロックフェラー研究所に勤務。梅毒の研究に従事するとともにアメリカ人女性メアリーと結婚。進行麻痺（第4期梅毒）患者の脳組織に梅毒の病原体スピロヘータ・パリーダを発見し世界的な注目を集める。

18年黄熱病研究のため中南米へ、さらに27年アフリカ・ガーナのアクラへ出向いたが、翌年5月21日、自ら黄熱病に罹り死去した。野口の生涯は明治期の近代日本の立身出世物語の一つにされ、その生家は現在記念館として公開されている。野口の発見は、それまで原因の確定しなかった進行麻痺という精神疾患の器質的病因（外因）を明らかにしたことで生物学的精神医学の正当性を高めることに寄与した。
➡ベイル

ノンネ，マックス

Max Nonne
1861－1959 ★★

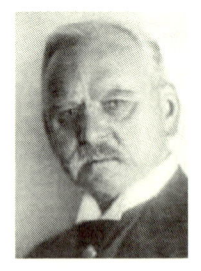

◆ ドイツ／神経学・精神医学／髄液検査法（ノンネ-アペルト反応）
◆ 出生地：Hamburg
◆ 父親の職業：工場主
◆ 死因：老衰（98歳／Hamburg）
◆ 文献：Kolle: Bd.3, pp164-173, 1963

◨1861年1月13日、ハンブルクで工場主の息子として誕生。ハイデルベルク、フライブルク、ベルリンの各大学で医学を修め、1884年学位取得。ハイデルベルク大学でエルプ*の助手となる。2年後パリへ留学し、シャルコー*のヒステリー学説に疑問を抱く。89年、ハンブルクのエッペンドルフ病院神経科助手となるが、90年、市内で開業。同時にハンブルク赤十字病院内科医長を、96年にはエッペンドルフ病院神経科医長を兼任し、1933年の退官まで開業医と同時に勤務医の業務

に従事した。梅毒性神経疾患の臨床研究から、髄液中のグロブリン増加を見出し、同僚のアペルトとともに新しい診断法を開発した(ノンネ-アペルト反応)。また、第一次大戦で息子が戦死したことから、戦後は戦争神経症の研究にも携わった。ノンネは1918〜24年のあいだドイツ神経病治療学会の会長を務め、22年にはフェルスター*、ブムケ*、シュトリュムペル*とともにレーニンの往診医師団に加わった。戦後彼には西ドイツ医師会から「パラケルスス賞」が贈られた。1959年8月12日ハンブルクにて死去。

➡エルプ、フェルスター、ワッセルマン、パラケルスス

オーバーシュタイナー, ハインリヒ

Heinrich Obersteiner
1847－1922　　　　　　　　　　　　★

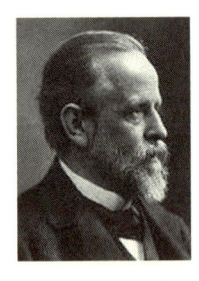

- ◆ オーストリア／脳病理学、神経解剖学
- ◆ 出生地：Wien
- ◆ 父親の職業：精神病院長
- ◆ 主著：Die progressive allgemeine Paralyse, 1908
- ◆ 死因：心筋変性（75歳／Wien）
- ◆ 文献：Kolle: Bd.3, pp21-30, 1963

▣1847年11月13日ヴィーンで私立精神病院長の息子に生まれる。70年ヴィーン大学医学部を卒業し、神経生理学のブリュッケのもとで学位取得。80年ヴィーン大学神経病理学員外教授、98年正教授。ヴィーン神経学研究所長（1882～1919）。てんかん、進行麻痺脳の病理解剖学的研究に専念した。脊髄癆における脊髄後索の病変部位について弟子のレッドリッチとともに発表（1894）したが、それはのちに「レッドリッチ－オーバーシュタイナー野」と命名された。1919年引退したが、第一次大戦におけるオーストリアの敗北によってほとんどの財産を失い、経済的困窮のなかで22年11月19日動脈硬化の悪化に伴う心筋変性のため死亡。日本からは呉秀三*や三宅鉱一（のち東大精神科教授）が彼のもとに留学した。

オッペンハイム, ヘルマン

Hermann Oppenheim
1858－1919　　　　　　　　　　　　★★

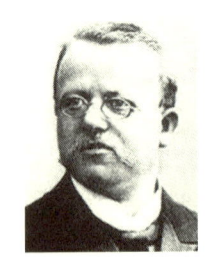

- ◆ ドイツ／神経学／「オッペンハイム病」（1900）
- ◆ 出生地：Warbrug
- ◆ 父親の職業：ユダヤ教律法学者（ラビ）
- ◆ 主著：Lehrbuch der Nervenkrankheiten, 1894
- ◆ 死因：不明（61歳／Berlin）
- ◆ 文献：Noth, J: Hermann Oppenheim (1858-1919), Nervenarzt, 74:728-729, 2003

▣1858年1月1日北西ドイツのヴァルブルクにラビの子として生まれ、ベルリンで医学を学び、シャリテ（ベルリン大学精神病院）でヴェストファール*の助手となる。ユダヤ人であったがため、のちシャリテを辞し、1891年ベルリンに私立の神経学診療所を設立。1894年には大著

『神経学教科書』を公刊した。この中には神経疾患のみならず、神経症（とくに外傷神経症）についても広く記述されている。また、先天性アミオトニアを記述したが、これには彼の名が冠されている（Oppenheim病）。教科書はドイツで10版まで増版され、英・露・伊・西の各国語に翻訳された。彼は第一次大戦終結後の1919年5月22日ベルリンで死亡した。

➡ヴェストファール、ロンベルク

パッペンハイム, ベルタ

Bertha Pappenheim
1859－1936　　　　　　　　　　★★

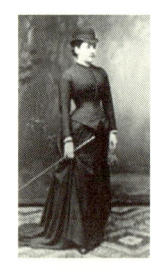

- ◆ オーストリア→ドイツ／患者、精神衛生運動／症例〝アンナ・O〟
- ◆ 出生地：Wien
- ◆ 死因：肺疾患（77歳／Frankfurt a. M.）
- ◆ 文献：Brentzel, M.: Anna O. – Bertha Pappenheim, Göttingen, 2002

◼1859年、正統派ユダヤ教の両親のもと、ヴィーンに生まれる。1880年、父親の死を機に心身不安定となりブロイアー*の治療を受ける。これがのちにフロイト*との共著『ヒステリー研究』(1895)のなかで、精神分析の最初の症例〝アンナ・O〟として記述された。その後フランクフルトへ移住し、1904年ユダヤ婦人連盟を結成し、児童書などを著し、07年にはホームを設立してユダヤ人女性の社会福祉に活躍した。36年、ゲシュタポの尋問を受け、1936年死去。

パッペンハイムが症例アンナ・Oであることは1953年になってイギリスのE・ジョーンズ*によって判明した。彼女はドイツで最初のソーシャルワーカーと考えられている。
➡ブロイアー、E・ジョーンズ

パラケルスス

Paracelsus（本名：**Philippus Theophrastus Aureolus Bombastus von Hohenheim**）
1493 (?) －1541　　　　　　　　　★★★

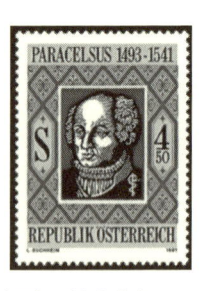

- ◆ スイス／医師、錬金術師
- ◆ 出生地：Einsiedeln
- ◆ 父親の職業：医師
- ◆ 主著：Opus paramirum（精神障害の記述）
- ◆ 死因：不明（毒殺？）(Salzburg)
- ◆ 文献：Kirchhoff: Bd.I, pp2-4, 1921

◼推定1493年11月10日スイスのアインジーデルン近郊でドイツ人医師ホーエンハイムの息子として生まれる。「パラケルスス」は古代ローマの医師ケルスス*に比肩する程の名医という通称（アダ名）。スイス人の母親が早くに死んだため、父親は息子とともにオーストリアへ移住。16歳でバーゼル大学へ入学し医学を学ぶ。1516年フェラーラ大学で医学博士号を取得後、ヨーロッパ各地を創傷医として遍歴。ザルツブルク、フライブルクを経て

27〜28年バーゼル大学で講義を行った。このころエラスムス*らの知識人と知り合う。29年ころ主著『オプス・パラミールム』を著し、41年バイエルン公の招きによりザルツブルクへ移ったが、9月24日同地で死去。

彼は「放浪の医師（medicus viator）」といわれ、その生涯については謎が多い。死因にも毒殺説、肝癌説、膿瘍説など諸説があり、また、短気で戦闘的な性格であったといわれる。彼は人間の病気の原因を宇宙・天体運動・自然環境などのマクロコスモスに求め、てんかんやヒステリー発作などの精神疾患についても著述し、それらの原因を硫黄による中毒などとした。戦後西ドイツ医師会は著名な業績を挙げた医師に対する最高栄誉賞として「パラケルスス賞」を創設し、最初の受賞者にアルベルト・シュヴァイツァーを選んだ（1952年）。

➡エラスムス、ケルスス

パルシャップ, ジャン・バプティスト・ド・ヴィネ

Jean Baptiste Maximillien Parchappe de Vinay

1800−66

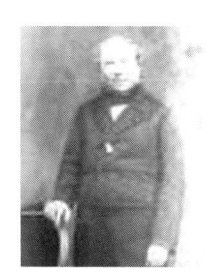

- フランス／病院精神医学
- 出生地：Marne
- 父親の職業：貴族
- 主著：Traité théorique et practique de la folie, 1841

◆サンティヨン精神病院長、フランス精神病院衛生総監（精神病院改革者）、身体派精神医学（知能と脳重量との相関研究）。彼は急性および慢性精神障害者の共同生活を支持し、入院患者の平等な取り扱いを主張した。

パーキンソン, ジェームズ

James Parkinson

1755−1824　　　　　　　　　　★★★

- イギリス／神経学／パーキンソン病
- 出生地：London
- 父親の職業：医師
- 主著：An Essay on the Shaking Palsy, Whittingham, 1817
- 死因：未詳（69歳／London）
- 文献：McHenry, LC: Surgeon and Palaeontologist, James Parkinson. J. Oklahoma State Med. Assoc. 51:521, 1958

◆1755年4月11日ロンドンの自治区ホクストンに薬剤師と外科医を兼業する父親の息子として誕生。父親の意志を受けて外科医となる。しかし医師としてよりも地質学者として有名となり、ロンドン地質学会の創設会員ともなった。62歳のときに鉛中毒の症例を観察し、振顫と歩行障害などの運動障害をはじめて記載（「振

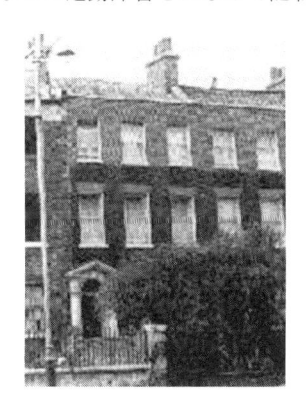

顫麻痺についてのエッセイ」1817)、これがいわゆるパーキンソン病と呼ばれることになった。この小論はほとんど注目されなかったが、1888年になってシャルコー*がサルペトリエール病院での火曜講義で取り上げ評価したことで世界的に知られるようになった。パーキンソンは終生自分の生家（写真）で開業し、1824年12月21日そこで死んだ（69歳）。彼の顔写真は残っていないといわれ、インターネット上で公開されているものも含め、別人とされる。

➡シャルコー

パヴロフ，イワン・ペトロヴィッチ

Ivan Petrowitch Pavlov

1849－1936 ★★★

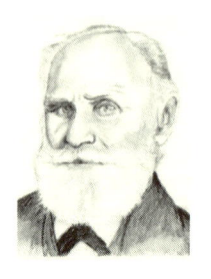

- ロシア／神経生理学／条件反射（1902）、実験神経症（1913）
- 出生地：Rjasan
- 父親の職業：宗教家
- 死因：未詳（86歳／Leningrad）
- 文献：Eckart, W., Gradmann, C. hrg.: p244, 2001

■1849年9月27日ロシアのリャザン（リャザーン）に生まれ、ペテルスブルク大学で自然科学と生理学を学ぶ。78年ボトキン生理学研究所に就職。79年、犬の腹部に胃瘻を設置して持続的に消化機能を観察。また膵液の分泌を調整する神経機構を解明した。種々の脳の刺激条件に応じて消化液が分泌されるという「条件反射」に関する実験生理学的研究により、彼は1904年ノーベル賞を受賞した。すでに1890年ペテルスブルク軍医学校教授となっていたが、1922年、ソ連共産主義政府はパヴロフを招いてレニングラード近郊に高次神経機構および条件反射のための研究センターを設けた。彼は高齢に至るまで所長を務め、36年2月27日レニングラードで死去した。

➡ヴント、ホール

ペンフィールド，ワイルダー

Wilder Graves Penfield

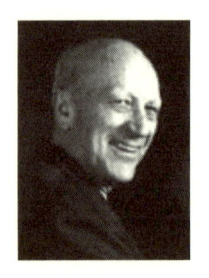

1891－1976 ★★

- アメリカ→カナダ／脳神経外科学／大脳皮質の機能局在
- 出生地：Spokane
- 父親の職業：開業医
- 主著：『脳と心の正体』（1975、邦訳は1977～78）
- 死因：腹部癌（85歳／Montreal）
- 文献：Lewis, J.: Something hidden: a biography of Wilder Penfield. Doubleday and Co., 1981

■1891年1月26日ワシントン州スポケーンに生まれ、プリンストン大学卒業後さらにオクスフォード、ジョンズ・ホプキンス大学などで脳解剖学などを修得。そ

の間マドリードでもカハール*について半年間神経組織学を学ぶ。1921年クッシング*のもとで脳外科医としてスタート、てんかんの脳外科手術を開拓。手術中、大脳皮質の各所に電気刺激を加えると過去の記憶が再現されたり音楽が聞こえたりすることを発見し、脳高次機能の局在を研究。28年マクギル大学教授となってカナダへ移り、34年モントリオールに神経研究所を創設し、60年まで所長を務めた。75年に著した著書『脳と心の正体』(邦訳は77〜78年)では、自らの臨床経験とは裏腹に人間の精神(心)は脳にはなく、非物質的な存在であることを強調した。彼は1976年4月5日にモントリオールで没した。

➡カハール、クッシング

フィリップ寛大王

Philipp der Großmütige

1504－67　　　　　　　　　　★★

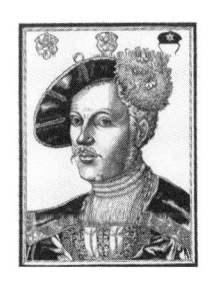

- ◆ドイツ／大公
- ◆出生地：Marburg
- ◆父親の職業：侯爵
- ◆死因：不明(62歳／Kassel)
- ◆文献：小俣和一郎、p117ff、2000

◧1504年11月13日、マールブルクでヘッセン大公国の世継ぎとして誕生。1518年、母親より後継に指名される。24年、ルターの宗教改革の思想に共鳴、26年にホンブルクで開かれた宗教会議でヘッセンを新教国とすることを決議。これにより領内の教会は新教に改宗し、各地の修道院は世俗化されることが決まった。

領内の主な修道院のうち、マールブルクのそれはドイツ最初の新教系大学(現・マールブルク大学)となった。また、ダルムシュタット近郊のゴデラウ(ホーフハイム)、ハイナ、メルクスハウゼン、グルナウの各修道院は貧者、障害者、精神病者のための慈善収容施設(Die hohen Landeshospitäler と総称)に転化された。この4施設が今日でも現存するドイツ最古の精神病院の起源となる(ハイナとグルナウは男性専用、メルクスハウゼンとホーフハイムは女性専用の施設。このうちグルナウはのちの30年戦争で消滅)。

フィリップは1567年3月31日、後継争いの影が色濃くなる中、カッセルで死去した。

➡アーメルンク、メスペルブルン

ピアジェ, ジャン

Jean Piaget

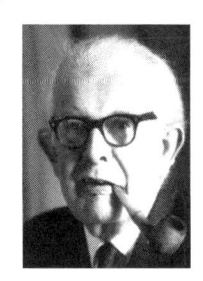

1896－1980　　　　　　　　　★★

- ◆スイス／心理学／発達心理学・児童心理学
- ◆出生地：Neuchâtel
- ◆主著：『知能の心理学』(1947、邦訳は1960)

- ◆ 死因：不明（84歳／Genf）
- ◆ 文献：Beilin, H.: "Piaget's enduring contribution to developmental psychology". Developmental Psychology 28: 191–204, 1992

■ヌーシャテル出身、ヌーシャテル大学で自然科学を専攻し、22歳で理学博士。1919〜21年ソルボンヌ大学でビネー*の創設した実験心理学研究所で研究を続け、知能検査法に関心を抱き、サルペトリエール病院で児童の知能検査に携わる。スイスへ帰国後、ジュネーヴのルソー研究所で発達障害の臨床と研究に従事、このとき同僚だったシュピールライン*に教育分析を受けた。その後、彼は1973年の退官までルソー研究所長を務め、発達心理学の研究を続けた。ピアジェの各発達段階における言語、知能、思考・象徴機能などの発達論は、児童心理学の基礎理論とされる。

➡ビネー、シュピールライン

ピック, アーノルド

Arnold Pick

1851−1924　　　　　　　　　★★★

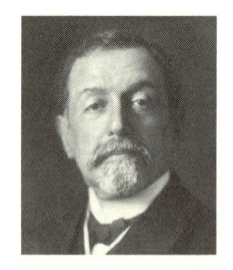

- ◆ オーストリア／脳病理学、大学精神医学／「ピック病」(1892)
- ◆ 出生地：Groß Meseritsch
- ◆ 父親の職業：未詳
- ◆ 死因：膀胱結石術後敗血症（72歳／Praha）
- ◆ 文献：Nervenarzt, 71:8, 2000

■1851年7月2日、モラビアの小村グロス・メーゼリッチュにユダヤ人の両親のもとで生まれる。ヴィーン大学で医学を修め、マイネルト*のもとで精神医学を学び、1886年プラハ大学精神科教授となる。1892年、認知症で死亡した初老期男性例の脳を解剖して、その所見を記述した。前頭葉と側頭葉の頂部に高度の萎縮が認められ、細胞には（のちに）「ピック小体」と呼ばれる特異な変化が認められた。これが、のちに彼の名をとって「ピック病（ピック型認知症）」と呼ばれる最初のケースとなった。音楽家のラヴェルは1937年にピック病で死亡した。ピックは1921年の退官までプラハにいて、イギリスのジャクソン*、フランスのディジェリーヌ*やマリー*とも密接な交流を保った。彼は1924年4月4日敗血症のため、プラハで没した。

➡マイネルト、ジャクソン、ディジェリーヌ、マリー、アルツハイマー

ピーニッツ, エルンスト

Ernst Pienitz

1777−1853　　　　　　　　　★

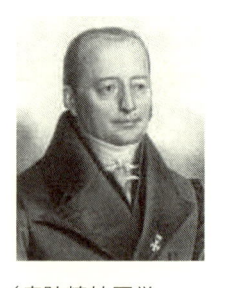

- ◆ ドイツ／病院精神医学
- ◆ 出生地：Radeberg
- ◆ 父親の職業：外科医
- ◆ 死因：不明（76歳／Pirna）

◆ 文献：Kirchhoff: Bd.I, pp99-103, 1921

■1777年8月20日ドレスデン近郊のラーデベルクで外科医の息子として誕生。ドレスデン医学専門学校で学び、1800年卒業して外科医となった。1804年ヴィーンへ遊学し有名なNarrenthrum（王立癲狂院）を、1805年にはパリでビセートル病院を見学してピネル*およびエスキロール*に会う。1806年フランス人女性と結婚（仲人役は同郷の医師ハイナー*）。その後ライプツィヒ大学で学位取得。1811年ザクセン公国首相のフォン・ノスティッツ・ウント・イェンケンドルフがピルナに近代的精神病院ゾネンシュタインを建設すると院長として招聘された。病院は1813年に侵攻してきたナポレオン軍に占拠され、入院患者は教会や一般家庭に分散して引き取られた。翌年ナポレオンが撤退すると病院は再建され、1820年までに444人の患者が治療され、当時のドイツで最も先進的な精神病院として名を上げた。ピーニッツは1828年ザクセン公国から叙勲され、51年まで院長を務めた。彼の墓は院内に設けられた。なおゾネンシュタイン精神病院は1945年まで存続したが、ナチズム期には「安楽死」作戦（T4作戦）の舞台となり、多数の障害者がここで殺害された。

➡ Ph・ピネル、エスキロール、ハイナー、フレミング、シュレーバー

ピネル, フィリップ

Phillipe Pinel

1745-1826 ★★★

◆ フランス／病院精神医学／「鎖からの解放」
◆ 出生地：Albi
◆ 父親の職業：医師
◆ 主著：『精神病に関する医学・哲学概論』（1801、邦訳は1990）
◆ 死因：脳卒中（81歳／Paris）
◆ 文献：Kolle: Bd.1, pp216-235, 1956

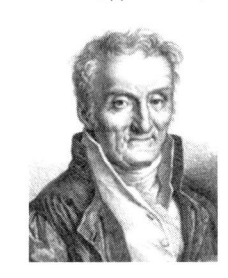

■1745年4月20日南フランス・タルヌ県の中心地アルビ近郊のサンポール・カップドジウに生まれ、トゥールーズ大学を卒業後医学を学び、73年医師となり78年パリへ出る。83年友人が精神病になったことを機に精神医学に関心を寄せ、85年パリに開設された私立ベロンム療養所の医長となった。89年フランス革命が起こり、病院改革を主導したラ・ロシュフーコーにより委員に指名され、93年パリの総合貧民収容施設（オピタル・ジェネラル）のビセートル（男子専用）、95年サルペトリエール（女子専用）の各施設長として赴任した。これらの施設には貧者、浮浪者、孤児、犯罪者などに混じって精神障害者も多数収容されていたが、ピネルはそこで看護長ピュッサンらの協力のもと鎖につながれていた精神病者を解放して新しい精神医療を開いたとされる。

ただし、ピネルらによる「鎖からの解放」の時期については、さまざまの異論があり確定していない（91年説～98年説まではほぼ1年ごとに説がある。また、その月日はまったく特定されていない）。ピネルの精神医学は基本的に単一精神病論であるが、それはほぼ19世紀を通じてヨーロッパ精神医学全体を支配し、20世

紀においてもなお信奉者を残した。

主著『精神病に関する医学・哲学概論』(1801)は近代精神医学の最初の教科書の一つとされる。また高弟エスキロール*をはじめ多数の精神科医がピネルに学び、外国からの見学者も多数いた。

➡エスキロール、S・ピネル

ピネル, シピオン

Scipion Pinel
1795－1859　　　　　　　　　　★★

- ◆フランス／病院精神医学
- ◆出生地：Paris
- ◆父親の職業：精神科医
- ◆主著：Traité de pathologie cérébrale, 1844

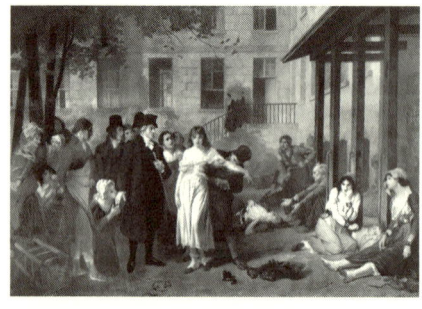

◼フィリップ・ピネル*の息子、ビセートル病院医師、精神病の脳病論。父親の「鎖解放」事蹟を積極的に神話化し、フランス精神医療の偉大な改革者として神格化した。彼は精神病の原因を脳に求めもっぱら身体派に属した。写真は、のちの1876年に画家ロベール＝フリューリによって描かれた「サルペトリエールの精神病者を解放するピネル」。

プラーター, フェリックス

Felix Plater
1536－1614　　　　　　　　　　★★★

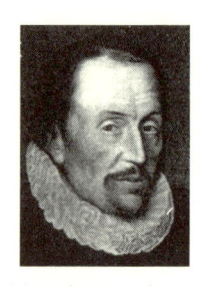

- ◆スイス／市医（Archiater）
- ◆出生地：Sitten
- ◆父親の職業：未詳
- ◆主著：Praxis medica
- ◆死因：未詳（Basel）
- ◆文献：Kirchhoff: Bd.I, pp6-10, 1921

◼パラケルスス*がまだ存命中だった1536年に、スイス・ヴァリス地方の首都ジッテンに生まれ、モンペリエーとパリで医学を修めた。

彼はパラケルススとは異なり、生涯市医ならびに大学教授としてバーゼルにとどまった。性格的にも粗野で闘争的なパラケルススとは対照的で、洗練された穏やかな都会人であり、人望も厚く、フランス国王アンリⅣ世の姉、バーデン、ブランデンブルク、ロートリンゲンなどの諸侯の顧問医を兼ねた。その半面、市内の狂人小屋に収容されていた精神病者の巣窟に自ら入り込んで精神病の分類を考案するほどの実践家でもあった。プラーターの分類は、その主著『医学の実際』(Praxis medica)にあるが、精神病を大きく精神薄弱（mentis imbecillitas）、せん妄および昏迷（mentis consteratio）、メランコリー（mentis alienatio）、悪魔憑き（mentis defatigatio）の4種に分けている。

19世紀の精神医学者ハインロート*やカールバウム*は、プラーターこそが精神科疾病分類学の祖であると称えたが、この分類を見れば明らかなように、当時

の悪魔信仰やオカルト的な考え方から完全に脱却しているとは言い難い。

肖像画には、当時の医師が登りつめることのできた最高位である「市医」(Archiater)の名称が刻まれている。彼は1614年7月28日バーゼルで死去した。
➡パラケルスス

プラトン

Platon (Πλάτων)

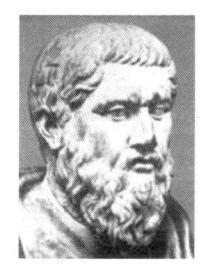

BC427(-8?) -347　　　　　　　★★

◆ 古代ギリシア／哲学
◆ 出生地：Athen
◆ 文献：『哲学事典』平凡社、1971

▣ 父方が工家に連なるアテネの富豪の家庭に生まれる。子ども時代にペロポネソス戦争でのアテネ敗戦を経験。ソクラテスに師事し、対話（Dialogos）を基本とする思索により「イデア論」「霊魂不滅論」など観念論的な哲学を唱え、アテネにギリシア最初の学校（Akademeia）を設立しアリストテレスをはじめとする多数の弟子を養成した。

彼の哲学は後世にも大きな影響を与え、近代に至るまでネオプラトニズムとして繰り返し再興した。

プラトンが精神医学史にとって重要であるのは、著書の一つ『パイドロス』にみられる「マニアー」という古いギリシア語の語源に関する記述によってである。「マニアー」はドイツ語の「マニー」、英語の「マニア」の語源であり、現代の精神医学では「躁病」を意味するが、19世紀まで広く精神病（狂気）一般を意味していた。プラトンによればマニアーの語源は「マニケー」であり、その意味は「預言者」である。

預言と狂気との意味連関は非常に古く、現実世界では聞くことのできない神の言葉を預かり、それを現実世界の人間に伝えるのが預言行為である。旧約聖書でも「預言者は愚の人」とされ、常人の能力を超えた異常者とみなされていた。

それに対して、やはり古くから精神病を指す「メランコリー」というギリシア語は「メラノス」（黒）と「コロス」（胆汁）の合成語であり、ヒポクラテス医学（体液病理学）において登場する古代ギリシア医学用語である。「メランコリー」もうつ病に限らず近代まで狂気一般を表す言葉として用いられた。
➡ヒポクラテス、デューラー

プリチャード, ジェームズ・カウルズ

James Cowles Prichard

1786-1848　　　　　　　★★

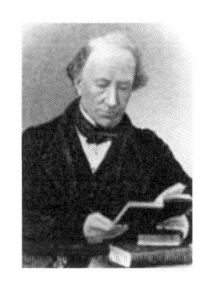

◆ イギリス／病院精神医学／「道徳的狂気」(Moral Insanity、1835)
◆ 出生地：Ross
◆ 父親の職業：鋳鉄業者

- ◆ 死因：リウマチ熱（62歳／London）
- ◆ 文献：Augstein, HF.; James Cowles Prichard's Anthropology: Remaking the Science of Man in Early Nineteenth-Century Britain. Rodopi, 1999

◼ 1786年2月11日ヒアフォードシャーのロスにクエーカー教徒の両親のもとで生まれ、家業の鋳鉄業の後継を望む父親の意に反して医学の道に入る。苦学して1808年エジンバラ大学医学部を卒業し、10年ブリストルで開業した。その後ブリストル癲狂院（てん）の非常勤医師を兼務し、精神医学の道に入る。

　35年『精神病論』(A Treatise on insanity and other Disorders affecting the mind)を著し、幻覚や妄想を欠き知的にも異常がないのに気質、感情、習癖などの点で犯罪に走る傾向の強い精神障害を「道徳的狂気（moral insanity）として記述した。

　この概念はエスキロール*の記述したモノマニー（理性的狂気）に近く、今日の反社会性人格障害概念の起源ともなった。彼は45年引退しロンドンへ転居したが、その3年後の48年12月23日リウマチ熱のため死去した。プリチャードは精神医学とならんで人類学の研究でも知られ、インド・ヨーロッパ人の起源をアジアに求めた。

➡ エスキロール、モーズレー

プリンツホルン，ハンス

Hans Prinzhorn

1886－1933　　　　　　　　　　★★

- ◆ ドイツ／大学精神医学
- ◆ 出生地：Hemer
- ◆ 父親の職業：製紙工場主
- ◆ 主著：Bildnerei der Geisteskranken, 1922
- ◆ 死因：チフス（47歳／München）
- ◆ 文献：Hans Prinzhorn, Nervenarzt, 71:228, 2000

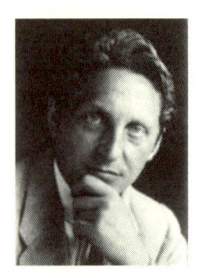

◼ 1886年6月6日、ヴェストファーレン州の製紙工場主の息子としてヘマーで誕生。テュービンゲン、ライプツィヒ、ミュンヘンで心理学、哲学、美術史を学び、1913年よりフライブルク大学で医学を学ぶ。

　1919年、ヴィルマンス*の招きでハイデルベルク大学精神病院に赴任し、精神病者の絵画を収集、1922年『精神病者の絵画』として公刊（この本は1994年に第4版が出る）。

　その後フランクフルトで開業したが、1933年6月14日ミュンヘンでチフスのため病死した。ハイデルベルクではプリンツホルンのコレクションが戦後も引き継がれ、1965年「ドイツ語圏表現病理学会（DGPA）」が設立されたのを機に、「ハンス・プリンツホルン賞」が創設された。

　彼のコレクションは美術界にも影響を与え、表現主義などの前衛的画家が、そこからインスピレーションを得たといわれる。

➡ ヴィルマンス

プルキンエ，ヤン・エヴァンゲリスタ

Jan (Johann) Evangelista Purkinjě

1787－1869　　　　　　　　　　★

- ◆ オーストリア／神経解剖学、神経病理

学／「プルキンエ細胞」「プルキンエ束」
- ◆ 出生地：Libochovice
- ◆ 父親の職業：土地管理人
- ◆ 死因：不明（81歳／Praha）
- ◆ 文献：Eckart, W., Gradmann, C. hrg.: p255, 2001

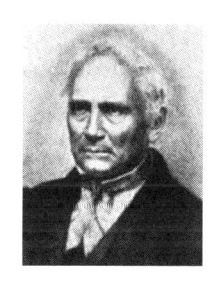

◼1787年12月17日（別説18日）、ボヘミアのリヴォコヴィッツェで貴族の土地管理人の家に生まれ、1819年、プラハ大学医学部を卒業して学位取得。1823年、ブレスラウ大学に最初の生理学教室を開き、教授として神経系の生理・解剖学研究を続ける。小脳の「プルキンエ細胞」（1847）、心臓の「プルキンエ束」（1839）に彼の名が残っている。49年プラハ大学生理学教授に招かれてプラハへ移り、退官後の69年7月28日同地で死去した。

Q

クヴィンケ, ハインリヒ・イレナイス

Heinrich Irenais Quincke
1842－1922　　　　　　　　★★

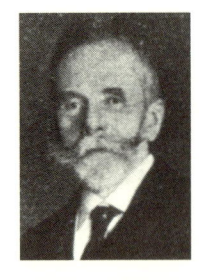

◆ ドイツ／内科学／腰椎穿刺法（1891）、「クヴィンケ浮腫」(1882)
◆ 出生地：Frankfurt a. M.
◆ 父親の職業：医師
◆ 死因：不明（79歳／Wiesbaden）
◆ 文献：Kolle: Bd.2, pp78-84, 1959

■1842年8月26日、フランクフルトで医師の息子として誕生。医学部卒業後、ベルリン大学内科で私講師となる。72年、動物で脳脊髄液の採取に成功し、中枢神経系検査法の一つとしての腰椎穿刺法を考案（1891年、論文として発表）。73年、ベルリン大学内科でナウニンの後任教授となる。78年、キール大学内科教授。82年、限局性の急性浮腫を記載（これにはのちに彼の名があてられ、「クヴィンケ浮腫」と呼ばれる）。

　1907年、退官（65歳）。22年5月19日、ヴィースバーデンでの内科学会の期間中、図書室で眠るように死んでいるのを部下が発見した。

R

ラドー, シャンドール
Sándor Radó(本名：**Sándor Kálmán Reich**)

1890–1972　　　　　　　　　　★

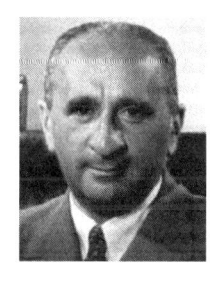

- ハンガリー→アメリカ／精神分析
- 出生地：Kisvárda
- 父親の職業：実業家
- 死因：不明（82歳／New York）
- 文献：Franz Alexander et al: Psychoanalytic Pioneers, Transaction, p244, 1995

◼1890年1月8日ハンガリー東部のキスヴァルダに生まれ、ベルリン大学で医学を学ぶ。ヴィーンで精神分析を知りフロイト*の講習会に出席、1915年ブダペストに戻ってハンガリー精神分析協会で活動。1922～31年ベルリン精神分析研究所に所属したが、1931年フロイトの個人的願望に従ってニューヨークへ移住し、ニューヨーク精神分析協会に加入し、のち協会長となった。1944～52年コロンビア大学精神分析教授。ラドーは精神分析を取り込んだ精神医学の確立に努めた。彼は1972年5月17日ニューヨークで没した。

➡ S・フロイト

ランク, オットー
Otto Rank

1884–1939　　　　　　　　　　★★

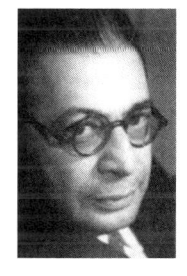

- オーストリア→フランス→アメリカ／精神分析／バーストラウマ（1924）、意志療法（1936）
- 出生地：Wien
- 父親の職業：手工業者
- 死因：急死（55歳／New York）
- 文献：Lieberman EJ.: Otto Rank. Leben und Werk. Psychosozial-Verlag, 1997

◼1884年4月22日ユダヤ人手工業者の息子としてヴィーンに生まれ、比較文化論・神話学で学位取得。医師ではなかったが1906年フロイト*のグループに参加、フェレンツィ*とともに治療技法の改革を志向し、おもに治療期間の短縮を工夫。出産に伴う母子分離に根源的不安、固着、退行の原因をみる。

　1924年、論文「Geburtstrauma」(出産外傷)を発表しフロイトから離反。1926～35年、パリに移住し、1935年ニューヨークへ移った。患者の自己主張・成長への意志を重視し、「意志療法」(Will

Therapy)を開発したが説得的になりすぎて効果は上がらなかったという。1939年妻ベアータと離婚して秘書と結婚したが、その直後の10月31日に死亡した。ランクの着想はのちのマーラー*の「分離不安」概念のもとになった。
➡ S・フロイト、フェレンツィ、ロジャース、マーラー

ラウヴォルフ, レオンハルト

Leonhart Rauwolff
1535 (40?) －96

- ◆ ドイツ／内科学
- ◆ 出生地：Augsburg
- ◆ 主著：In die Morgenlender, 1582

◾ アウグスブルクの医師、植物学者。上記著書(『オリエント諸国への旅』写真)によってヨーロッパにはじめてコーヒーを "Chaube" として紹介した。コーヒーはそれから100年足らずのうちにヨーロッパ各国へまたたく間に普及した。代表的な印方薬ともいわれるインド蛇木には彼の名が冠されている(Rauwolffia serpentina)。この根に含まれるアルカロイド(Rauwolffia alkaloids)の主成分レセルピンは古くからの降圧剤であるとともに、その鎮静作用から神経遮断剤としての効果が1954年になってアメリカのN・A・クライン、フランスのドレー*らによって確認された。
➡ ドレー

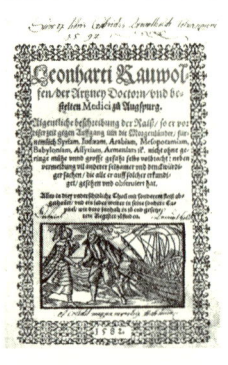

ライヒ, ヴィルヘルム

Wilhelm Reich
1897－1957　　　　　　　　★★

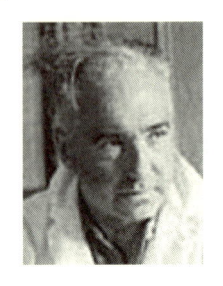

- ◆ オーストリア→アメリカ／精神分析／「オーゴンボックス」
- ◆ 出生地：Dobzau
- ◆ 父親の職業：地主
- ◆ 主著：『性格分析』(1933、邦訳は1964)
- ◆ 死因：獄死(60歳／Lewisburg)
- ◆ 文献：Myron, S.: A Biography of Wilhelm Reich. Da Capo Press, 1994

◾ 1897年3月24日、ガリシアのドブザウにユダヤ人地主の長男として誕生。母親は彼が14歳のとき自殺、父親は抑うつ的となり1914年死亡。ライヒは土地相続後軍役につき、第一次大戦後ヴィーンに出て、フェニヘル*の主宰する精神分析セミナーに参加し、フロイト*を知る。ヴィーン精神分析協会に入会したが、フロイトの性理論を発展させオルガスムス理論を説いたことで脱会させられた。33年デンマークへ亡命し、ノルウェーを経て39年アメリカへ移住し、宇宙エネルギー(オーゴン・エネルギー)を取り入れることで性機能が回復するという装置「オーゴンボックス」を開発、晩年は狂人扱

いされペンシルヴァニアの刑務所で57年11月3日に死亡した。ライヒは27年共産党に入党し、ファシズムやナチズムによる抑圧が神経症の原因となる性的抑圧につながることを批判した（『ファシズムの大衆心理』1933、邦訳は1969）。また、男根期への固着が征服的・支配的・自己顕示的性格を生むとして、ムッソリーニやナポレオンを例に挙げた（男根期自己愛性格）。ライヒは生涯3度結婚したが3度とも離婚した。今日、ライヒへの評価はネガティヴなものと、アメリカにおける戦後の性革命を先取りしていたとするポジティヴなものとに分離している。
➡S・フロイト、フェニヘル

ライル, ヨハン・クリスチャン

Johann Christian Reil
1759－1813　　　　　　　　　　★★★

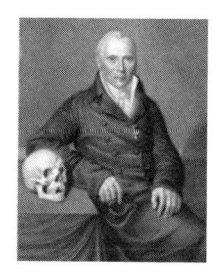

- ドイツ／病院精神医学／「精神医学（Psychiatrie）」(1803)
- 出生地：Rhaude
- 父親の職業：牧師
- 主著：Rhapsodieen über die Anwendung der psychischen, Curmethode, Halle, 1803
- 死因：チフス（54歳／Halle）
- 文献：Kirchhoff: Bd.I, pp28-41, 1921

◆1759年2月20日東フリースランドのラウデに牧師の子として生まれ、ゲッチンゲンおよびハレ大学で医学を学ぶ。87年ハレ大学病院外科員外教授となり、88年正教授となって脳解剖学・生理学などを講じる。また89年にはハレの市医に任ぜられる。1809年ハレに療養所を設立し、精神障害者の治療にも携わったが、13年11月22日、当時流行したチフスに自らも罹患し死亡した。ライルは脳解剖により島（Insel）を発見し、それに彼の名が冠された（ライル氏島）。またギリシア語の精神（Psyche）と医学（Iatros）を合成し、はじめて「精神医学（Psychiatrie）」という言葉を作ったことでも知られる（1803年）。ライルの精神医学はメスメル*の動物磁気説を信奉するなど、いわゆる生気論の立場にあり、ドイツにおける心身医学の先駆者とも評価される。
➡メスメル

ライマー, ヘルマン・アンドレアス

Hermann Andreas Reimer
1825－1906　　　　　　　　　　★

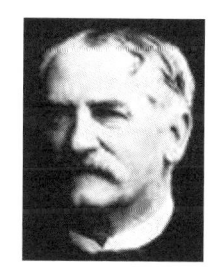

- ドイツ／病院精神医学
- 出生地：Berlin
- 父親の職業：書店主
- 死因：不明（80歳／Stuttgart）
- 文献：Lauschke HP: Psychiatr. Neurol. Med. Psychol 34: 745-8, 1982

◆1825年5月7日ベルリンの有名書店主の子として生まれる。ベルリンとハイデルベルクで医学を修め1849年学位取得。

姉マリーはヴィネンタール院長のツェラー*の妻となった。50年ゲルリッツで開業したが、54年「てんかん患者のための治療院（Heilanstalt für an Epilepsie leidende Kranke）」を計画し、翌年完成した。このライマーの私立クリニックには精神病者も収容され、57年には増築して助手も雇い入れられた。最初の助手ザンダーは、のちダールドルフ精神病院（ベルリン）院長となり、次の助手ペルマンはジークブルク院長に、3人目の助手はカールバウム*で、1867年ライマーはカールバウムにこの病院を売却した。この病院は戦後の東ドイツ時代にもなお一般内科病院として存続していた。ライマーはザクセンベルク精神病院長となったが73年辞職してシュトゥットガルトへ転居し1906年6月8日同地で死亡した。彼の妻はユング*の姉アンナで、ユングの父親は彼の義父に当たる。

➡ツェラー、カールバウム、ユング

レイノルズ，サー・ジョン・ラッセル

Sir John Russell Reynolds

1828－96

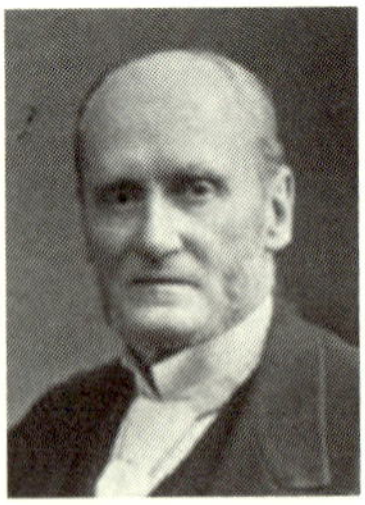

◆イギリス／内科学
◆出生地：Romsey
◆父親の職業：政治家
◆主著：The System of Medicine, 1866-79
◆死因：不明（68歳／London）

◆主にロンドンで医学を学び1872年ロンドン大学内科教授となる。内科全書の編纂に当たり、その下巻にモーズレー*が精神医学の章を分担執筆した。これが神戸文哉*によって邦訳され、日本最初の精神医学翻訳書となる。晩年はイギリス医学会（BMA）長の地位にあった。2度結婚したが子どもはいなかった。

➡モーズレー、神戸

リボー，テオデュール・アルマンド

Théodule Armand Ribot

1839－1916 ★

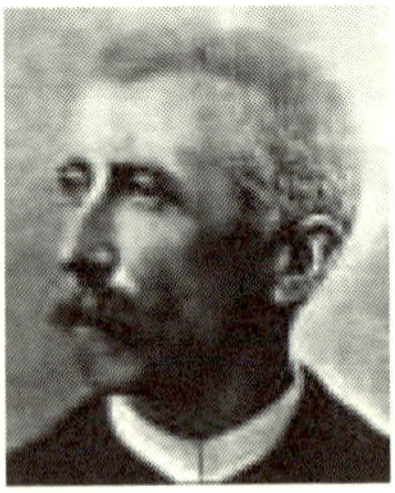

◆フランス／心理学・哲学
◆出生地：Guingamp
◆父親の職業：画家
◆死因：肺炎（76歳／Paris）
◆文献："Theodule-Armand Ribot". Encyclopædia Britannica

◆1839年12月17日ブルターニュ地方のゲンガンに生まれ、パリで心理学を学んだのち、85年ソルボンヌ大学で実験心理学講座を開き、88年コレージュ・ド・フランス教授となる。注意力、記憶、言語、人格などの心理学を研究し、それらの病的状態にも言及してジャネ*らに影響を与えた。「古い記憶ほど解体されにくい」との彼の主張は「リボーの法則」ともいわれる。主著の一つ『感情の心理学』（1896）では性本能・情動・予感などが

人間の意識的精神活動に影響を与えるとした。また、高次の意識活動が低下すると、より低次の無意識的活動が表面化するとした。この考え方はイギリスのジャクソン*の層理論に影響されたもので、彼はフランスにおけるジャクソニズムの移入者ともされる。第一次大戦中の1916年12月9日パリにて死去。
➡ジャネ、ジャクソン

ロジャース, カール

Carl Ransom Rogers

1902－87　★★

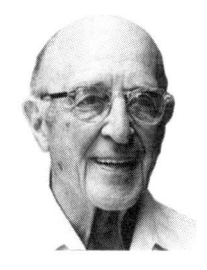

◆ アメリカ／心理学／来談者中心療法
Client-Centered Therapy (1951)
◆ 出生地：Oak Park
◆ 父親の職業：エンジニア
◆ 死因：膵臓破裂（85歳／La Jolla）
◆ 文献：Kramer, R.: "The Birth of Client-Centered Therapy; Carl Rogers, Otto Rank, and 'The Beyond'". Journal of Humanistic Psychology, 35. pp54-110, 1995

■1902年1月8日、シカゴ郊外のオークパークにエンジニアの父親の第4子として誕生。ウィスコンシン大学で農学ついで宗教学を学び、31年コロンビア大学教育学部を出て博士号を取得した。その後ニューヨークのロチェスター大学で非行予防学教授となったが、アメリカに移住していたオットー・ランク*に強い影響を受け、40年オハイオ州立大学臨床心理教授となった。45年、シカゴ大学に設けられたカウンセリング・センター長となり、50年代を通じて「来談者中心療法」（カウンセリング）を唱え、心理療法の研究と実践に携わった。63年、ウィスコンシン大学臨床心理教授を定年退官したのちも執筆や講演に幅広く活動した。彼の非指示的受容的心理療法はアメリカ以外の各国でも受け入れられ、多数の共鳴者（いわゆるロージェリアン）を生み、戦後の日本にも大きな影響を及ぼした。1987年2月4日、カリフォルニア州ラホラで骨盤骨折を起こし、膵臓破裂で急逝した。皮肉なことに、その死の翌日、彼がノーベル平和賞にノミネートされたとの知らせが届いたという。
➡ランク

ロラー, クリスチアン・フリードリヒ・ヴィルヘルム

Christian Friedrich Wilhelm Roller

1802－78　★★★

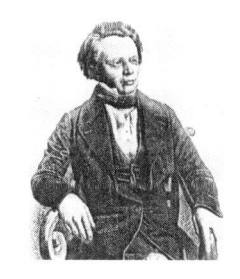

◆ ドイツ／病院精神医学／イレナウ初代院長
◆ 出生地：Pforzheim
◆ 父親の職業：医師
◆ 死因：不明（75歳／Illenau）
◆ 文献：Kirchhoff: Bd.I, pp189-201, 1921

■1802年1月11日プフォルツハイムで貧民病院（Siechenhaus）医師ヨハン・クリ

スチアン・ロラーの息子として生まれる。この貧民病院は当時のバーデン大公国にあって唯一の癲狂院でもあった。ホルン*、ランガーマン*、ヤコビ*らとともに、オランダ・フランス・ベルギーへの精神病院視察旅行に参加。1827年帰国してハイデルベルクの癲狂院長グロース*の助手に就職。コノリー*の無拘束運動に影響され、1831年新しい精神病院のモデルを構想する。この計画はバーデン政府に受け入れられ、1837〜42年にシュヴァルツヴァルトの北麓イレナウに新規の公立精神病院（400床）が建設され、ロラーは院長となった。入院患者の生活様式に自給自足の修道院モデルを採用し、職員に対しても症例検討会、職員会議などの制度を設けた。病院は新規の精神病院の模範とされ、ドイツ各地からグッデン*、クラフト＝エビング*らの精神科医を目指す若い医師が研修に訪れ、ロラーは1867年西南ドイツ精神科医会を創設した。グロースはハイデルベルク大学の附属精神病院としてイレナウを使用することを申し出たがロラーは治療と教育は相いれないとして拒否した。1878年1月4日長患いののち死亡。

➡ホルン、ランガーマン、ヤコビ、グッデン、クラフト＝エビング、グロース

ロンベルク, モリッツ・ハインリヒ

Moritz Heinrich Romberg
1795－1873　　　　　　　　　　★
◆ ドイツ／神経学／ロンベルク・テスト
◆ 出生地：Meiningen
◆ 父親の職業：商人
◆ 主著：Lehrbuch der Nervenkrankheiten, 1840/46
◆ 死因：心臓病（77歳／Berlin）

◆ 文献：Eckart, W., Gradmann, C. hrg.: p269, 2001

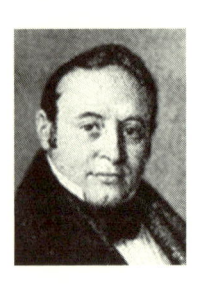

◧1795年11月11日ユダヤ人商人の息子としてドイツ中部のマイニンゲンに生まれ、ベルリン大学で医学を学んだのち開業。1830年教授資格を得、38年ベルリン大学内科員外教授となる。40年内科外来医長、45年同大病理学および治療学正教授。この間、『神経病学教科書』を執筆し、神経病診断のための種々の検査法を工夫する。彼の名は今日も協調運動障害の神経学的検査法に残されている（ロンベルク・テスト）。彼は73年6月16日心臓病のためベルリンで死亡した。

ロールシャッハ, ヘルマン

Hermann Rorschach
1884－1922　　　　　　　　　★★★

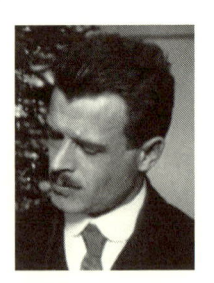

◆ スイス／病院精神医学／ロールシャッハ法（投影法心理テスト）の開発
◆ 出生地：Zürich
◆ 父親の職業：図画教師

- 主著：『精神診断学』（1921、邦訳は1976）
- 死因：腹膜炎（37歳／Zürich）
- 文献：Ellenberger, H. F.: The life and work of Hermann Rorschach (1884–1922). Bulletin of the Menninger Clinic, 18; 173–213, 1954

◆1884年11月8日チューリヒに絵画教師の息子として生まれ、幼少期をドイツとの国境にある風光明媚なライン川源流の小都市シャフハウゼンで過ごす。すでに青年期からインクブロット遊び（クレクソグラフィー）に興じ、友人から〝クレックス〟とあだ名される。また、さまざまの染み図柄を友人に示して、その反応を楽しんでいたという。画家を目指すかどうか迷った末、チューリヒ大学で医学を学び、1909年卒業後、ロシア出身のオルガ・シュテンペリンと結婚し、13年ロシアへ移住したが第一次大戦勃発のため14年チューリヒへ戻る。

オイゲン・ブロイラー*のもとで精神医学の研修をしたのち、ヘリゾー精神病院の助手となり、21年、のちに投影的心理検査法「ロールシャッハ・テスト」として有名になるインクブロットを用いたテストの結果をまとめて『精神診断学（Psychodiagnostik）』を公刊する。しかし、その1年後、腹膜炎から急性虫垂炎を起こし、22年4月1日、37歳の若さで死去した。クレクソグラフィーはすでにドイツのロマン派医師ケルナー*が自作の詩を付して刊行していたが、古くからのこの子どもの遊びがロールシャッハ・テストの起源となった。

➡ケルナー

リュディン, エルンスト

Ernst Rüdin

1874–1952　　　★★

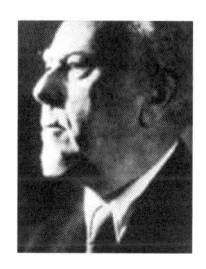

- スイス→ドイツ／優生学・遺伝学／ナチ断種法（1933）の起草者
- 出生地：St. Galen
- 父親の職業：織物業者
- 死因：未詳（78歳／München）
- 文献：Weber, M.: Ernst Rüdin, eine kritische Biographie. Springer, 1993

◆1874年4月19日織物業者の息子としてスイスのザンクトガレンに生まれ、チューリヒ大学を出て精神科教授フォレル*に師事した。1901年ハイデルベルクのクレペリン*のもとに赴き、08年クレペリンがミュンヘン大学へ転出すると助手として同行した。09年クレペリンのもとで教授資格を得、18年クレペリンの創設した精神医学研究所で遺伝・民族衛生学部門の長となった。

リュディンは早くから民族衛生学に強い関心を抱き、04年プレッツらとともに『民族衛生学雑誌』を創刊し、05年には民族衛生学会（Gesellschaft f. Rasenhygiene）を設立した。精神医学研究所が国立のカイザー・ヴィルヘルム研究所に統合されると、その遺伝学部門長となり、1933年ナチスが政権の座について「遺伝病子孫予防法」（いわゆるナチ断種法）を制定したとき、その起草に携わった（彼は内務

大臣フリックの人口・人種政策専門委員会の委員だった)。同様に35年の「血統保護法」の起草にも参画し、37年にはナチ党員となった。45年アメリカ軍によって拘束され尋問を受けたが翌年保釈されてマックス・プランク研究所と名を変えたかつての職場へ復帰し、52年10月22日死去した。彼の娘 (ツェルビン＝リュディン) も精神科医となった。
➡ クレペリン、フォレル

リュムケ, ヘンドリクス

Henricus Cornelius Ruemke
1893－1967

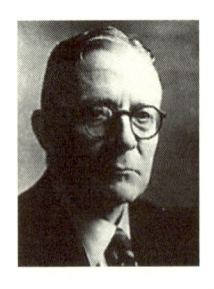

- ◆ オランダ／大学精神医学／「プレコックス感」(1941)
- ◆ 出生地：Leiden
- ◆ 死因：未詳 (74歳／Zürich チューリヒ)
- ◆ 文献：Baeyer, Wv.: H.C. Rümke†, Nervenarzt, 39: 241, 1968

◨ 1893年1月16日オランダのライデンに生まれ、アムステルダム大学などで医学を学び、1923年ユトレヒト大学で精神医学の学位を取得。その後、精神病理学を専門とし、統合失調症の診断に際して感じられる独特の印象を「プレコックス感 (praecoxgevoel)」と命名して重要な診断基準とした (1941)。この基準はドイツのK・シュナイダー*によって統合失調症の「三級症状」に挙げられたが、きわめて主観的なものであることから批判も少なくなかった。講演集『花咲ける精神医学の危機 (Eine Blühende Psychiatrie in Gefahr)』(1967) はフォン・バイヤー*によってドイツ語で編纂された。彼は1967年5月22日チューリヒで死去した。
➡ K・シュナイダー、バイヤー

ラッシュ, ベンジャミン

Benjamin Rush
1745－1813　　　　　　　　★★★

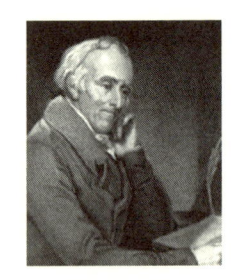

- ◆ アメリカ／大学精神医学・議員
- ◆ 出生地：Township of Byberry
- ◆ 父親の職業：農夫
- ◆ 主著：Medical Inquiries And Observations Upon The Diseases Of The Mind, 1812
- ◆ 死因：チフス (67歳／Philadelphia)
- ◆ 文献：小俣和一郎：221ff, 2002

◨ 1745年12月24日、当時はイギリス植民地だったペンシルヴァニアのバイベリー・タウンシップ (フィラデルフィア近郊の植民村) にクエーカー教徒の農夫で鍛冶屋の息子として生まれる。父親は早逝し母親が食料品店を営んで息子に教育の機会を与えた。メリーランドのニュージャージー・カレッジ (現・プリンストン大学) を卒業後、エジンバラへ渡り、カレン*に学び、フランス、イタリア、スペインなどを旅行し有名人多数の知己を得る。

69年に帰国後フィラデルフィアのカレッジで講義を行うとともに奴隷制度反対運動に参加し、76年フィラデルフィアで発せられたアメリカ独立宣言には13州の一つペンシルヴァニアを代表して起草に加わった。83年ペンシルヴァニア病院に勤務、87年にペンシルヴァニア州議員となる。96年ペンシルヴァニア大学精神科教授となり、病院での臨床経験をもとに『精神病の医学的研究と観察 (Medical Inquiries and Observations upon the Diseases of the Mind)』を著した (89〜98年)。

　ラッシュの著書は近代精神医学初期の重要な文献の一つで、彼の死の前年1812年に1巻にまとめられて出版された。彼は1813年4月19日チフスのためフィラデルフィアで死亡した。死後、彼の名を記念してシカゴにラッシュ医科大学が設立された。ラッシュはアメリカ精神医学の父といわれるが、精神障害者に対してはなお拘束的で暴力的な治療法を実践していた。

➡カレン

S

ザッハー＝マゾッホ, レオポルド
Leopold Ritter von Sacher-Masoch
（別名：Zoë von Rodenbach）
1836－95　　　　　　　　　　＊

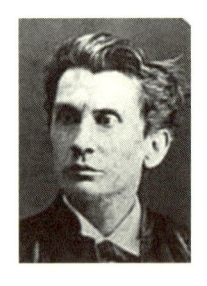

◆ オーストリア→ドイツ／作家
◆ 出生地：Lemberg
◆ 父親の職業：警察署長
◆ 死因：未詳（59歳／Lindheim）

▶1836年1月27日ガリシアのレンベルクに警察署長の息子として生まれ、1848年の市民革命をプラハで体験する。グラーツ大学で学んだのち作家に転身。小説家として作品の中に被虐性と性的快楽をテーマ化した。そのため、彼の小説から「マゾヒズム（Masochism）」の言葉が生まれた。この言葉をはじめて使用したのはクラフト＝エビング＊だったといわれる（1886年）。同じく「サディズム」という用語も、マゾヒズムとは正反対の意味でクラフト＝エビングによって用いられた。クラフト＝エビングはそれまで精神疾患とはされなかったこれらの様態を異常性欲として疾病体系に位置づけ、司法精神医学の対象ともした。ザッハー＝マゾッホは1895年3月9日ドイツ中部ヘッセンのリントハイムで死亡した。
➡クラフト＝エビング、サド

ザックス, ハンス
Hans Sachs
1881－1947

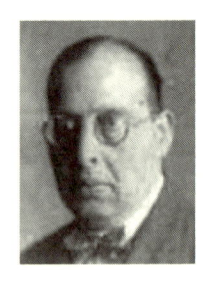

◆ オーストリア→アメリカ／精神分析
◆ 出生地：Wien
◆ 父親の職業：弁護士
◆ 死因：未詳（66歳／Boston）

▶ヴィーン大学で法律を学び弁護士として開業、フロイト＊の講義に関心を抱いてヴィーン精神分析協会員となる。ランク＊とともに雑誌『イマーゴ』の編集に当たり、第一次大戦後の1920年ベルリンへ移る。32年ナチの台頭を予感しアメリカへ亡命。39年ボストンで『アメリカ版イマーゴ』を創刊。彼は66歳の誕生日にボストンで死去した。ザックスはアブラハム＊、ランク、フェレンツィ＊、ジョーンズ＊とともにフロイトの最も親密な仲間の一人だった。また、一足先にアメリカへ移住していたフランツ・アレキサンダー＊の教育分析を行った。

➡ S・フロイト、F・アレキサンダー

サド，マルキ・ド

Marquis de Sade

1740－1814　　　　　　　　　　★

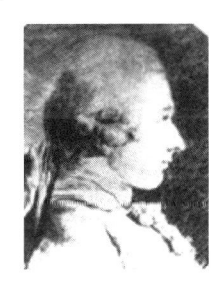

◆ フランス／貴族・小説家
◆ 出生地：Paris
◪ ブルボン王家の傍系貴族としてパリに生まれ、のち政争からイタリアへ退避したが帰国後捕らえられバスチーユ監獄に幽閉された。その間、獄中で暴力と快楽をテーマとする小説『悪徳の栄え』を著し、そこから彼の名をとって「サディズム(Sadism)」という言葉が生まれた。フランス革命で保釈されたが、パリのシャラントン精神病院に入れられ、そこで死亡した(74歳)。

➡ ザッハー＝マゾッホ、エスキロール

佐伯　祐三

Yuzo Saeki

1898－1928

◆ 日本／患者・画家
◆ 出生地：大阪
◆ 父親の職業：住職
◪ 大正～昭和初期の洋画家。浄土真宗寺院(光徳寺)の次男、幼名は秀丸。1918年東京美術学校へ入学し、21年東京・下落合にアトリエを構える。24年パリへ渡りヴラマンクの影響をうけ帰国。28年2度目のパリ滞在中、肺結核から精神不安定となり自殺未遂の末、ヴィル・エヴラール精神病院で拒食のため衰弱死(30歳)。写真は3点ある自画像のうちの1点(1923／東京芸大美術館蔵)。彼のアトリエは復元され、2010年記念館として公開された。

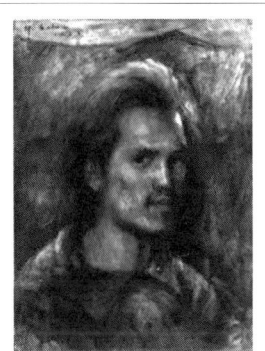

➡ セリュー

斎藤　茂吉

Mokichi Saito

1002　1953　　　　　　　　　★★

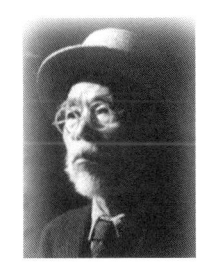

◆ 日本／大学精神医学／歌人
◆ 出生地：上山(山形)
◆ 父親の職業：農業
◆ 死因：心臓ぜんそく＋認知症(70歳／東京)
◆ 文献：柴生田稔『続斎藤茂吉伝』新潮社、1981

◆1882年５月14日（戸籍上は７月27日）、山形県上山市の守谷家に生まれたが、進学の経済的余裕がなく、親戚にあたる東京・浅草の斎藤紀一の養子となり上京。中学生のころから短歌の創作をはじめ、1905年東大医学部へ入学後、伊藤左千夫の門下となる。07年、養父紀一が青山脳病院を開き、ここはのちに小説『楡(にれ)家の人々』の舞台となる。10年卒業後、精神病学教室へ進み、巣鴨病院助手となる。17年、アメリカへ留学した石田昇*の後任教授として長崎医大へ赴任。21〜24年、第一次大戦後のヨーロッパへ留学、ヴィーン大学およびミュンヘン大学で学び、1923年にはナチスのビヤホール一揆に遭遇し歌に詠む。帰国の途上で青山脳病院が火事で焼失したことを知る。26年、世田谷に再建し院長となる（紀一は1928年死去）。青山脳病院は45年（戦争末期）に東京都へ売却され都立梅ヶ丘病院となった。1953年２月25日、心臓ぜんそくのため死去。長男の茂太は精神科医となり、次男は精神科医で小説家の北杜夫（本名・宗吉）。

➡石田昇

榊　俶

Hajime Sakaki

1857－97　★★★

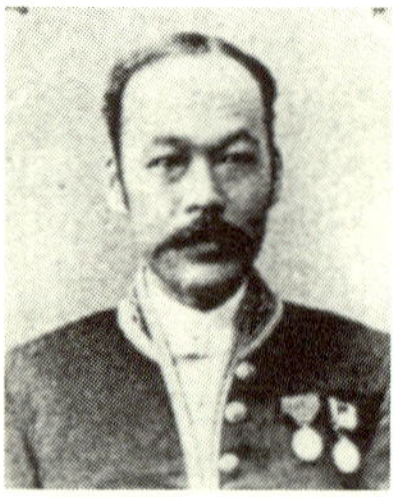

◆日本／大学精神医学
◆出生地：東京
◆父親の職業：絵師
◆死因：食道癌（39歳／東京）
◆文献：榊俶先生顕彰会編『榊俶先生顕彰記念誌』（非売品）、1987

◆幕臣で絵師の榊綽の長男として江戸下谷に生まれる。開成所で英語・数学を学び、維新後は駿府、ついで沼津に転じ、杉田玄端や石橋好一に英語を学んだ。1870年東京大学医学部を卒業。母校に奉職しドイツに留学し精神病学を学ぶ。帰国した86年東京大学初代精神病学教授となる。88年東京医学会常議員、国政医学会副会頭に選ばれ、89年には東京府巣鴨病院医長を兼務する。このとき「相馬事件」に巻き込まれて告訴される。1897年、39歳の若さで食道癌のため没した。遺言として学術研究のため遺体を解剖に供している。彼の胸像は1919年に移転した巣鴨病院の後進、松沢病院の構内にあり、その墓は染井霊園にある。また、実弟の榊保三郎（1870〜1929）も精神科医であり、のちに九州大学精神科初代教授となった。

➡呉、相馬

ザーケル，マンフレート・ヨシュア

Manfred Joshua Sakel

1900－57　★★

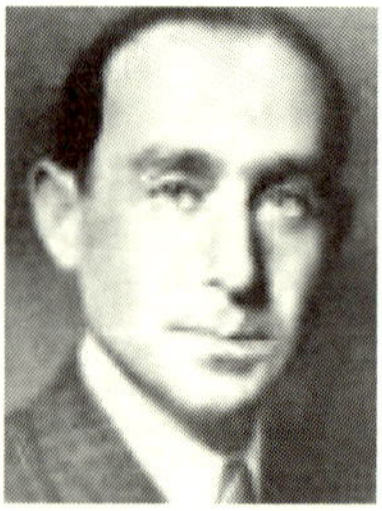

◆オーストリア→アメリカ／病院精神医学／インシュリン・ショック療法

（1933）
- 出生地：Nadovorna
- 父親の職業：ユダヤ教律法学者（ラビ）
- 死因：心筋梗塞（57歳／New York）
- 文献：大原・渡辺編：pp305-315、1988

◧1900年6月6日ガリシアのナドヴォルナ（現ウクライナ）にラビの息子として誕生。1925年ヴィーン大学医学部を卒業後、精神医学を専攻し33年同大学精神病院に勤務。ナチ・ドイツによるオーストリア併合前の36年、アメリカへ移住しハーレム・ヴァレー州立精神病院に勤めた。ザーケルは27年モルヒネ中毒の患者の治療にインシュリンを用い、低血糖反応のちに精神症状が軽快することに注目し、33年統合失調症者にインシュリンを投与して低血糖昏睡を起こす「インシュリン・ショック療法」を論文発表した。また35年には著書『統合失調症の新療法』として公刊した。この治療法は論文発表後ただちに各国で追試され、日本でも35年に久保喜代二（京城医大）らによって実施され、戦後の向精神薬時代の到来まで広く行われた。ザーケルは57年12月2日心筋梗塞により急死した。

サロメ, ルー
Lou Andreas-Salomé
（旧姓 **Louise von Salomé**）

1861-1937　★

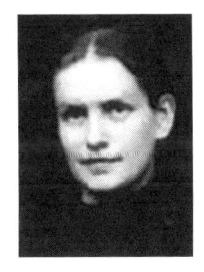

- ロシア→スイス→ドイツ／精神分析
- 出生地：St. Petersburg
- 父親の職業：高位軍人
- 死因：癌（75歳／Göttingen）
- 文献：HF・ペータース（土岐恒二訳）『ルー・サロメ愛と生涯』ちくま文庫、1990

◧1861年2月12日ロシアのペテルスブルクで生まれる。父親はフランス生まれのロシア帝国軍人で、79年父の死後、一家はチューリヒへ移る。知的に早熟で早くから文学、宗教、哲学に高い関心を示し、インテリ男性との交流が活発であったという。チューリヒ大学で学び、82年ローマへ移り、87年東洋学者のフリードリヒ・アンドレアスと結婚したが、婚前にも哲学者パウル・レーやニーチェ*らとの親交があり、夫との性的関係は拒否する一方で詩人リルケをはじめとする婚外関係を多数持った。1911年ワイマールでの国際精神分析学会に友人の分析医に同伴して参加し、はじめてフロイト*と会う。フロイトの快楽原則に同調し、女性も性的タブーの抑圧から解放されるべきとのフェミニズムを唱え、フロイトの弟子となった。しかし同じく弟子であったタウスク*と恋愛関係になり、タウスクはのちに自殺する。彼女は1937年2月5日癌のため死亡した。サロメに関しては多数の伝記本が存在する。

➡タウスク、ニーチェ

ソーンダース, シシリー
Cicely Mary Strode Saunders

1918-2005　★★

- イギリス／内科学／聖クリストファー・ホスピス（1967）、ホスピス運動、ターミナルケア
- 出生地：Burnett

◆父親の職業：未詳
◆死因：不明（87歳／London）
◆文献：S・ドゥブレイ『シシリー・ソンダース―ホスピス運動の創始者』日本看護協会出版会、1989年

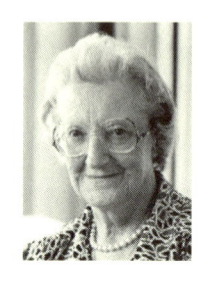

◼︎1918年6月22日ハートフォードシャーのバーネットに生まれ、ロンドン王立大学ナイチンゲール学校を出て看護師となる。51年より医学を学び、医師となって幾つかの宗団立病院に勤務。癌で死んだ受け持ち患者の一人がホスピス建設のために彼女に少額の遺産を寄贈したのを機に、末期患者が緩和医療を受けて快適に過ごせる新しい施設の建設を構想し、67年ロンドンに世界初の現代的ホスピスを設立する（聖クリストファー・ホスピス）。この施設には世界中から見学者が相次ぎ、その後各国のホスピス施設のモデルともなった。ソーンダースはこの功績により80年ビクトリア女王から叙勲された。彼女は安楽死には反対したが末期患者が尊厳をもって死に臨むことができるための援助をライフワークとし、自らも87歳で自分の建てたホスピスで息を引き取った。
「*最後の瞬間まで自分らしく*」
➡︎キューブラー＝ロス

シュナイダー, カール

Carl Schneider
1891−1946 ★★

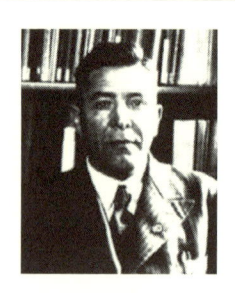

◆ドイツ／大学精神医学、病院精神医学／T4作戦
◆出生地：Gunbitz
◆父親の職業：私塾経営者
◆死因：自殺（54歳／Frankfurt a. M.）
◆文献：Teller, Ch: Carl Schneider, Geschichte u.Gesellschaft, 16: 464-478, 1990

◼︎1891年12月19日ポーゼンのグンビッツに私塾経営者の息子として生まれる。父親は母子を捨ててアメリカへ逃走したため母親に養育される。1912年ヴュルツブルク大学医学部入学、14〜18年軍医助手として西部戦線へ。戦後復学し19年医師免許を得てライプツィヒ大学教授フレクジヒ*のもとで精神科助手となる。30年ベーテル院長となり、病院改革を志向するが優生学に接近。32年ナチ党員、33年ヴィルマンス*がナチに教授職を追われたためヴァイツゼッカー*の推薦でハイデルベルク大学精神科教授となる。39〜45年、「安楽死」（T4）作戦に加担し、殺害された患者脳などの収集に力を入れ、ハイデルベルク大学を「安楽死」作戦に伴う研究センターにしようとした。ドイツ敗戦後、一連の「安楽死」裁判で調査が身辺に及び、46年フランクフルトの拘置所に収監され、同年12月11日所内で縊首自殺した。

➡︎フレクジヒ、ヴィルマンス、ヴァイツゼッカー

シュナイダー, クルト

Kurt Schneider
1887-1967　　　　　　　　　★★★

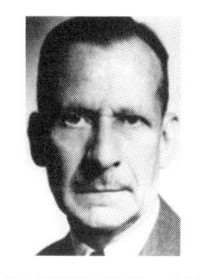

- ◆ ドイツ／大学精神医学・精神病理学
- ◆ 出生地：Crailsheim
- ◆ 父親の職業：地裁長官
- ◆ 主著：『臨床精神病理学』(1950、邦訳は1957)
- ◆ 死因：不明(80歳／Heidelberg)
- ◆ 文献：Kisker, KP. Kurt Schneider†, Nervenarzt, 39:7, 1968

▣1887年1月7日ヴュルテムベルク州クラルスハイムにウルム地裁長官パウルの息子として誕生。母親はユリー（旧姓ヴァイトブレヒト）。1905年テュービンゲン大学医学部入学。12年ガウプ*のもとで学位を受け、ケルン大学精神科でアシャッフェンブルク*の助手となる。14～18年軍医（徴兵）。西部戦線で負傷したヒトラーを診察。19年ケルンに戻り教授資格を取る（22年員外教授）。21年、マックス・シェーラーのもとで論文作成、哲学博士。この年からヤスパース*との文通が始まる。31年、ミュンヘンの精神医学研究所（現・マックス・プランク研）の所長（兼、シュヴァービング市立病院精神科医長）。39～41年、軍団付精神科医として従軍。45年、ヤスパースの推挙によりハイデルベルク大学精神科教授。55年、定年退職。67年10月27日ハイデルベルクで死去。「精神病理学には予断、推論、余計な装飾、曲芸があってはならない」というポリシーを貫いたが、この姿勢は彼の生き方（人生観）とも一致していた。

　ヘッセの詩を好み、作詩とロマネスク教会訪問以外に趣味は持たず、学会にもほとんど出かけなかった。教授室にも一切の装飾品を置かず、もっとも簡素な形を好んだ。主な著作に『精神病質人格』(Die psychopathischen Persönlichkeiten, 1923)、『臨床精神病理学』(Klinische Psychopathologie, 1950) などがあり、日本語をはじめ各国語に広く翻訳されている。とりわけ後者の著書は統合失調症の診断に「一級症状」「二級症状」などを掲げ、最もスタンダードな精神病理学教科書とされて長く版を重ねた。

➡ヤスパース、リュムケ

シュレーバー, ダニエル, パウル

Daniel Paul Schreber
1842-1911　　　　　　　　　★★

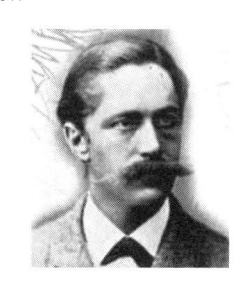

- ◆ ドイツ／患者・裁判官／シュレーバー症例(フロイト、1911)
- ◆ 出生地：ライプツィヒ
- ◆ 父親の職業：児童矯正官
- ◆ 主著：『ある神経病患者の手記』(1903、邦訳は1990/91)
- ◆ 死因：入院中死亡(68歳／Leipzig)

◆文献：Niederland, WG.: Der Fall Schreber. Das psychoanalytische Profil einer paranoiden Persönlichkeit. Suhrkamp, 1978

◧1842年7月25日ライプツィヒに児童矯正官の息子として誕生。法学を学んだのち79年ケムニッツ地裁判官となったが、不眠症からブロム剤中毒となり83年ライプツィヒ大学病院のフレクジヒ*のもとを初診で訪れ、不眠・抑うつ・幻覚・妄想などの症状で84年同病院へ半年間入院となった。いったん回復して93年ドレスデン地裁裁判官となったが、94年再発しフレクジヒは不治と診断してゾネンシュタイン精神病院へ送った。

彼は1902年に退院し、このときの妄想内容や体験などをまとめて『ある神経病患者の手記』(Denkwürdigkeiten eines Nervenkranken, 1903, 邦訳は1990/91)として公表したが、07年再び妄想が悪化し、ライプツィヒ-デーゼン精神病院へ入院となった。彼は入院中の1911年4月14日死亡した。シュレーバーの手記はフロイト*の関心を呼び起こし、フロイトは1911年にシュレーバーの妄想を同性愛願望の抑圧とする論文（「あるパラノイア患者の手記に関する精神分析的覚え書き」）を書いた。また、シュレーバーの手記には、主治医だったフレクジヒが「魂の殺人者」として告発されている。

➡フレクジヒ、S・フロイト、ピーニッツ

シュルテ, ヴァルター

Walter Schulte

1910-72

- ◆ドイツ／大学精神医学／「荷下ろし状況」(Entlastungssituation、1951)
- ◆出生地：Frankfurt a. M.
- ◆父親の職業：教師

- ◆死因：急性心不全（62歳／Tübingen）
- ◆文献：Tölle, R.: In memoriam, Nervenarzt, 44: 275, 1973

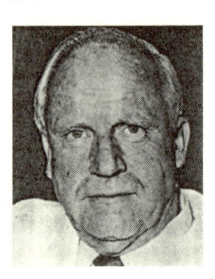

◧1910年3月29日フランクフルト生まれ。マールブルク、フランクフルトで医学を学び、イェナ大学でベルガー*のもとで脳波研究、戦後はベーテルおよびギュータースロー病院に勤務し、生活療法、精神療法にも取り組む。その後テュービンゲン大学精神科教授となったが、1972年8月19日、心疾患にて急死。1964年『精神療法研究』(邦訳は1969年)、1971年R・テレと共著の『精神医学教科書』を著す。

➡ジーモン

シュルツ, ヨハンネス・ハインリヒ

Johannes Heinrich Schultz

1884-1970 ★★

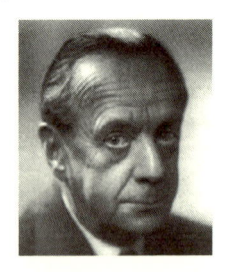

- ◆ドイツ／精神分析／自律訓練法（1930）
- ◆出生地：Göttingen
- ◆父親の職業：神学者

- 主著：Das autogene Training, 1930
- 死因：肺炎(?)（86歳／Berlin）
- 文献：Lockot, R: pp333-4, 1985

◨1884年6月20日ゲッチンゲンに生まれる。1908年医学部卒業、13年イェナのオットー・ビンスヴァンガー*のもとで精神医学を学び、14〜18年第一次大戦に軍医として従軍。19年教授資格を得、23年までドレスデンの私立サナトリウムに勤務（同僚にプリンツホルン*がいた）。24年ベルリンで開業、催眠療法に関心を寄せる。最初の妻はユダヤ人だったが、ナチ政権となって離婚し、ナチス自動車兵団（NSKK）に入隊した。ナチズム期にはマチアス・ゲーリング（ナチ空軍大臣ヘルマン・ゲーリングの従兄弟で精神科医）のドイツ一般医学精神療法学会の会員、戦後ベルリンで再び開業し、59年ドイツ医療催眠学会を立ち上げた。彼は70年9月19日ベルリンで死亡した。シュルツは自律訓練法の開発者として世界的にその名を知られる。

➡プリンツホルン

シュルツ＝ヘンケ, ハラルド

Harald Schultz-Hencke

1892-1953 ★

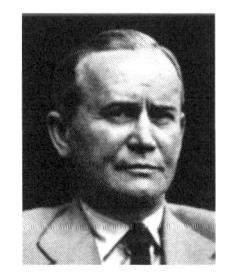

- ドイツ／精神分析
- 出生地：Berlin
- 父親の職業：物理学者
- 死因：術後血栓症（60歳／Berlin）
- 文献：Lockot, R: pp126-134, 1985

◨1892年8月18日、ベルリンで物理学者の息子として生まれる。フライブルク大学で医学を修め、ハイデガー*の哲学講義をも聴講。第一次大戦に応召したのち、1921年ヴュルツブルク大学精神科助手となる。精神分析を知り、次第にユング派に傾倒。ラドー*に教育分析を受け、ラドーと同じく、自分の分析患者と結婚。33年9月、マチアス・ゲーリングとともにナチ的精神分析学会であるドイツ一般医学精神療法学会を創設、42〜43年、軍医として応召。戦後もドイツ流精神分析を代表しようとしたが、国際精神分析学会（IPA）から元ナチとして嫌われ、1953年5月23日、盲腸手術後の血栓症で失意のうちに死去した。

「ハイヤー*は俺をカッとさせる人間だ」

➡ラドー、ハイヤー

シューマン, ロベルト

Robert Schumann

1810-56

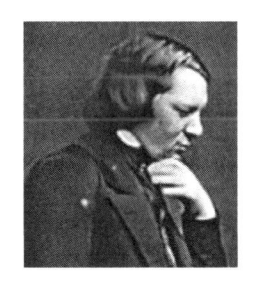

- ドイツ／患者・作曲家・ピアニスト
- 出生地：Zwlckau
- 父親の職業：出版社主
- 死因：肺炎により入院中死亡（46歳／Endenich精神病院／Bonn）
- 文献：椎名亮輔『狂気の西洋音楽史』

岩波書店、2010
◼1810年6月8日ツヴィッカウに出版社主・書店主の息子として誕生。早くから音楽家をめざし、ドイツを代表するロマン派ピアニスト・作曲家となる。同時に気分変調も見られ、1854年ライン川に入水自殺未遂があり、ボン近郊のエンデニヒ精神病院に入院となった。この病院は医師のフランツ・リヒャルツによって1844年に開院されたばかりの新しい私立精神病院であった。残されたシューマンのカルテには「梅毒性精神障害」の病名があった。彼はこの病院で1856年7月29日に肺炎のため死去した。

セシュエー，マルゲリート

Marguerite Sechehaye

1887-1964

- ◆スイス／精神分析／「象徴的実現」
- ◆出生地：未詳

◼スイスの精神分析医、1940年代後半に幻覚や思考障害を示す16歳の少女「ルネ」の精神療法に積極的に取り組み、人形などの象徴を媒介とする分析的治療によって自我の再建を図ろうとした。治療は効果を上げ、それはルネ自身の手記によっても明らかにされた（『分裂病の少女の手記』1950、邦訳は1955年）。

セグラス，ルイ・ジュール・アーネスト

Louis Jules Ernest Séglas

1856-1939

- ◆フランス／病院精神医学
- ◆出生地：不明
- ◆主著：Du trouble du langage chez les aliénés, 1892

◼サルペトリエール病院医師、影響症状群、メランコリーに伴う幻覚・妄想の研究者。とくに精神病者に見られる言語変化に着目し、内言語の外在化されたものを「言語性精神運動幻覚」として幻聴の原因とした。

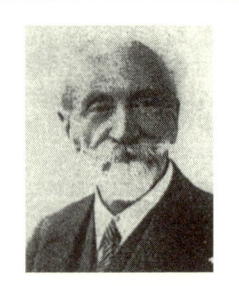

セリエ，ハンス

Hans Selye

1907-82 ＊＊＊

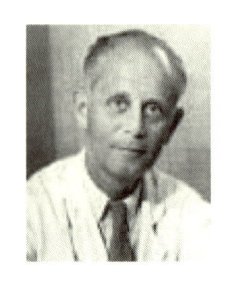

- ◆オーストリア→アメリカ→カナダ／心身医学／ストレス学説（適応症候群、1936）
- ◆出生地：Wien
- ◆父親の職業：医者
- ◆死因：心不全（75歳／Montreal）
- ◆文献：Eckart, W., Gradmann, C. hrg.: p285, 2001, Selye, H.: Stress – Mein Lenen, Kindler, 1979

◼1907年1月26日ヴィーンに外科医を父親として生まれ、プラハ大学医学生のとき、臨床講義に供覧された伝染病患者がいずれも同一徴候を持っていることに疑問を抱いた。1931年ジョンズ・ホプキン

ス大学へ留学、33年マッギル大学へ就職、45年モントリオール大学実験医学研究所長兼教授となる。彼は学生時代の疑問にこだわり続け、36年に外界からの侵襲によって生体に生じる反応をまとめ、それを「適応症候群」として科学雑誌『ネイチャー』に発表した。この侵襲をセリエは〝ストレッサー〟と命名し、のちに広く「ストレス学説」と呼ばれるようになった。ストレス学説は今日の心身医学の基礎理論ともなっている。彼は1982年10月16日モントリオールで死去した。

セリュー, ポール・レイモン

Paul Raymond Sérieux

1864－1947

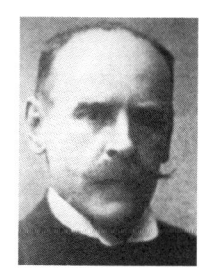

- ◆ フランス／病院精神医学／「解釈妄想病」
- ◆ 出生地：Paris

日本人画家・佐伯祐三＊の入院したヴィル・エヴラール精神病院、サンタンヌ病院などで精神科医を務め、その師マニャン＊とともに『慢性系統妄想』(1892)を著す。また、弟子だったカプグラ＊との共著『理性的狂気』(1909)などにおける妄想研究で知られる。彼はパリで生まれパリで死んだが、ヨーロッパ各地の精神病院を広く視察した。またドイツのクレペリン体系をフランスに移入した。

➡マニャン、カプグラ、佐伯

ゼルテュルナー, フリードリヒ・ヴィルヘルム

Friedrich Wilhelm Sertürner

1783－1841

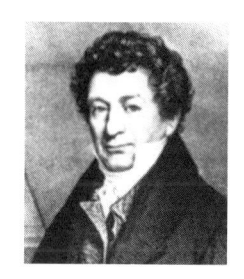

- ◆ ドイツ／化学／モルヒネの分離(1804)
- ◆ 出生地：Paderborn

ハーメルンの薬剤師・化学者。パーダーボルンの宮廷薬剤師だった1803年から翌年にかけて、アヘンから主要アルカロイドを分離し、これに古代ギリシアの夢の神モルフェウス（眠りの神ヒプノスの息子）にちなんでモルヒネと命名した。彼はのちにハーメルンで薬局を経営し、そこで死去した。なお、モルヒネは19世紀の戦争（クリミア戦争や南北戦争）と第一次大戦を通じて大量に使われ、戦争後に多数の中毒患者を生み出した。

下田　光造

Mitsuzo Shimoda

1885－1978　　　　　　　　★★

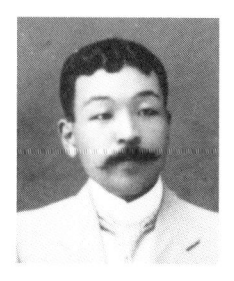

- ◆ 日本／大学精神医学／執着性格(1941)、

スルフォナール持続睡眠療法
- 出生地：鳥取
- 死因：くも膜下出血（93歳・米子）
- 文献：中修三：下田光造、臨床精神医学、8:567、1979

▣1885年3月14日、鳥取県に生まれ、1911年東大医学部卒業、精神病学教室副手となる。21年慶応大学精神科教授となり、ドイツ・オーストリアに留学し、ベルリンではボンヘーファー*に師事した。25年九州大学精神科教授、45年米子医専教授、57年退官。78年くも膜下出血のため自宅で死亡。躁うつ病を研究し、その特徴的な病前性格を「執着気質」と命名した（1941）。また、スルフォナールを用いたうつ病の持続睡眠療法を導入する。九州大学時代、森田正馬*との親交から森田療法を外来治療に導入した。

➡ボンヘーファー、森田

シベリウス, クリスチアン

Christian Siberius

1869-1922

- フィンランド／大学精神医学

▣作曲家シベリウスの弟でフィンランド精神医学の父といわれる。1840年にヘルシンキに設けられた精神病院をグリージンガー*方式を取り入れて改革し、大学精神病院として教授兼院長となる（1909）。フィンランド最初の精神科教授。

ジーモン, ヘルマン

Hermann Simon

1867-1947　　★★

- ドイツ／病院精神医学／作業療法（Arbeitstherapie）
- 出生地：Zweibrücken
- 死因：未詳（80歳／Gütersloh）
- 文献：Kolle: Bd.2, pp225-235, 1959

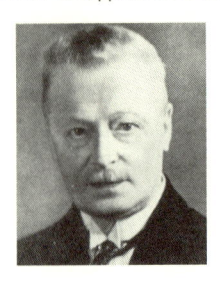

▣1867年ツヴァイブリュッケンに生まれ、ミュンヘン、ベルリン、シュトラスブルク、ハイデルベルクなどで医学を修め、1902年、ヴェストファーレン州の医官となり、05年、同州のヴァルンシュタイン治療院の院長に任命された。

14年、ギュータースロー病院長となり、入院患者の治療の一環として作業療法（Arbeitstherapie）の開発に取り組み、院内労働のための施設を次々に整備して病院を拡張した。そのためギュータースローは世界的に有名となった（写真下）。「怠惰は痴呆のはじまり！」が彼のモットーであったという。ジーモンは1934年まで在職し、戦後の1947年に死去した。死後、精神科生活療法・作業療法などの領域での貢献者に「ヘルマン・ジーモン賞」が創設されて授与されている。

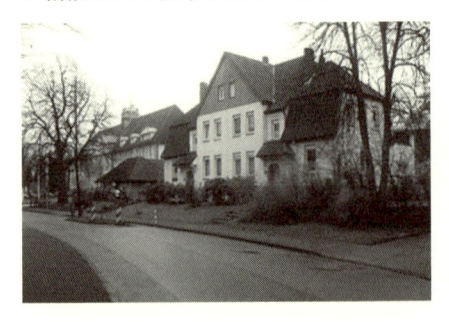

スネル, ルードヴィヒ

Ludwig Daniel Christian Snell
1817–92　　　　　　　　　　★★★

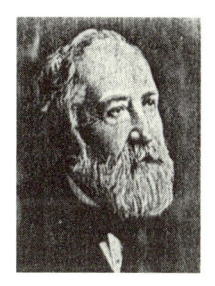

- ◆ ドイツ／病院精神医学／「パラノイア」（1865）
- ◆ 出生地：Nauheim
- ◆ 父親の職業：教育家
- ◆ 死因：インフルエンザ（74歳／Hildesheim）
- ◆ 文献：Kichhoff, Th.: Bd. I, pp268-274, 1921

■1817年10月18日、ナウハイムの教育家の家に生まれ、ギーセン、ヴュルツブルクなどで医学を学び、1844年ヘッセン公国に新築される精神病院の建設計画を委託され、ヴィーンとパリへ視察旅行に出る。病院（アイヒベルク）は1849年に完成し、彼は院長となる。

1856年ハノーファーのヒルデスハイム精神病院長に転出、そこでコロニー方式の病棟を導入、ゲッチンゲン（1866）およびオズナブリュック（1868）の新精神病院建設にも関与する。モノマニー研究から「パラノイア」の名称を精神医学に導入した。この概念は、のちにクレペリン*により破瓜型および緊張型とならんで早発痴呆（統合失調症）の亜型（妄想型）に取り入れられた。彼はインフルエンザにかかり、1892年6月12日ヒルデスハイムの職場で死亡したが、2人の息子はともに精神科医になった。

➡クレペリン

ゾンマー, ロベルト

Robert Sommer
1864–1937　　　　　　　　　　★

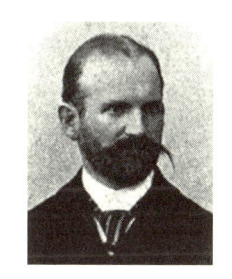

- ◆ ドイツ／大学精神医学／精神衛生運動・精神療法
- ◆ 出生地：Grottkau
- ◆ 父親の職業：法律家
- ◆ 死因：不明（72歳／Giesen）
- ◆ 文献：Lockot, R: pp55-62, 1985

■1864年12月19日、シュレジアのグロットカウで誕生。ベルリン大学で哲学および医学を修め、1892年、ヴュルツブルク大学精神科私講師となり、リーガーのもとで教授資格取得、1895年ギーセン大学精神科教授となる。1904年、実験心理学会創立に参加、23年、ドイツ精神衛生連盟を設立。24年、精神分析を除けばドイツで唯一の精神療法学会である「一般医学精神療法学会」の会長となる。30年、健康上の理由で会長を退き、後任会長にはクレッチュマー*が就いた。しかし学会は33年のナチ政権誕生で解散・改組させられた（戦後再びクレッチュマーにより再建）。なお、日本からは荒木蒼太郎*（岡山大）が彼のもとに留学した。彼は1937年2月2日ギーセンで死去した。

➡クレッチュマー、荒木

ソラヌス

Soranus
2世紀ころ（98−138?）

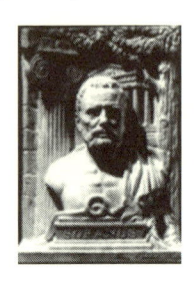

◆ 古代ローマ／古代医学
◆ 出生地：Ephesos

◧ エフェソスに生まれ、アレキサンドリアおよびローマに在住し開業したギリシア人医師、おもに産科・小児科に関する著作を残す。人間の精神を7種に分類し、その不死性を否定。精神病の治療に言及。

相馬　誠胤

Masatane(Tomotane) Souma
1852−92   ★★

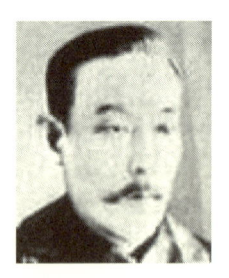

◆ 日本／患者／「相馬事件」
◆ 出生地：相馬
◆ 文献：西丸四方：1989

◧ 明治の廃藩置県で福島県の一部となった相馬中村藩の家督相続者。18歳のとき旧松本藩主の娘と結婚したが、25歳のころから幻覚・妄想などを訴えて1884年、東京の加藤瘋癲病院へ入院となった。
　自ら忠臣と名乗る旧藩士、錦織剛清は、お家乗っ取りの陰謀であるとして退院を要求し院長を脅迫したため、院長の加藤照業*は公立の巣鴨病院へ転院させた。錦織はますます不信感を募らせ、夜陰に乗じて巣鴨病院から患者を連れ出し、都合の悪い人間を不当に監禁しているとして精神病院批判を展開した。マスコミも「世紀の大暗黒界・癲狂院」との見出しで騒ぎ、巣鴨病院長の中井常次郎とその後継院長の榊俶*は告訴された。これが、いわゆる相馬事件である。裁判は1894年に決着し、錦織が有罪となったが、この事件を機に日本に精神病院法が存在しないことが意識され、1900年に至って最初の法律「精神病者監護法」ができる。
➡加藤、榊

シュパッツ, フーゴー

Hugo Spatz
1888−1969   *

◆ ドイツ／脳病理学／「ハーラーフォルデン・シュパッツ病」(1922)
◆ 出生地：München
◆ 死因：不明（80歳／Frankfurt a. M.）

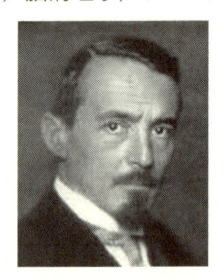

◧ ハイデルベルク大学におけるニッスル*の弟子。1909年ミュンヘンへ移り、その後シュピールマイヤー*の研究室でハーラーフォルデン*とともに神経疾患

の一つ「ハーラーフォルデン・シュパッツ病」を記載した。のちナチ党員となり37年ベルリンのカイザー・ヴィルヘルム脳研究所におけるフォークト*の後任所長となる。ハーラーフォルデンとともにT4作戦における「安楽死」犠牲者の脳を約700例ほど解剖した。58年マックス・プランク研究所神経解剖学部門長、61年フランクフルトの同研究所脳研所長。

➡ハーラーフォルデン、フォークト

シュピールマイヤー, ヴァルタ

Walther Spielmeyer
1879−1935 ★★

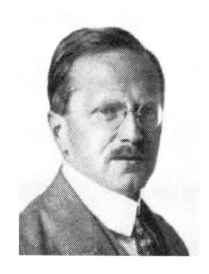

- ◆ ドイツ／神経病理学
- ◆ 出生地：Dessau
- ◆ 主著：Histopathologie des Nervensystems, 1922
- ◆ 死因：肺炎（55歳／München）
- ◆ 文献：Kolle: Bd.3, pp31-44, 1963

◧1879年4月23日、デッサウに生まれる。グライフスヴァルト、ハレの各大学で医学を学び、ハレ大学のヒッツィヒ*のもとで脳解剖学に関心を抱き、卒業後も同大学病理研究所に入所。1902〜12年、フライブルク大学精神科助手、ホッヘ*に師事。同僚にはブムケ*、ケーラーらがいた。1912年、ミュンヘン大学のクレペリン*より、アルツハイマー*の後任として脳病理研究室長に招聘されたが、第一次大戦のため研究室には人手がなくなり、また、1918年に新築された精神医学研究所に移ってのち1年余りで、所長のニッスル*が死去したため、研究は停滞した。しかし、戦後になって研究所がカイザー・ヴィルヘルム研究所に組み込まれ（1924年）ロックフェラー財団などの援助もあり、シュピールマイヤーの研究室は外国からの多数の研究者で賑わった（日本からも、のちの東大教授内村祐之*ら計16人が訪れている）。1932年、エルプ記念賞を受賞。1935年2月6日、肺炎のため死去。

➡ニッスル、クレペリン、内村、斎藤

シュピールライン, ザビーナ

Sabina Spielrein
1885−1942 ★

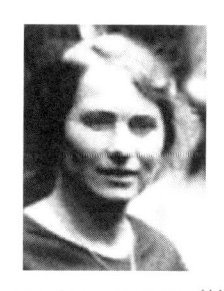

- ◆ ロシア→スイス→ロシア／精神分析
- ◆ 出生地：Rostov
- ◆ 父親の職業：商人
- ◆ 死因：射殺（56歳／Rostov）
- ◆ 文献：S・リッヒェベッヒャー（田中ひかる訳）『ザビーナ・シュピールラインの悲劇』岩波書店、2009

◧1885年10月25日、ロストフでユダヤ人商人の長女として誕生。思春期に神経症状態となり、1904年旅行先のチューリヒでブルクヘルツリ（チューリヒ大学精神病院）へ入院し、病棟医だったユング*

の治療を受ける。しかし分析治療を行ったユングの逆転移から恋愛関係となり、このスキャンダルを背景にユングとフロイト*の関係にも影響が及び、ユング自身も1909年には大学病院を辞職してしまう。シュピールラインはその後自らも精神分析医をめざしてチューリヒ大学医学部へ入学し、11年卒業してヴィーンへ移り、ヴィーン精神分析協会に入会。その後ロシアへ戻り結婚するが、第一次大戦勃発後は再びスイスへ戻り、ジュネーヴのルソー研究所で児童分析に携わる。このとき、同僚の児童心理学者ピアジェ*の教育分析を行った。23年、革命後のロシアへ戻り、故国での精神分析の実践に携わったが、1942年夏、ロストフへ侵攻してきたナチ移動射殺部隊によってロストフ郊外で集団殺害された。

➡ユング、ピアジェ

シュピッツ, ルネ

René Arpad Spitz

1887－1974 ★★

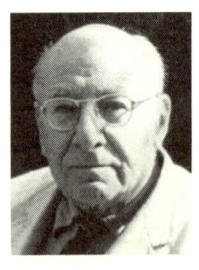

◆オーストリア→フランス→アメリカ／精神分析／"anaclitic depression"（1946）
◆出生地：Wien
◆父親の職業：富豪
◆主著：The first year of life, International Univ. Press, 1965
◆死因：仕事中（87歳／Denver）

◆文献：Mantell, P.: René Spitz 1887-1974, (nicht im Handel)

■1887年1月29日ハンガリー系ユダヤ人の両親のもとヴィーンに生まれ、ブダペストで育つ。ローザンヌ、ベルリン、ブダペストの各大学で医学を学び、1910年学位取得。フェレンツィ*の影響を受け精神分析医になるべく、ヴィーンのフロイト*を訪ねる。第一次大戦では軍医として従軍したが、24年ヴィーンで開業、28年ヴィーン精神分析協会員となる。30年ベルリンへ移り新規開業してベルリン精神分析協会に入り、フロム＝ライヒマン*、フェニヘル*、F・アレキサンダー*、ホーナイ*ら若手分析医と交流し研究に携わる。

シュピッツは乳幼児の心理、乳児と母親のコミュニケーション研究などに関心を抱き、身体疾患などで入院し母親と早期に分離した乳幼児の示す無気力様うつ状態に対して「依存うつ病（anaclitic depression）」の名称を与えた。この病態は早期母子分離に伴う母性剥奪の一結果として重要視される。32年パリのエコール・ノルマルで精神分析の教職に就きフランスへ移住。38年ナチの脅威が増したためアメリカへ亡命、ニューヨーク精神分析協会で教育分析の仕事をしたのち67年コロラド大学精神分析教授となった。彼は74年9月14日デンバーで仕事中に死去した。

➡フェレンツィ

シュプレンガー, ヤコプ

Jakob Sprenger（ラテン名：**Inquisitor**）

1435－95 ★

◆ドイツ／神学
◆出生地：Rheinfelden

◆ 主著：Malleus Maleficarum, 1486/87
（Kramer との共著）

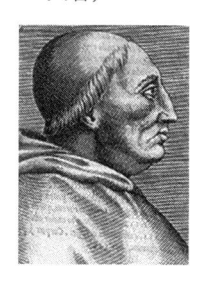

◼︎ドミニコ修道会僧、ケルン大学神学教授。同じくドミニコ会修道僧ハインリヒ・クレーマー（ラテン名：Institoris）とともに『魔女の槌（Malleus maleficarum）』を著し、ヨーロッパ中世における大規模な魔女狩り運動に理論的支柱を与えた。
➡ワイヤー

シュタール, フリードリヒ・カール

Friedrich Karl Stahl

1811-73

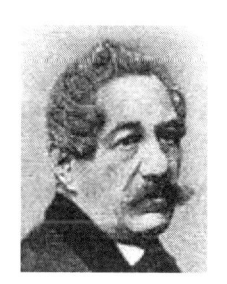

◆ ドイツ／病院精神医学
◆ 出生地：München
◆ 死因：舌癌（62歳／Marbuy）
◼︎ミュンヘンのユダヤ人家庭に生まれ1833年医師資格。クレティニズム（甲状腺機能低下症で知的障害を伴う。当時は病因不明の流行性疾患とされていた）の研究を行い、バイエルン王ルードヴィヒⅡ世*の援助でヨーロッパ各地を調査旅行した。52年バイロイト癲狂院の近代精神病院化を託され、忠実に実行した。彼は舌癌のためレーゲンスブルクで死亡した。
➡ルードヴィヒⅡ世、ランガーマン

スティーダ, ヴィルヘルム

Wilhelm Stieda

1875-1920

◆ ロシア／軍医
◼︎ドイツ系ラトヴィア人、ロシアの軍医、日露戦争中ハルビンに駐留し、戦後の1906年訪日。東京および京都の3精神病院を視察しドイツ語論文（"Ueber die Psychiatrie in Japan." Centralblatt für Nervenheilkunde und Psychiatrie, 1906, 29, 514〜522.）で紹介した。この報告によって日本の精神医療が欧米に知られ、とくに京都の岩倉病院におけるコロニー型療養を「日本のゲール」として紹介したことからベルギーのゲールにおいてもその名が知られるようになった。
➡佳子、デュンフナ、土屋

シュトルヒ, アルフレート

Alfred Storch

1888-1962 ★

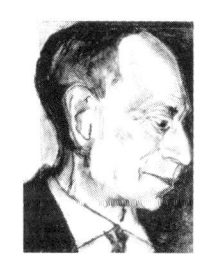

◆ ドイツ→スイス／精神病理学
◆ 出生地：Hamburg
◆ 父親の職業：医師

- 主著：Das archaisch-primitive Erleben und Denken der Schizophrenen, 1922
- 死因：未詳（73歳／Bern）
- 文献：保崎・高橋編 :113ff、1983

◨1888年4月4日ハンブルクにユダヤ人医師の息子として誕生。1912年医師となりハイデルベルク大学精神科へ進む。短期間ヤスパース*に学ぶ。14～18年軍医として第一次大戦に従軍。戦後テュービンゲン大学でガウプ*のもと精神病理学研究、27年ギーセン大学のゾンマー*のもとに移り教授資格を得る。33年スイスへ亡命しミュンジンゲン精神病院で助手となり、L・ビンスヴァンガー*らと交流し、統合失調症の精神療法に専念する。50年ベルン大学で教授資格、55年スイス国籍を得る。統合失調者に原始心性を見出し分析的解釈を行ったが、第二次大戦後は現存在分析に接近した。彼の記述した統合失調症の蒼古的・魔術的体験様式は戦後のドイツ精神病理学界にも影響を与えた。彼は1962年2月2日短い病気ののちベルンで死亡した。

➡ガウプ、ゾンマー、L・ビンスヴァンガー

シュトランスキー，エルヴィン

Erwin Stransky

1877－1962　　　　　　　　　　　　★

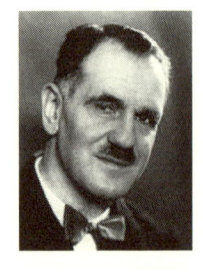

- オーストリア／大学精神医学／「精神内失調症」(1909)
- 出生地：Wien
- 父親の職業：未詳
- 死因：未詳（84歳／Wien）
- 文献：保崎・高橋編 :pp79-111、1983

◨1877年7月3日ヴィーンに生まれる。はじめ神経学を学び、のち精神医学に転じ、ヴァグナー＝ヤウレッグ*の教室で統合失調症を研究し、情動と知性の連携の障害に病理を見出して「精神内失調症（Intrapsychische Ataxie)」の病名を提唱(1909)。1915年ヴィーン大学精神科員外教授。精神医学教科書を執筆。戦後は野戦病院に転化され荒廃していたヴィーン市立精神病院の復興と新設に注力した。1962年1月26日ヴィーンで死去。

➡ヴァグナー＝ヤウレッグ

シュトラウス，エルヴィン

Erwin Straus

1891－1975　　　　　　　　　　　　★

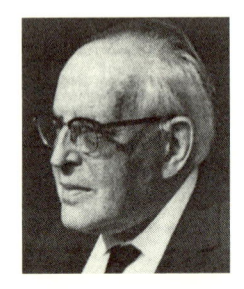

- ドイツ→アメリカ／精神病理学・現存在分析
- 出生地：Frankfurt a. M,
- 父親の職業：作曲家
- 死因：（84歳／Lexington）
- 文献：Bräutigam, W.: Nachruf, Nervenarzt, 47:1, 1976

◨1891年11月11日フランクフルト・アム・マインにユダヤ人作曲家の息子として誕生。ベルリン、ミュンヘンほかで医

学を学び、第一次大戦中は従軍。1919年シャリテ（ベルリン大学精神病院）でボンヘーファー*の助手となり、30年員外教授となる。33年ヒトラー政権誕生で職を追われ、38年のポグロム（「帝国水晶の夜」事件）のあとアメリカへ亡命。ノースカロライナ大学で心理学の教職に就き、戦後の46年ケンタッキー州レキシントンに移り、そこで教育活動などに携わって終生を過ごした。彼の関心は現象学的精神病理学にあり、アメリカにおける同領域の研究者の育成に努めた。主著"Sinn der Sinne" (1956) は戦後ドイツ語圏の現象学的精神病理学にも影響を与えた。
➡ボンヘーファー

シュトリュムペル, アドルフ

Adolf von Strümpell
1853－1925　　　　　　　　　　★★

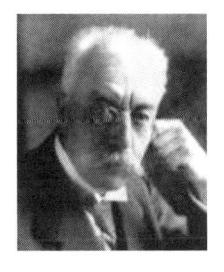

- ドイツ／神経学
- 出生地：Ney-Autz
- 父親の職業：大学教授（哲学）
- 主著：Lehrbuch der speziellen Pathologie und Therapie der inneren Krankheiten, 1883/84
- 死因：未詳（71歳／Leipzig）
- 文献：Kolle: Bd.3, pp184-190, 1963

◨1853年6月28日生まれ。父親はドルパート大学哲学教授。ライプツィヒ大学で内科教授ヴンダーリヒの助手となり、1878年教授資格を得る。1882年10月ライプツィヒで開業したが、すぐに翌年1月エルブ*の後任として内科外来員外教授に招かれ、92年エアランゲン大学内科教授となる。ここで外傷性神経症を研究。1903年ブレスラウ大学神経内科教授、09年ヴィーン大学神経内科教授となり、死の前年まで務めた。シュトリュムペルはエルプと異なって、神経学に精神医学の知見を導入することに前向きな立場だった。彼は1925年1月10日ライプツィヒで死亡した。
➡エルブ

サリヴァン, ハリー・スタック

Harry（Herbert）Stack Sullivan
1892－1949　　　　　　　　　★★★

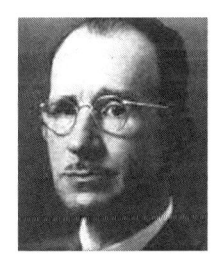

- アメリカ／精神分析／統合失調症の精神療法
- 出生地：Norwich
- 父親の職業：未詳（アイルランド移民）
- 主著：『現代精神医学の概念』（1940/53、邦訳は1976）
- 死因：脳卒中（56歳／Paris）
- 文献：Chapman, A. H.: Harry Stack Sullivan. His Life and His Work, New York, 1976

◨1892年2月21日ニューヨーク州ノーウィッチにアイルランド移民の子として生まれ、1917年シカゴ医科大学を卒業。21年よりホワイト*の聖エリザベス病院で統合失調症の治療に当たる。23年トゥー

ソンのシェパード・アンド・イノック・プラット病院へ移り、統合失調症患者専用の病棟を開く。30年ニューヨークで個人開業。統合失調症を分析不能としたフロイト*に対して、その治療可能性を主張し、ワシントンに「新精神分析協会」を設立した。39年メリーランド州ベセスダへ移り、ワシントンD.C.の私立チェスナットロッジ病院のスタッフの教育と訓練に専念した。そこでドイツからの亡命精神科医フロム＝ライヒマン*らと知己を得、43年ニューヨークにフロム*、フロム＝ライヒマン、クララ・トムソンらとともにウィリアム・アランソン・ホワイト研究所を創設した。彼は学会参加で訪れていたパリのホテルの自室で49年1月14日突然脳卒中を起こして客死した。サリヴァンの精神医学は、対人関係に立脚した自己システムの形成を発達の中心に据え、統合失調症ではそれが障害されているとする独自のものであり、広く社会的要因を障害の形成要因に認める点でフロイト分析とも異なっている。それゆえ、フロム、ホーナイ*らとともに「ネオフロイディアンズ」とも呼ばれる。

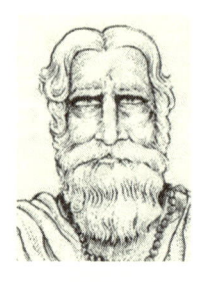

➡ホワイト、フロム、フロム＝ライヒマン、ホーナイ

スシュルタ

Suśruta（सुश्रुत）
未詳（6世紀ころ） ★

◆ 古代インド／古代医学
◆ 出生地：北西インド（？）
◆ 主著：『スシュルタ全集』（6世紀ころ、邦訳は1971）
◆ 文献：Meulenbeld, GJ.: A History of Indian Medical Literature, Groningen, 1999

◪チャラカ（Charaka）と並ぶ古代インドの医師。チャラカがもっぱら外科医だったのに対して、スシュルタは内科医も兼ねたといわれる。スシュルタ全集は350年以降のアーユル・ヴェーダ医学の知識を集積したものとされ、8世紀にアラビア語に翻訳され、近代ヨーロッパでラテン語に訳された。この中に「精神病（グラーハ）」の章があり、大きく悪魔による憑依性のものと、その他の精神病に分類され、その他はさらに5種類に分けて記述されている。治療には食餌療法、発汗法、運動療法などアーユル・ヴェーダ医学に共通するものが挙げられている。その生涯については未詳で、同時代のインドにはスシュルタという医師が文献上少なくとも3人記述され、今なお厳密に特定されていない。

鈴木　大拙

Daisetsu Suzuki
1870−1966

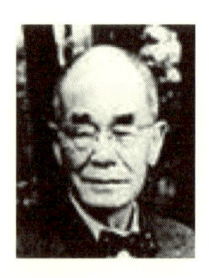

◆ 日本／宗教学者
◆ 出生地：金沢市

- ◆父親の職業：藩医
- ◆死因：老衰（95歳／鎌倉）

■仏本名は貞太郎、仏教学者。英語教師をしたのち参禅し1897〜1909年渡米、アメリカ人女性と結婚、大学教員を経て1950〜58年再びアメリカ在住、各地の大学で禅文化と仏教思想を講じた。精神分析家ユング*、ホーナイ*らとも交流した。
➡ホーナイ

スウィフト, ジョナサン

Jonathan Swift

1667−1745　　　　　　　　　　　★★

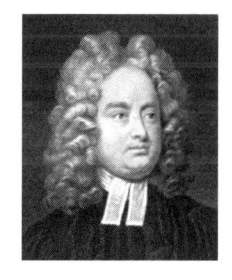

- ◆アイルランド／司祭、作家、聖パトリック病院（アイルランド最初の精神病院）
- ◆出生地：Dublin
- ◆父親の職業：不明
- ◆死因：未詳（77歳／Dublin）
- ◆文献：Malcolm, E.: Swift's Hospital, Gill & Macmillan, 1989

■『ガリバー旅行記』（1726）などで知られるアイルランドの世界的作家。1667年11月30日ダブリンに生まれたが、すでに父親は死亡しており、イギリスの親類宅で育つ（スウィフトの子ども時代の記憶は混乱しており定説はない）。いったんアイルランドに戻りダブリン大学で学んだが再びイギリスへ渡り、外交官ウィリアム・テンプルの秘書となった。しかし度重なる眩暈発作のため90年再びアイルランドへ戻る。その後の彼はダブリンとロンドンを行き来する人生を送り、名誉革命やスペイン継承戦争などイギリスの政治的混乱にも翻弄され、最終的に1714年ダブリンの聖パトリック寺院の主任司祭となったが風刺作家としても活動し、26年公刊の『ガリバー旅行記』によって一躍有名となった。スウィフトには若いころから奇行があったといわれるが、38年ころからは明らかな精神症状が出て45年10月19日ダブリンで死去した。彼の遺書には、遺産を精神病院建設のために残すとの詩が書かれており、その遺志は死後早々に実現された。ダブリン市内に建設された聖パトリック病院がそれである（開院は46年）。この私立病院がアイルランド最初の精神病院となり、現在もなお精神病院として機能している。院内にはスウィフトの遺品などを収めた展示室がある。

サス, トーマス

Thomas Stephen Szasz
（本名：Tamás István Szász）

1920−　　　　　　　　　　　　　★

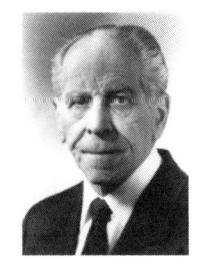

- ◆ハンガリー→アメリカ／精神分析／反精神医学
- ◆出生地：Budapest
- ◆主著：Myth of mental illness, 1961

■1920年4月15日ブダペストで生まれ、38年アメリカへ移住。シンシナティ大学

で医学を学び、45年学位取得。その後シカゴ精神分析研究所で研修を積み、56年教授資格。ニューヨーク州立大学で精神科教授となる。精神医学および精神医療に対する過激な批判団体サイエントロジー（人権市民委員会CCHR）を設立して自らの反精神医学の立場を鮮明にした。主著『精神病の神話』(1961)では、とりわけ精神医療における薬物療法を含む強制的治療要素が批判されている。
➡レイン、クーパー

ソンディ，リポート

Lipót (Leopold) Szondi
1893－1986　　　　　　　　　　★★

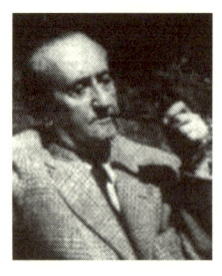

◆オーストリア（ハンガリー）→スイス／精神分析／運命心理学
◆出生地：Nitraya
◆父親の職業：靴商人
◆主著：『実験衝動診断学教科書』(1947、邦訳は1964)
◆死因：脳梗塞（92歳／Zürich）
◆文献：小俣和一郎：ソンディ博士の訃、精神医学、28: 968、1986

◾1893年オーストリア・ハンガリー帝国のニトラヤにユダヤ人靴商人の2番目の妻の息子として生まれ、ブダペスト大学で医学を学ぶ。第一次大戦では軍医として従軍、1916年ヴィーン大学でヴァグナー＝ヤウレッグ*の講義を聴講する。30年ころに診察した強迫観念に悩む女性症例と酷似する症状の女性がその実母であったことに気づき、家系研究および遺伝研究に注力し、37年自らの理論を「運命分析（Schicksalsanalyse）」として独自の投影法「ソンディ・テスト」の開発に着手した。この心理テストは精神障害者および犯罪者の顔写真を刺激材料としてその好悪から被験者の反応を分析するユニークなもので、その写真原版はヴァイガント*の精神医学教科書などから採用された。44年にハンガリーへ進駐したナチ・ドイツによりユダヤ人ゆえに捕らえられてベルゲン・ベルゼン強制収容所へ移送されたが、捕虜交換の対象となって幸運にもスイスへ送られ、戦後はチューリヒでソンディ研究所を創設し、運命分析の理論と、それに基づく治療（運命分析療法）の実践に携わった。

彼の理論はフロイト*の個人無意識とユング*の集合無意識の中間に位置する家族的無意識に焦点を当て、それが個人の運命（配偶者、職業、疾病、死亡形態などの選択）に強く影響するというもので、精神分析論の一つとされる。主著『実験的衝動診断学教科書（Lehrbuch der experimentellen Triebdiagnostik）』（第2版、1960）は同研究所へ留学した精神科医・佐竹隆三によって邦訳された（1964）。ソンディは83年に脳梗塞となり、86年チューリヒの療養先の老人ホームで死亡した。

なおソンディには一男一女の子どもがあり、長男（ペーター）は文学者となったが水死、長女（ベラ）は精神科医となったが早世した。また彼の妻は老年期になってパーキンソン病を患った。
➡ヴァグナー＝ヤウレッグ、ヴァイガント、S・フロイト、ユング

T

高村　智恵子

Chieko Takamura（旧姓・長沼）

1886－1938

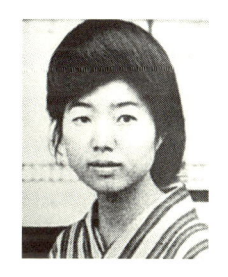

- ◆日本／患者
- ◆出生地：二本松市
- ◆父親の職業：酒造業

◘洋画家として世に出たが、28歳のとき詩人で彫刻家の高村光太郎と結婚。43歳のとき実家が破産、結核を患うなどで46歳のとき睡眠薬による自殺企図があり1935年（49歳）、東京・品川の私立ゼームス坂病院へ入院、統合失調症と診断された。入院中に肺結核のため死亡(52歳)。死後、夫が詩集『智恵子抄』を出して、彼女の精神状態を発表した。ちなみにゼームス坂病院は精神科医・斎藤玉男によって南品川の通称ゼームス坂に設立された私立精神病院で、1923年開院したが戦時中の1943年接収されて廃止となった。なお、病院跡地には現在「レモン哀歌の碑」が建てられている。

タウスク，ヴィクトア

Victor Tausk

1877－1919 ★

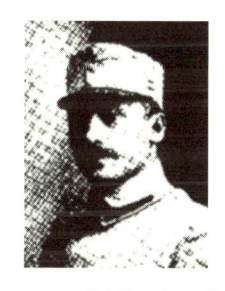

- ◆オーストリア／精神分析／「自我境界」
- ◆出生地：Zirina
- ◆父親の職業：ジャーナリスト
- ◆死因：ピストル自殺（42歳／Wien）
- ◆文献：『現代思想』総特集フロイト、青土社、pp212-221、1977

◘1877年3月21日、スロバキアのジリナで優秀なジャーナリストの息子として誕生。母親は自己犠牲的に夫に尽くし、父親は暴君であったという。両親ともユダヤ人。1897年ヴィーン大学へ入学し法律を学ぶ。1900年結婚、2子を設ける。02年弁護士として開業するが05年別居、ベルリンへ出て創作活動に入るが抑うつ状態となり、フロイト*の分析治療を知りヴィーンへ移る。同時にヴィーン大学医学部へ入学し、分析医になることを決意、フロイトも個人的に援助を与える。11～13年、同じくフロイトの弟子となったルー・サロメ*と恋愛関係になり、フロイトの不興を買う。14年、ヴィーン大学を

卒業し、翌15年応召してポーランドに駐屯、多数の精神病患者を診療し、「自我境界」「同一性」などの概念を導入。18年、終戦とともにヴィーンに戻るが、フロイトに教育分析を申し込み断られる。フロイトは女流分析医ドイチュ*に分析させるが、ドイチュがタウスクに恋愛感情を抱いたためフロイトから中止命令が出た。その後まもなく患者の一人と恋愛関係となり婚約したが、結婚式の1週間前、1919年7月3日、ピストル自殺した。フロイト宛の遺書があったが、自殺の理由は語られていない。フロイトは「もうずっと以前から彼は役に立たないし、精神分析の将来にとっても危険な人物だと考えていた」(1919年)と述べている。
➡ S・フロイト、サロメ、ドイチュ

テレンバッハ, フーベルトゥス

Hubertus Tellenbach

1914-94　　　　　　　　　　　★★

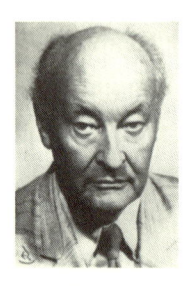

◆ ドイツ／精神病理学／メランコリー型（1961）
◆ 出生地：Köln
◆ 主著：『メランコリー』（1961、邦訳は1978）
◆ 死因：認知症（脳動脈硬化）(80歳／München)

■ ケルンに生まれ、1933～38年のナチズム期にフライブルク、ケーニヒスベルク、ミュンヘンの各大学で医学と哲学を学ぶ。フライブルクではハイデガー*に出会う。第二次大戦に軍医として従軍したのち、戦後ミュンヘン大学で教授資格を得、ハイデルベルク大学へ移って精神科員外教授となる。単極うつ病の病前性格を研究し、発病状況と組み合わせて「メランコリー型（Typus melancholicus）」（几帳面で対人秩序重視）とした。この性格特徴は日本の下田光造*が記述した「執着性格」と内容的に類似し、日本人やドイツ人に多くみられるといわれるが、米英などの英語圏ではあまり着目されなかった。
➡ 下田

トッド, ロバート・ベントリー

Robert Bentley Todd

1809-59 (60)

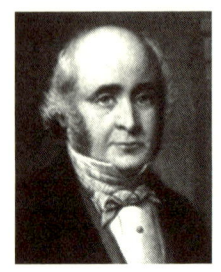

◆ アイルランド→イギリス／神経学／トッド麻痺（1849）
◆ 出生地：Derry
◆ 父親の職業：医師

■ アイルランドのデリーに生まれダブリンで医学を学び、1831年ロンドンへ移り開業。イギリス王立医学会の会員となりロンドン王立医科大学にも所属。てんかん発作後に起こる局所性麻痺（いわゆるトッドの麻痺、ICD-10：G83.8）を記述（1849）。彼は開業医としてなお活動中に病没した。

トーレット，ジル・ドゥ・ラ

Georges Gilles de la Tourette
1857－1904 ★★

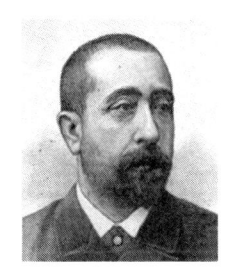

- ◆ フランス→スイス／神経学／「トーレットの円弧」「トーレット症候群」
- ◆ 出生地：Saint-Gervais
- ◆ 死因：神経梅毒（46歳／Lausanne）
- ◆ 文献：Walusinski, O, Bogousslavsky, J: Georges Gilles de la Tourette (1857-1904). J Neurol. 258: 166-7, 2011

▣1857年10月30日ローダン近郊の小村に生まれ、ポアチエとパリで医学を修め、サルペトリエール病院に勤務、シャルコー*の愛弟子となる。1900年病院講師。ヒステリーの神経症状を研究し、ヒステリー大発作に際して現れる後弓反張には彼の名が残されている（ジル・ドゥ・ラ・トーレットの円弧）。また精神病症状を伴う重症チックにも「トーレット症候群」の名が残っている。治療上も催眠に関心を示し、彼の講義はフロイト*も聴講していた。1901年以降、神経梅毒による症状が悪化し、1904年5月22日スイス・ローザンヌの病院で死亡した。

➡シャルコー

トレラ，ウリセー

Ulysee Trélat
1795－1879

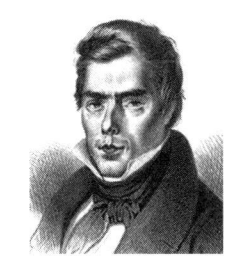

- ◆ フランス／病院精神医学／「覚醒狂気」（1861）
- ◆ 出生地：Paris

▣パリで医学を修め、1821年シャラントン病院に勤め精神科医となる。ジュール・ファルレ*の加害的被害者の概念を発展させ、「覚醒狂気」の語を作った。この概念は現代の人格障害にきわめて近い。同名の息子（1828～90）は脳外科医。彼の墓はペール・ラシェーズにある。

➡ジュール・ファルレ

土田　献

Susumu Tsuchida（筆名：翼卿）
生没年未詳（18～19世紀） ★★

- ◆ 日本／漢方医学
- ◆ 出生地：未詳
- ◆ 主著：『癲癇狂経験編』（1819）

▣陸奥国（青森県）の片田舎に生まれ、

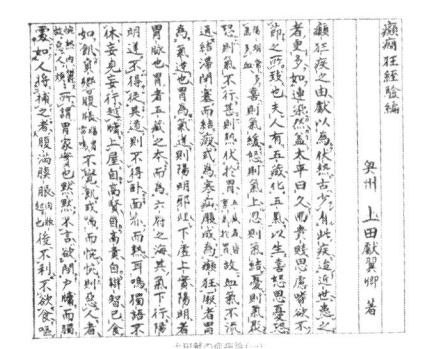

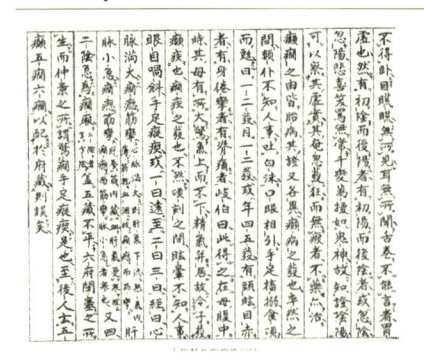

幼時から学を好み、医師を志して上京、多数の医師に指導を受けて江戸で仕官した。主著『癲癇狂経験編』には今日の統合失調症に相当すると考えられる症例が含まれ、日本最初の精神医学専門書と考えられる。土田は当時、精神障害が増加しているとし、その原因を太平の世が長く続いたことで人間が欲望を制御することを忘れた点を指摘した。また、香川と異なり滝治療を批判した。
➡香川

土屋　栄吉

Eikichi Tsuchiya
1877—1957

◆日本／病院精神医学
◆出生地：伊賀上野
◆死因：心筋梗塞（79歳／京都）
■1901年岩倉精神病院の主任医となり04年院長。06年ロシアの精神科医スティーダ*の視察を受ける。土屋は病院と古くからの宿屋とを有機的に結んでコロニー方式の施設運営を行った。このためスティーダは岩倉を「日本のゲール」と称揚した。写真は診察中の土屋（左端）。
➡スティーダ、佳子、デュンフナ

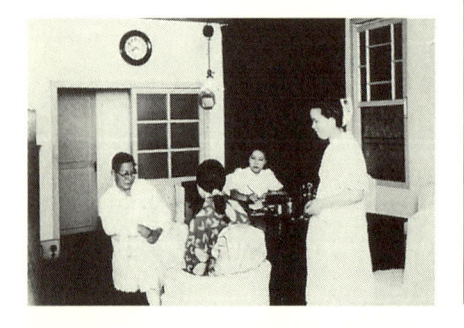

テューク, ダニエル・ハック

Daniel Hack Tuke
1827—95　　★★

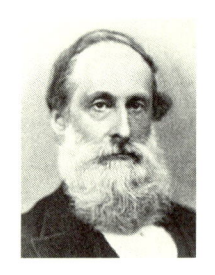

◆イギリス／病院精神医学
◆出生地：York
◆父親の職業：病院管理者
◆死因：不明（67歳／York）
◆文献："Tuke, DH.(1827–1895)", Oxford Dictionary of National Biography, Oxford University Press, 2004
■1827年4月19日ヨーク・リトリートの創設者ウィリアム・テューク*の孫にあたるサミュエルの末子として生まれ、ロンドンおよびハイデルベルク大学で医学を学び、はじめて医師としてヨーク・リトリートの院長となる。

58年バックニル*との共著で『心理学的医学マニュアル』を公刊、54年自らの臨床経験をもとに『精神病の道徳療法について』を著す。またヨーク医科大学で精神病の講義も行い、バックニルの創刊した専門誌『精神科学ジャーナル』の編

集者も務めた。彼は95年3月5日ヨークで死去した。
➡ W・テューク、バックニル

テューク, ウィリアム

William Tuke

1732—1822　　　　　　　　　★★★

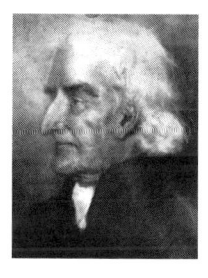

◆イギリス／商人／ヨーク・リトリートの設立者(1796)、モラル・トリートメント
◆出生地：York
◆父親の職業：茶商人
◆死因：(90歳／York)
◆文献：小俣：pp173-175、2000

■1732年3月24日ヨークの指導的クウェーカー教徒の家に生まれ、家業の紅茶輸入業を引き継ぐ。信徒の一人がヨークの癲狂院(1777年設立)に拘禁されたまま怪死したのを機に、拘束を排してセルフコントロールを重視した新しい療養施設の建設を決意し、数人の信者と相談を重ね、1794年新施設ヨーク・リトリートの建設に着手した(完成・開院は1796年)。

テューク自身は医師ではなかったが、自ら施設の運営と管理を手がけ、晩年は失明したものの、この私立精神病院の運営は息子ヘンリー(1755〜1814)、孫サミュエル(1784〜1857)、ひ孫ダニエル*らに代々引き継がれることになった。

「リトリート」とは(信者のための)退避所を意味する。それゆえ強制的拘禁に代わって自らの信仰によって自己管理をする〝モラル〟(いわゆるリトリート精神)が求められた。ヨーク・リトリートの開院は、ちょうどフランス革命の時期に一致しており、パリのピネル*らの「鎖からの解放」運動に強い影響を与えた。クウェーカーはイギリスのみならずアメリカでも精神病院建設に大きく関与した(クウェーカリズム)。なお、テューク家の家業は第二次大戦後、紅茶会社トワイニングに吸収された。

➡ D・テューク、Ph・ピネル、ディックス、ラッシュ

U

内村　祐之
Yuhsi Uchimura
1897−1980　　　　　　　　　　★★

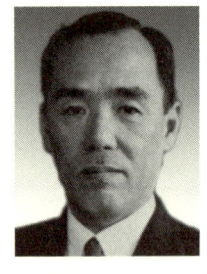

◆ 日本／大学精神医学／イム（1938）
◆ 出生地：東京
◆ 父親の職業：宗教者
◆ 主著：『精神医学の基本問題』(1972)
◆ 死因：腎硬化症（82歳／東京）
◆ 文献：『わが歩みし精神医学の道』みすず書房、1968

◆1897年11月12日（別説11日）、宗教家・内村鑑三（1861〜1930）と4度目の後妻との長男として出生。1923年東大医学部卒業、松沢病院医員、呉秀三*の最後の弟子となる。25〜27年ミュンヘンの精神医学研究所へ留学し、シュピールマイヤー*に師事する。帰国後北大精神科教授となり、36年東大精神科教授（兼松沢病院長）となる。北大時代にアイヌの比較文化精神医学的調査、40年には八丈島で精神病遺伝調査などの疫学調査を行った。アイヌにみられる驚愕反応（イム）をヒステリー症状の一種として報告し、ドイツ語論文にして海外にも紹介した。戦後発生した「帝銀事件」で被告とされた平沢貞通の精神鑑定にも従事。51年、東京・新宿区に神経研究所を開設し、所長ならびに同付属清和病院院長となる。68年には自伝『わが歩みし精神医学の道』を公刊した。内村に師事した多数の教室員は戦後各地の大学で精神科教授となった（秋元、台、井村、西丸、猪瀬ら）。また、戦後はプロ野球コミッショナーを兼務した。作家の石上玄一郎による小説『精神病学教室』に登場する精神科教授は内村をモデルにしたといわれる。

➡シュピールマイヤー、呉

V

フォークト, オスカー

Oskar Vogt
1870−1959 ★★

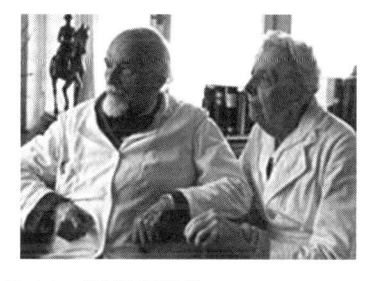

- ◆ ドイツ／神経病理学
- ◆ 出生地：Husum
- ◆ 父親の職業：牧師
- ◆ 死因：未詳（88歳／Neustadt）
- ◆ 文献：Kolle: Bd.2, pp45-64, 1959

▣1870年4月6日北ドイツのフーズムで牧師の長男として誕生。父親は早逝した。キール大学ではじめ哲学を学び医学部へ転じる。93年イェナ大学を卒業しO・ビンスヴァンガー*のもとで脳病理学研究の道に入る。94年ライプツィヒ大学でフレクジヒ*の助手となり97年パリへ留学しマリー*に師事する。そこで知り合った同学のフランス女性セシール（Cécile Mughier、写真右）と結婚。98年ベルリンに神経生物学研究所を設立し夫婦で脳細胞の組織学的研究に携わる。1901年にはブロードマン*が入所し、大脳皮質の細胞構築研究を行って大脳地図を作った。第一次大戦後は種々の神経疾患および統合失調症の剖検脳について研究し、25年レーニンの死後脳研究のためモスクワに近代的脳研を設立して所長を兼務した。またロックフェラー財団に支援を求め、ベルリンにカイザー・ヴィルヘルム研究所の脳研部門を新設（1930～32）することに尽力した。その功績により終身研究員となったが、ナチ政権の圧力で36年退職となり、クルップ財団の支援でフライブルク近郊のノイシュタットに新研究所を開設し、神経細胞の老化現象などの研究を継続した。夫妻の研究生活は死ぬまで変わらなかった。

➡ O・ビンスヴァンガー、フレクジヒ、ブロードマン、ビルショウスキー

W

ヴァグナー＝ヤウレッグ, ユリウス・リッター・フォン
Julius Ritter von Wagner-Jauregg
1857−1940　　　　　　　　　★★★

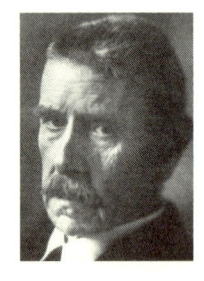

- ◆ オーストリア／大学精神医学／マラリア発熱療法（1917）
- ◆ 出生地：Wels
- ◆ 父親の職業：役人
- ◆ 死因：肺炎＋心嚢炎（83歳／Wien）
- ◆ 文献：Kolle: Bd.1, pp254-266, 1956

◉1857年5月7日オーストリアのヴェルスに現地財務官の息子として生まれる。母親は早く死亡し72年父親とともにヴィーンに出た。ヴィーン大学医学部を卒業後、病理学教室へ入ったが、海軍に志願し除隊後の83年脳解剖学で名をはせていたマイネルト＊のもとで精神医学に転じた。はじめコカインを、ついで脳循環を研究し85年講師となった。89年クラフト＝エビング＊の後任としてグラーツ大学教授となり、92年マイネルトが他界するとヴィーン第二精神科教授となる。ここで彼は精神病患者が高熱を発すると症状が軽快することに着目し、人工発熱を治療に応用すべく試行錯誤の末、マラリアにかかって高熱を発した海軍兵士の血液を進行麻痺患者へ注射し症状の改善を得た（1917年）。その後、安定したマラリア菌種の接種が細菌学者の協力で完成、この業績により1927年ノーベル医学生理学賞を受賞した。退官後の晩年は1歳年上のフロイト＊とも文通があった。1940年肺炎などのためヴィーンで死亡、遺体は病理解剖に付された。

➡マイネルト、クラフト＝エビング、S・フロイト

ワッセルマン, アウグスト・パウル・フォン
August Paul von Wassermann
1866−1925

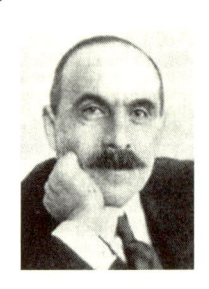

- ◆ ドイツ／細菌学／梅毒検査法（ワッセルマン反応、1906年）
- ◆ 出生地：Bamberg

◉1890年ロベルト・コッホ伝染病研究所入所、1902年員外教授、1913年カイザー・ヴィルヘルム研究所実験治療学部長。細菌学者のナイセルらと協力し梅毒の血清診断法（ワッセルマン反応）に道を開いた。

➡ノンネ

ワトソン, ジョン・ブローダス

John Broadus Watson
1878-1958

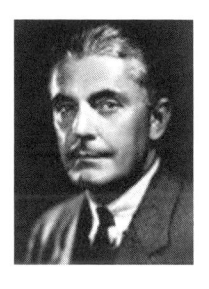

- ◆ アメリカ／心理学
- ◆ 出生地：Greenville
- ◆ 父親の職業：農家
- ◆ 主著：『行動主義』（1925、邦訳は1968）
- ◆ 死因：未詳（80歳／New York）

◧1908年ジョンズ・ホプキンス大学実験心理学教授、パヴロフの条件反射を心理学に取り込み行動主義を唱える。1920年教え子とのスキャンダルから辞職。彼の後天主義的行動主義はホール*の遺伝的決定論と好対照をなした。ワトソンは80歳でニューヨークで死亡した。

➡ホール

ウェクスラー, デイヴィッド

David Wechsler
1896-1981

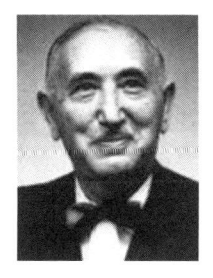

- ◆ ルーマニア→アメリカ／心理学／知能テスト（WAIS, WISC）

◧ルーマニア生まれのユダヤ人。のち一家でアメリカへ移住。コロンビア大学で心理学の博士号を取得。第一次大戦中、アメリカ陸軍に協力し心理テストの開発に従事。1932年よりニューヨークのベルヴュー病院で主任心理学者をつとめ、今日でも汎用されている知能テスト（WAISおよびWISC）を開発した。

➡キャッテル

ヴァイゲルト, カル

Carl Weigert
1845-1904　　★★

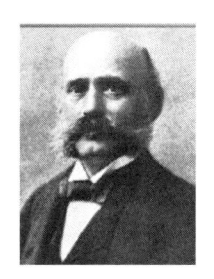

- ◆ ドイツ／脳病理学／髄鞘染色
- ◆ 出生地：Münsterberg
- ◆ 父親の職業：未詳
- ◆ 死因：心筋梗塞（59歳／Frankfurt a.M.）
- ◆ 文献：Scholz, W.hrsg.: pp5-20, 1961

◧1845年3月19日シュレジアのブレスラウ近郊ミュンスターベルクに生まれ、ブレスラウ大学に学び病理学講師を経て1879年ライプツィヒ大学外教授。85年フランクフルトの病理学研究所へ移り、さまざまな色素による組織の染色法を研究した。とくに神経系ではヘマトキシリンによる神経線維の染色法を開発（1885）し、それは彼の名を取って「ヴァイゲルトの髄鞘染色」とよばれる。彼は1904年8月4日心筋梗塞のため59歳で突然死し

た。なおヴァイゲルトの業績は、彼の死後に評価され、その一生はたびたびの経済的貧困にみまわれ、生涯独身であったという。
➡エディンガー

ヴァイトブレヒト, ハンス・イェルグ

Hans Joerg Weitbrecht

1909-75

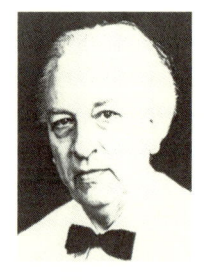

- ドイツ／大学精神医学／"Endoreaktive Dysthymie（内因反応性気分変調）"、T4-Aktion（1940-45）
- 出生地：Freudenstadt
- 父親の職業：役人
- 死因：未詳（65歳／Bonn）
- 文献：Wieck, HH.: Nachruf, Nervenarzt, 46; 609, 1975

◧テュービンゲンとヴィーンで医学を学び1933年ゲッピンゲンの私立精神病院医長となる。第二次大戦中2年間軍役についていたというが、ナチズム期の「安楽死」（T4作戦）への関与も疑われている。

戦後の1956年ボン大学精神科教授（のち学長）となり教科書（Psychiatrie im Grundriß, 1963）を著す（邦訳は1995）。
「統合失調症は千の顔をもつ躁うつ病には1つの顔しかない」

ヴァイツゼッカー, ヴィクトア・フォン

Viktor von Weizsäcker

1886-1957 ★★

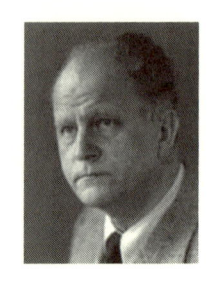

- ドイツ／心身医学
- 出生地：Stuttgart
- 父親の職業：州大臣（文部長官、のち外相）
- 主著：Euthanasie und Menschen-experimente, 1947
- 死因：不明（70歳／Heidelberg）
- 文献：Eckart, W., Gradmann, C. hrg.: p327, 2001

◧1886年4月21日シュトゥットガルトに貴族で州政府高官の息子として生まれ、テュービンゲンその他の大学で医学を修めたのち1911年ハイデルベルク大学内科助手となる。14～18年第一次大戦に軍医として従軍。20年同大神経科医長。26年ヴィーンにフロイト*を訪ね、精神分析への関心を表明した。30～39年同大で戦争神経症患者らを対象にした作業療法施設の責任者を務める。

その一方、ヒトラー政権のもとで「価値なき生命」の抹殺に賛意を示し、41年ブレスラウ大学神経科教授として赴任すると、末期障害児童の「安楽死」施設への移送を実行した。46年ハイデルベルク大学内科教授となり、ニュルンベルク医師裁判における被告を擁護する著書『安楽死と人体実験』（1947）を刊行してミッ

チャーリヒ*らを批判した。その後はかつての精神分析と内科疾患を結びつける心身医学的立場にたっての臨床講義や著述に当たった。57年1月9日ハイデルベルクにて死去。

なお、ヴァイツゼッカーの家系には著名人が多く、彼の兄エルンストはリッベントロープのもとでナチ外務次官を務め、その長男カール=フリードリヒは同じくナチ政権下で原爆開発に携わった物理学者、四男リヒャルトは弁護士となり、のちに西ベルリン市長を経て西ドイツ大統領となった。

➡S・フロイト、ミッチャーリヒ

ヴェルニッケ, カール

Carl Wernicke

1848－1905　　　　　　　　　　★★★

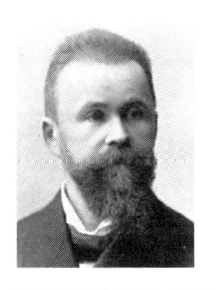

- ドイツ／大学精神医学、神経病理学／感覚性失語中枢の発見（1874）「幻覚症」「支配観念」「プレスビオフレニー」「運動精神病」
- 出生地：Tarnowitz
- 父親の職業：役人
- 主著：Lehrbuch der Gehirnkrankheiten, 1881-83
- 死因：轢死（57歳／Halle 近郊）
- 文献：Kolle: Bd.2, pp106-128, 1959
- 1848年5月15日、タルノヴィッツ（オーバーシュレジエン）に役人の息子として生まれる。ブレスラウ大学で医学を修得し、1870年学位取得。ヴェルニッケは17歳で父親を亡くし、母親も学位取得前に他界した。ブレスラウ市民病院精神科でノイマン*の助手となり、半年ほどヴィーンのマイネルト*のもとに留学。大脳皮質局在論に強く影響され、「感覚性失語中枢」を発見した（1874年）。76年ベルリン大学精神病院（シャリテ）でヴェストファール*の助手となったが、85年、ブレスラウ大学精神病院の員外教授として戻った。90年、同正教授となったが、市民病院精神科の患者利用をめぐって市当局と対立し、大学病院での講義や診療を制限された。1904年、ツィーエン*の後任教授としてハレ大学に移った。

05年、テューリンゲンの森に馬車でドライブに出たところ、対向してきた大型の木材運搬車と衝突し、その下敷きとなって肋骨骨折から気胸を起こし、6月15日死亡した。

ヴェルニッケは真面目で無口な性格だったが、同時に非常に頑固だったといわれる。ブレスラウ時代の弟子にハイルブロンナー、ボンヘーファー*、リープマン*らがおり、ハレ大学時代にはクライスト*、アントン*、ピック*らがいた。

なお、精神医学で今日でも使われる「支配観念（überwertige Idee）」「幻覚症（Halluzinose）」「プレスビオフレニー」という言葉はヴェルニッケに由来している。

➡ノイマン、マイネルト、ボンヘーファー、アントン、レオンハルト

ヴェストファール, カール・フリードリヒ・オットー

Carl Friedrich Otto Westphal

1833－90　　　　　　　　　　★★★

- ドイツ／大学精神医学／"Agoraphobie"

(1871)、"Zwangsvorstellung" (1877)、Edinger-Westphal 核
- ◆ 出生地：Berlin
- ◆ 父親の職業：医師
- ◆ 死因：過労死（56歳／Kreutzlingen）
- ◆ 文献：Kirchhoff: Bd.II, pp121-135, 1924

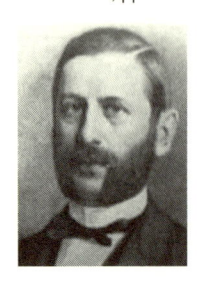

◼︎1833年3月23日ベルリン生まれ。父親は医師でのちにプロイセン王国の医療顧問となる。母親の叔父の一人がエルンスト・ホルン*だった。ベルリン、ハイデルベルク、チューリヒで医学を学び、1855年医学博士となる。56〜58年パリとヴィーンへ外遊、おもに実験生理学を研究した。58年シャリテ（ベルリン大学精神病院）に勤務、イーデラー*の助手となる。60年イーデラーが死ぬと医長代理となり61年教授資格を得て62年から精神医学の臨床講義をはじめた。64年グリージンガー*が教授として赴任すると彼とともに「ベルリン医学心理学会」を設立した。68年のグリージンガーの死去に伴って教授代理となり74年正教授となった。彼はシャリテの開放化を進めようとしたがうまくいかず、88年辞職し、弟子にあたるオットー・ビンスヴァンガー*の弟が勤務するクロイツリンゲンのベルビュー療養所へ入院し、1890年1月27日そこで死亡した。脳解剖学では眼筋の神経支配を研究し、大脳基底核にその名が残されている（Edinger-Westphal 核）。また「強迫観念」「広場恐怖」などの言葉を作った。

➡ホルン、イーデラー、グリージンガー、O・ビンスヴァンガー

ワイヤー, ヨハン

Johann Weyer（オランダ名：Jan/ Johan/ Johannes Wier、ラテン語名：Ioannes Wierus）

1515?－88　　　　　　　　　　　★★★

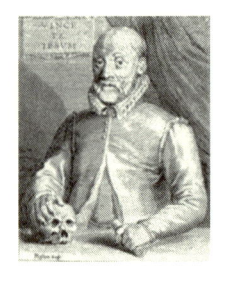

- ◆ オランダ／内科学／新教徒の医師
- ◆ 出生地：Grafe
- ◆ 父親の職業：未詳
- ◆ 主著：De Praestigiis Demonum, 1563
- ◆ 死因：病死（Tecklenburg）
- ◆ 文献：Binz, C: Dr. Johann Weyer, Arno Press, 1976

◼︎ワイヤーは宗教改革の影響を強く受けたオランダに近い北部ベルギーのブラバント地方（当時はハプスブルク領ネーデルランド）の出身で、自身も新教徒であった。中世も末期の当時は、古くからあるカトリック（旧教）の世界観に対して、より合理的なプロテスタント（新教）の世界観が真っ向から対立しており、旧教側も巻き返しを図るためにイエズス会などの修道会を作って内部改革に着手していた（対抗宗教改革）。

しかし、ドミニコ会の僧シュプレンガー*とクレーマーが『魔女の槌』(1486, 92)を著して、精神病者や性的異常者などを悪魔と性交した人物と決めつけ火刑に処すべきと主張したように、その神秘

的世界観はさらに極端な方向へと傾斜してゆく傾向もあった。ちなみに、この著作以降、ヨーロッパ各地で悪名高い魔女狩りが横行するようになった。また、それに異を唱えるものは、やはり悪魔の手先として異端審問にかけられた。

このような風潮の中で、悪魔や魔女とされた人間を精神病（病人）と認めて擁護することは、かなりの危険を伴ったであろう。ワイヤーにそれが可能であったのは、おそらく彼が新教徒の侯爵ヴィルヘルム・フォン・クレーフェ・ベルクの侍医という立場にあったからであろう。

ワイヤーはその保護の下で、魔女信仰の強い当時の知識人の中にあって医学的立場からそれに反対できたのである。彼の主著『悪魔の幻想について』(De Praestigiis Demonum, 1563) は、ベルク侯に捧げられている。

ワイヤーはこの著書によって、魔女狩りの対象となっていた人々の多くが、悪魔憑きではなく精神病であること、それは神秘的原因によって起こるのではなく、身体的な疾患と同様に自然の原因によることを強調した。この点ではヒポクラテス*やパラケルスス*と同じようにも見えるが、ワイヤーはパラケルススの粗暴で短気な言動を批判している。

アメリカの医学史家ジルボーグ*は、このワイヤーの登場をもって、「第一次精神医学革命」が起こったとしている。この時代はヨーロッパの世界観が宗教改革のみならず、大航海時代の到来という画期的な出来事によって大きく変わろうとしていた。そこに旧教的世界観を変えた一連の人物（コペルニクス、カルヴァン、ヴェサリウス、エラスムス*ら）が登場するが、おそらくワイヤーもその片隅に位置づけることができるであろう。

彼は1588年2月24日、ドイツ西部のテクレンブルクで病没した。

➡シュプレンガー、エラスムス、パラケルスス、メスペルブルン

ヴァイガント，ヴィルヘルム

Wilhelm Christian Jakob Weygandt

1870－1939　　　　　　　　　　　★

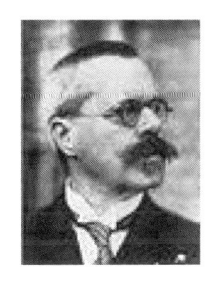

◆ドイツ／大学精神医学／司法精神医学、診断学、病跡学
◆出生地：Wiesbaden
◆父親の職業：商人
◆主著：Psychiatrie, 1901
◆死因：ぜんそく発作（68歳／Wiesbaden）
◆文献：Meggendorfer, F.: Wilhelm Weygandt †. Allgemeine Zeitschrift für Psychiatrie. 114, 1940

■1870年9月30日ヴィースバーデンに商人の子として生まれる。1893年ライプツィヒ大学のヴント*のもとで学位取得。次いでヴュルツブルク大学で医学博士号を取り、97年ハイデルベルク大学でクレペリン*の助手となる。1908年ハンブルクのフリードリヒスベルク精神病院長となり、19年新設されたハンブルク大学精神科教授となる。30年には日本を訪問し、松沢病院などを視察して日本文化に共感を示した。33年ナチスが政権を取ると優生学・民族衛生学を支持する立場からナチ党員となる。37年引退して帰郷し、気

管支ぜんそくの悪化により1939年2月22日ヴィースバーデンにて死去。ヴァイガントの著書に収められた精神障害者や犯罪者の顔写真は、のちにソンディ*によってそのテスト用写真の一部に転用された。

➡ソンディ、ヴント

ホワイト, ウィリアム・アランソン

William Alanson White

1870－1937　　　　　　　　　　★★

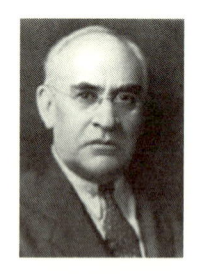

- ◆アメリカ／大学精神医学、病院精神医学
- ◆出生地：New York
- ◆父親の職業：未詳
- ◆主著：Psychiatry of 20th century, 1936
- ◆死因：不明（67歳／New York）
- ◆文献：White, A.: William Alanson White, Arno Press, 1980

◨1870年1月24日ニューヨークのブルックリン生まれ。コーネル大学とロングアイランド医大に学び、1903年ワシントン国立精神病院に就職、同時にジョージタウン大学精神病学教授となる。24年アメリカ精神医学会長、28年アメリカ精神分析協会長。37年3月7日の彼の死後、43年、フロム*、トムソン、サリヴァン*、フロム＝ライヒマン*らによってニューヨーク市に彼の名を冠した精神分析の人材教育と治療研究を行う「ウィリアム・アランソン・ホワイト研究所」が設立された。日本からは戦後、阪本健二（阪本病院）が留学した。

➡フロム、サリヴァン、フロム＝ライヒマン

ウィリス, フランシス

Francis Willis

1718－1807　　　　　　　　　　★★

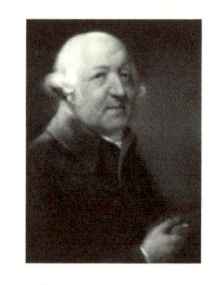

- ◆イギリス／病院精神医学
- ◆出生地：Lincolnshire

◨1776年リンカンシャーで精神病者の施療院を設立、モラル・マネージメントを実践。1788年、ときのイングランド王ジョージⅢ世*の精神病治療にロンドンへ招聘され、功績を認められる。同名の孫（1792－1859）が彼の設立した施設を後継した。

➡ジョージⅢ世

ウィリス, トーマス

Thomas Willis

1621－75　　　　　　　　　　★★

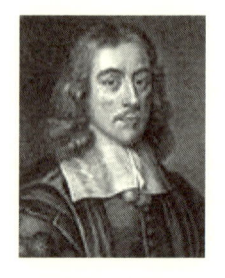

- イギリス／神経学／重症筋無力症（1670）
- 出生地：Great Bedwin
- 父親の職業：未詳
- 主著：An Essay of the pathology of the Brain, 1667
- 死因：肺炎（54歳／London）
- 文献：Eckart, W., Gradmann, C. hrg.: p332, 2001

◼︎1621年1月27日ウィルトシャーのグレート・ベドウィンに生まれ、オックスフォード大学で神学を修めたのち医学に転じる。60年オックスフォード大学自然学教授。66年ロンドンで開業、脳解剖学書を著し、第11脳神経（副神経）を記載した。大脳底部の動脈輪に彼の名が残っている（ウィリス・リング）。脳を思考の器官とし、幻覚を伴う狂気は脳の欠陥によるとした。また、重症筋無力症（myasthenia gravis）を記載した。75年11月11日ロンドンにて肺炎のため死去。

ヴィルマンス, カール

Karl Wilmanns

1873－1945

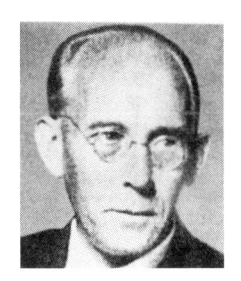

- ドイツ／大学精神医学／司法精神医学
- 出生地：Durango
- 父親の職業：商人
- 死因：孤独死（Wiesbaden）
- 文献：H・ビュルガー＝プリンツ（福田哲夫監訳）『ある精神科医の回想』（上・下）佑学社、1975

◼︎メキシコのデュランゴに生まれ、1902年クレペリン*の助手となった。その後ハイデルベルク大学教授となったが、ヒトラーを「ヒステリー」と診断する内容の講義をしたなどの理由で1933年職を追われた。彼は司法精神医学面で、限定責任能力の法制化を主張したアッシャッフェンブルク*と対立した。彼の妻はユダヤ人で、その娘ルート（Ruth）とともにアメリカへ亡命し、ルートは分析医リッツ（Lidz）と結婚しルート・リッツとしてイェール大学で教えた。彼はドイツに残り終戦の年ヴィースバーデンで死亡した。

➡︎アッシャッフェンブルク

ウィニコット, ドナルド・ウッズ

Donald Woods Winnicott

1896－1971　　　　　　　　　　★★

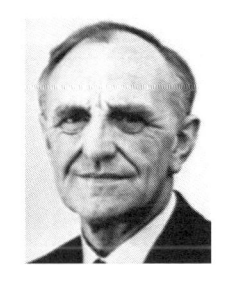

- イギリス／小児科学、精神分析／「移行対象と移行現象」（1951）
- 出生地：Prymouth
- 父親の職業：商人
- 主著：『遊ぶことと現実』（1971、邦訳は1979）
- 死因：心筋梗塞（74歳／London）
- 文献：Rodman, F.: Winnicott: Life and work. Perseus, 2003

◼︎1896年4月7日イギリス南部のプリマ

スでメソディストの商家に生まれ、ケンブリッジで医学を学んだが、第一次大戦によって卒業は1923年と遅れた。その後ロンドンのパディントン・グリーン小児病院で小児科医として勤務し、次第に児童精神分析に傾倒した。児童分析をめぐってはクライン*と、38年にロンドンへ亡命したフロイト*およびその娘のアンナ・フロイト*が理論的に対立していたが、ウィニコットは両者の折衷的立場に立った。小児の精神発達上の「移行対象」を記述し、多くの分析医に教育を施した。彼は1971年1月21日、心筋梗塞のためロンドンで死亡した。
➡クライン、A・フロイト、フェアベアン

ウィットカワー, エリック・デヴィッド

Eric David Wittkower
1899－1983

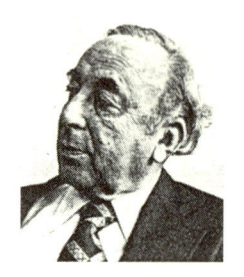

◆ ドイツ→イギリス→カナダ／心身医学、精神分析
◆ 出生地：Berlin
◆ 父親の職業：不明
◆ 死因：老衰（83歳／Montreal）
◆ 文献：池見酉次郎：Dr.E.D.Wittkowerを偲んで、「心身医学」23;356、1983

◧1899年4月4日ベルリン生まれ。第一次大戦後ベルリン大学で医学を修め、大学病院内科に勤務。気管支ぜんそくの研究から心身医学に関心を抱き、1931年私講師となって心身医学の講座を担当した。33年ナチ政権成立のためイギリスへ渡り、ロンドンのモーズレイ病院に勤務。戦後、カナダのマクギル大学に招かれ、心身医学の研究を継続する傍ら同大学に比較文化精神医学の講座を開設。1971年国際心身医学会が設立されると初代会長となった。彼は晩年椎間板ヘルニアから車椅子生活となり1983年1月6日モントリオールで死去した。

ヴォルフ, クリスチャン

Christian Wolff
1679－1754

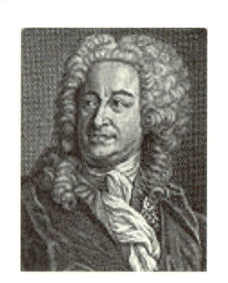

◆ ドイツ／哲学／「心理学」(1732)
◆ 出生地：Breslau
◆ 父親の職業：未詳
◆ 主著：Psychologia empirica, 1732
◆ 死因：不明（75歳／Halle）

◧18世紀ドイツの哲学者。ライプツィヒおよびハレ大学などで教授をつとめた。啓蒙主義時代を背景に知性・理性を重視する哲学・教育活動を実践。「心理学」(Psychologia)という言葉は1732年の彼の著書の題名においてはじめて使用されたものとされる。

ヴント，ヴィルヘルム・マックス

Wilhelm Max Wundt
1832－1920　　　　　　　　★★★

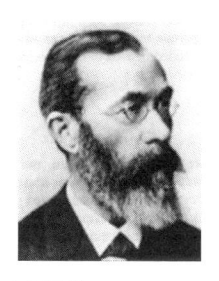

- ◆ ドイツ／心理学
- ◆ 出生地：Mannheim
- ◆ 父親の職業：牧師
- ◆ 主著：Grundzüge der physiologischen Psychologie, 1873/74
- ◆ 死因：不明（88歳／Leipzig）
- ◆ 文献：Eckart, W., Gradmann, C. hrg.: p337, 2001

1832年8月16日、マンハイムに牧師の末子として生まれる。テュービンゲン、ハイデルベルクで学び1855年医師資格、57年教授資格を得る。58〜63年ヘルムホルツのもとで生理学助手、64年ハイデルベルク大学心理学教授となり、75年ライプツィヒ大学哲学教授となった。79年、ヴントはそこに実験心理学研究所を設立し、1917年まで所長を務めた。彼の研究所には、ロシアの神経学者ベヒテレフ*、アメリカの心理学者キャッテル*、ホール*ら、フランスの社会学者デュルケーム*、精神科医クレペリン*、人類学者のミード*など多彩な人材が訪れ助手を務めた。なお、ヴントは26歳のとき出血の自家実験で瀕死状態となり、そのとき「死の平穏」を体験して人生観が変わったという。彼は1920年8月31日ライプツィヒで死去した。

➡ デュルケーム、クレペリン、キャッテル、ミード

Y

吉本　伊信

Korenobu Yoshimoto

1916－88　　　　　　　　　★★

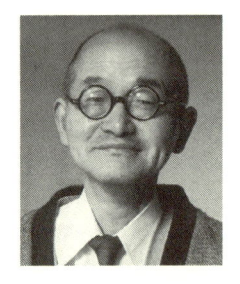

- 日本／宗教者／内観療法（吉本式内観法）
- 出生地：大和郡山
- 父親の職業：商家
- 死因：脳卒中（72歳／大和郡山）

実業家から浄土真宗僧侶に転じ、刑務所の教誨師の経験を生かして浄土真宗に伝わる「身調べ」という技法から独自の内観療法を創始した。大和郡山市に「内観寺」を構えてアルコール症などの精神障害者も受け入れた。彼の内観療法は白隠*のそれと区別され「吉本式内観法」と呼ばれる。内観療法は日本の一部の精神科医にも影響を与え心理療法の一つに取り入れられた。また、矯正・教育・企業研修など幅広い分野でも認知されるようになり、1978年には「日本内観学会」が設立された。

➡白隠

Z

ツェラー, アルベルト

Ernst Albert Zeller
1804-77 ★★

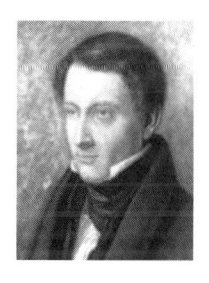

◆ ドイツ／病院精神医学
◆ 出生地：Heilbronn
◆ 父親の職業：役人
◆ 死因：心筋炎（73歳／Stuttgart）
◆ 文献：Kirchhoff: Bd I, pp208-218, 1921

◉ 1804年11月6日ハイルブロンに役人の子として誕生。のちテュービンゲンへ移住。学生時代、近くにヘルダーリン*の塔があり精神病に興味を抱く。医学を修めたのち27年ピルナのゾネンシュタイン精神病院を見学、帰途ベルリンでライマー*夫妻と知り合い、その娘マリーと結婚、同時にシュトゥットガルトで開業（1829年）。近郊のヴィネンタール（ヴィネンデン）に新しい精神病院が開設されることになり院長に招聘される（1833年）。そのためイギリス、フランスへ精神病院見学の旅に出る。ヴィネンタール精神病院は34年開設し、ツェラーは威嚇的・暴力的処遇を排して作業・体操・講話などの人道的な処遇をこころがけた。この方針は助手として採用されたグリージンガー*に引き継がれる。62年息子のエルンストを呼び寄せ後継者とする。1877年12月24日心筋炎のため死去。なお、ツェラーは作詩家でもあり、その詩集が出版された。

➡ ヘルダーリン、グリージンガー、ライマー

善祐

Zen-yu
14世紀（生没年未詳）

◆ 日本／僧医
◆ 出生地：未詳
◆ 文献：小俣：102ff, 1998

◉ 光明山順因寺（愛知県岡崎市、1192年創建、はじめ天台宗のち浄土真宗寺院）の第三代住職で僧医（法印）。14世紀末頃から寺内に精神病者を収容して漢方薬および鍼灸治療を始める。寺の古文書によれば、善祐が「寺に迷い込んだ傷ついた狐を治療し、狐が精神病に効果のある漢方秘薬の処方を教えた」とされる。の

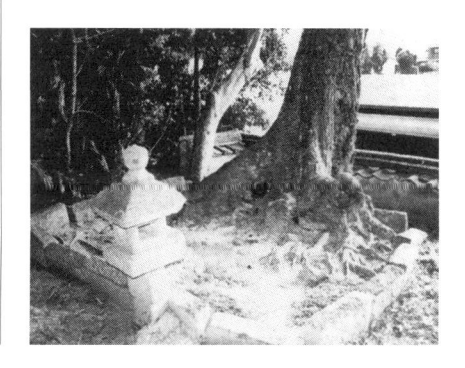

ち第二十九代住職の栗生敏春が精神科医となり、敷地内に精神病院を開設（羽栗病院、1946）。寺院以来の漢方処方内容が「家伝薬」（9種類の生薬）として伝わっている。順因寺は岩倉大雲寺をはじめとする滝治療などの水治療寺院とは別に、日本における漢方薬治療を主とする治療型寺院の最初のものとして精神病院史上注目される。写真は寺境内にある「傷ついた狐」のいたとされる場所（著者撮影）。
➡佳子

ツィーエン, ゲオルグ・テオドール

Georg Theodor Ziehen
1862－1950 ★

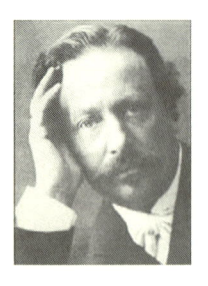

- ◆ ドイツ／大学精神医学
- ◆ 出生地：Frankfurt a. M.
- ◆ 父親の職業：作家・神学者
- ◆ 主著：Psychiatrie, 1894
- ◆ 死因：未詳（88歳／Wiesbaden）
- ◆ 文献：Uwe-Jens G, Bernhard B: Theodor Ziehen, M.D., Ph.D., 1862-1950, Am J Psychiatry; 161:1369-1369. 2004

◼1862年11月12日、フランクフルトに作家の息子として誕生。ヴュルツブルク、ベルリンで医学を学び、85年学位取得、ゲルリッツの私立精神病院の助手となる。その後イェナ大学へ移り、87年教授資格、92年員外教授となり、哲学者ニーチェ*の主治医をつとめた。94年、教科書を執筆、1903年、ハレ大学精神科正教授となる。04年、シャリテ（ベルリン大学精神病院）教授。12年に退官後は哲学および心理学研究に専念する。17年、ハレ大学心理学教授に招聘され、新しい心理学研究所を設立、30年退官。1945年、ドイツ敗戦後故郷に近いヴィースバーデンへ移り、1950年12月29日死去した。なお彼の教科書は門脇眞枝*によって邦訳された。
➡ニーチェ、門脇

ジルボーグ, グレゴリ

Gregory Zilboorg
1890－1959 ★

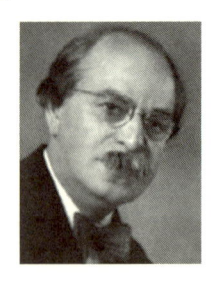

- ◆ ロシア→アメリカ／精神医学史
- ◆ 出生地：Kiev
- ◆ 主著：『医学的心理学史』（1941、邦訳は1958）
- ◆ 死因：癌（68歳／NewYork）

◼1890年12月25日キエフに生まれ、1917年ペテルスブルク精神医学研究所で学位取得。19年渡米し25年米国籍。26年コロンビア大医学部卒。ブルーミングデイル精神病院勤務を経てニューヨーク州立大学准教授。1959年9月17日死去（68歳）。司法精神医学や精神分析とならんで精神医学史の研究（1941）で名を成す。

ツット, ユルグ

Jürg Zutt

1893−1980

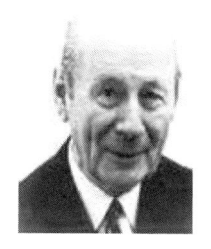

- ◆ ドイツ／精神病理学／了解的人間学
- ◆ 出生地：Karlsruhe
- ◆ 父親の職業：法律家
- ◆ 主著：『自由の喪失と自由の剝奪』（1970、邦訳は1974）
- ◆ 死因：不明（87歳／Odenwald）
- ◆ 文献：Bayer, W: Nachruf, Nervenarzt, 52:371, 1981

◨フライブルク大学卒業後ベルリン大学のボンヘーファー*の助手となる。第二次大戦中は軍医として従軍し1950年フランクフルト大学精神科教授。ゲープザッテル*、シュトラウス*らと同じく現象学的精神病理学に志向し、病者に生じる自由の喪失に着目した。またそのような現象を症状に還元するのではなく、了解することに重きを置き、自らのそれを「了解的人間学」と称した。

➡ゲープザッテル、シュトラウス

精神医学史年表

- ◆ 表中＊は本書収録人名を示す。
- ◆ 著書は『』、その他（論文・作品・法律名・語句など）は「」。

西暦（年）	精神医学史関連事項	医学史関連事項	一般的事項
BC3000頃	楔形文字（人類最初の文字）の登場／古代バビロニア		
BC1800頃	甲骨文字（漢字の起源）の登場／古代中国（夏王朝）、インダス文明の崩壊	ハムラビ法典（最古の医療規定）	
BC1500頃	アタルヴァ・ヴェーダ（最古部分）の成立（古代インド医学の起源）	パピルス・エーベルス（ケシの使用）／古代エジプト（新王朝）	この頃ヒッタイト帝国（ヒッタイト文字）／アナトリア
BC1000頃	旧約聖書（フェニキア文字）		
BC500頃	各地に古代医学（ギリシア、中国など）		ヘロドトス『歴史』
BC348頃	プラトン＊死去	この頃『ヒポクラテス全集』（イオニア語、約60篇）成立	
BC334			アレキサンダー大王の東方遠征
BC250頃	エラシストラトス＊による脳室発見	アレキサンドリア医学（人体解剖）	秦による中国統一へ（BC221）
BC43	キケロ＊死去		
BC27			古代ローマ帝国のはじまり
BC／AD頃		『黄帝内経』の成立	
50頃	ケルスス＊死去		この頃、パウロによるキリスト教の伝道
375		この頃、最古の修道院出現	ゲルマン民族の大移動はじまる
701		大宝律令	この頃、僧・行基による布施屋の設置（畿内）
794		この頃イスラム医学の勃興	平安京遷都（平安時代のはじまり）

精神医学史年表

西暦(年)	精神医学史関連事項	医学史関連事項	一般的事項
984		『医心方』(丹波康頼)、この頃サレルノに医学校(南イタリア)	
1088	岩倉大雲寺に佳子*が収容され水治療を受ける(1072頃・京都)	ボローニャに最初の大学	
1090頃		中国・宋に公共病院(安心房)	十字軍の遠征、スコラ哲学起こる
1151	ヒルデガルト*『スキヴィアス』	この頃、トレドに医学校(スペイン)	この頃、保元・平治の乱(平家の台頭)
1247	ロンドンに聖マリー修道院(ベスレムの起源)	この頃、モンペリエに医学校(南仏)	
1250頃	北山十八間戸(東洋最初のハンセン病者収容施設/忍性*/奈良)		鎌倉大仏の建立
1259	鎌倉・極楽寺(忍性*)		
1284	カイロにイスラム式病院(マリスタン)登場(以降、精神病棟併設)		
1301	梶原性全*『頓医抄』		この頃、オスマン・トルコの建国
1315	梶原性全*『万安方』	この頃、モンディーノが人体解剖(ボローニャ)	
1385		ハイデルベルク大学創立	
1394頃	順因寺で精神病に対する灸+漢方療法はじまる(善祐*/岡崎)		李氏朝鮮(1392)
1409	司祭ホフレ*がアラゴン国王の寄付により「狂人のための王立精神病院」を開く(バレンシア)		足利義満死去(1408)
1487	シュプレンガー*+クレーマー『魔女の槌』		バルトロメウ・ディアス、喜望峰発見(1488)
1492			コロンブスによる新大陸発見
1500	エラスムス*『愚神礼賛』(1509/10)		
1511	日本最初の梅毒		
1514	デューラー*「メレンコリアI」		
1517			ルターによる宗教改革

精神医学史年表

西暦(年)	精神医学史関連事項	医学史関連事項	一般的事項
1529頃	パラケルスス*『オプス・パラミールム』		
1530	フラカストロ*『シフィリスまたはフランス病』(梅毒の伝染病接触説)	パリにコレージュ・ド・フランス創立	
1535	ドイツ・ヘッセンに一般施療院設置(フィリップ寛大王*)		イエズス会創立(1534、パリ)
1541	パラケルスス*死去		
1543	コペルニクス、地動説発表	ベサリウス『解剖学』	ポルトガル人、種子島へ来航
1548	ロリチウス「向精神薬」		
1563	ワイヤー*『悪魔の幻想について』	この頃、ドイツで死体解剖	
1576	ヴュルツブルクにユリウス病院開設(のちの大学精神病院、メスペルブルン*の対抗宗教改革)		
1582	ラウヴォルフ*『オリエント諸国への旅』		オランダ独立宣言(1581)
1599	浄見寺で精神病への漢方療法はじまる(本多左内/大坂)		満州文字の創始
1600			関ヶ原の戦い、イギリス東インド会社設立
1602	プラーター*『医学の実際』(+1608)		
1637	デカルト*『方法序説』		長崎の出島完成(1639年鎖国令)
1660頃	サルペトリエール・ビセートル施療院開設(パリ)		
1667	Th・ウィリス*『脳の病理学に関するエッセイ』	細胞の発見(フック)/イギリス(1665)	
1701			プロイセン王国建国。スペイン継承戦争。
1720頃	白隠*『夜船閑話』	小石川養生所(江戸/1722開設)	この頃、享保の改革(徳川吉宗)
1732	ヴォルフ*『経験的心理学』		
1746	ダブリンに聖パトリック病院が開院(作家スウィフト*の遺言による)		
1751	バティー*「モラル・マネージメント」、J・モンロー*による聖ルカ病院の開設(ロンドン)		

西暦(年)	精神医学史関連事項	医学史関連事項	一般的事項
1774	ポルトガル王ジョセフⅠ世の発狂	杉田玄白『解体新書』	
1776	カレン*「神経症」	プリーストリー、笑気ガスを発見	アメリカ独立宣言(東部13州)
1778	メスメル*、パリへ移住(磁気療法)		イギリスの探検家クックによるハワイ諸島の発見
1784	ヴィーンに狂人塔(ヨゼフⅡ世*)		この頃、天明の大飢饉
1785	私立ベロンム療養所開設(ベロンム/パリ)		
1787	この頃、ジュネーヴの癲狂院でA・ヨリー*が患者を鎖から解放		寛政の改革(松平定信)はじまる
1788	ジョージⅢ世*の精神病状態が悪化、F.ウィリス*らが治療に招かれる。		
1789	この頃ヨーロッパ各地で精神病者の「鎖解放」運動		フランス革命
1790	石川島に人足寄場(寛政の改革)、トレドに「狂人の家」(のち画家ゴヤ*が絵画作成)		
1791	ベンサム*「パノプティコーン」(一望監視施設)		
1794	ヨーク・リトリート建設着手(W.テューク*、開院は1796)		
1797	「アヴェロンの野性児」の発見(フランス)		
1798	ハスラム*『狂気とメランコリーに関する観察』、カント*『実践的観点からみた人間学』。ハララン*による私立精神病院シタデラ・ハウス(開院は翌年/アイルランド・コーク)	ジェンナー、種痘実験(牛痘法)を公表	
1801	ピネル*『精神病に関する医学・哲学概論』	ビシャ『生と死の生理学的研究』	
1803	ライル*「精神医学」		
1804	モルヒネの分離(ゼルチュルナー*)、カント*死去		ナポレオン帝位に就く(フランス第一帝政)
1805	バイロイトに最初の「治療院」(ランガーマン*改革)	華岡青洲が全身麻酔を実用化(チョウセンアサガオ)	トラファルガーの海戦

精神医学史年表

西暦(年)	精神医学史関連事項	医学史関連事項	一般的事項
1806	詩人ヘルダーリン*、テュービンゲン大学に入院(主治医アウテンリート*)		
1807	香川修徳*『一本堂行余医言』		フルトンの蒸気船試運転
1808	専念寺で精神病への漢方療法(広島)		
1811	ゾネンシュタイン精神病院開設(初代院長ピーニッツ*/ザクセン)		
1812	ラッシュ*『精神病の医学的研究と観察』出版		中東でペトラ遺跡発見
1817	パーキンソン*「振顫麻痺」(パーキンソン病の最初の記載)、フォデレ*『妄想論』	ラエンネックによる聴診器(1816年/フランス)	
1818	石丸癲狂院の開設(石丸周吾*/大坂)。ハインロート*『心的生活の障害とその治療教科書』、ホルン*『シャリテ12年間の勤務と公的弁明および精神病院での経験』		ヴィーン会議(1814-15)
1819	土田献*『癲癇狂経験編』		
1820	ジョルジュ*『狂気について』		
1822	ベイル*「進行麻痺の病理学」、ベル*-マジャンディー*の法則		ギリシア独立宣言
1824	カルメーユ*「てんかん論」		
1826	ジークブルク修道院が精神病院へ改変(初代院長ヤコビ*)、シャラントン王立精神病院開院(パリ)		
1828	バローズ*『精神病の原因・形式・症状・治療について』	シーボルト事件、ヴェーラーによる尿素の合成(ドイツ)	
1829	ケルナー*『プレフォールストの千里眼女』		
1834	ルーレ*『狂気の心理学的断章』。ヴィネンタール治療院開院(初代院長ツェラー*)		この頃、天保の大飢饉
1835	プリチャード*「道徳的狂気」、イーデラー*『精神医学要綱』		この頃、「富嶽三十六景」(葛飾北斎)出版
1838	フランス最初の精神病院法(エスキロール*、ファルレ*、フェリュ*ら)		
1839	コノリー*ら、無拘束運動(精神病院における拘束具の廃止運動)をはじめる。	シュヴァンによる細胞学説	ダゲールによる世界初のカメラ技術登場(フランス)

西暦(年)	精神医学史関連事項	医学史関連事項	一般的事項
1840	バセドー*「バセドー病」、ロンベルク*『神経病学教科書』		アヘン戦争
1841	オランダで精神病院法(コルク*)、マジャンディー*『神経系の機能と疾患』		天保の改革(1841~43)
1842	イレナウに「治療・療養院」(院長ロラー*)、浅草非人溜に精神病者収容	世界初のエーテル麻酔による手術(アメリカ)	
1843	「マクノートン*・ルール」(イギリス)		
1844	ドイツ精神神経学会(DGPN)発足、「一般精神医学雑誌」創刊(ダモロフ*ら)		
1845	グリージンガー*『精神病の病理と治療』(初版)、フォイヒタスレーベン*「精神病」		
1846	小松川狂疾治療所の開設(奈良林一徳*/江戸)	エーテル麻酔の成功(アメリカ)	
1847	プルキンエ*、ヒト小脳に「プルキンエ細胞」発見		
1848	フェヒナー*『ナンナあるいは植物の霊的生命』		パリ二月革命。ヴィーンとベルリンで三月革命
1849	トッド*「トッド麻痺」記載。ホーフハイム精神病院長アーメルンク*が入院患者により刺殺される。		
1851	J・P・ファルレ*「循環型精神病」、モレル*「早発痴呆」		
1852	ギスラン*『臨床講義』、アレンベルク治療療養院開設(東プロイセン)		フランス第二帝政
1853	レーア*が女性専門の私立精神病院(シュヴァイツァーホーフ)開設(ベルリン)、バックニル*『精神科学ジャーナル』創刊		ペリー、浦賀に来航(黒船)
1854	バイヤルジェ*「二重型精神病」、D・H・テューク*『精神病の道徳療法について』		クリミア戦争、日米和親条約、長崎に写真技術伝播
1855	私立ライマー・クリニック開院(ゲルリッツ/ライマー*)		安政の大地震
1856	音楽家シューマン*がエンデニヒ精神病院で死亡(ボン)、モレル*「変質論」		
1857	L・ビンスヴァンガー(初代)*私立サナトリウム開設(スイス)	オランダ海軍医ポンペが長崎に来航(洋式医学教育の始まり)	

精神医学史年表

西暦(年)	精神医学史関連事項	医学史関連事項	一般的事項
1858	フォヴィユ*「フォヴィユ症候群」記載、D・H・テューク*＋バックニル*『心理学的医学マニュアル』	神田・お玉が池に種痘所、フィルヒョウ『細胞病理学』	ムガール帝国滅亡→英領インド
1859	ダーウィン*『種の起源』、フレミング*『精神病の病因と治療』、ノイマン*『精神医学教科書』		安政の大獄
1861	ブローカ*「運動性言語中枢」、トレラ「覚醒狂気」、グリージンガー教科書第2版	長崎に洋式病院(ポンペ)	イタリア王国の成立。アメリカで南北戦争
1865	ブルグヘルツリ開院(チューリヒ大学精神病院、世界最初の大学精神病院)、スネル*「パラノイア」	ケクレによるベンゼン環の発見、上海に洋式病院(同仁医院)	
1867	ベーテル開院(てんかん治療施設、ビーレフェルト)	リスターによる石炭酸消毒法。赤十字の結成(デュナン／ジュネーブ)	大政奉還(江戸幕府の消滅)
1869	ベアード*「神経衰弱」、パリ大学精神病院(サンタンヌ)開院		
1870	ヴィーン大学精神病院(第一)開院	日本・プロイセン医学教師雇用契約	普仏戦争
1871	ヘッカー*「破瓜病」、マイネルト*が「精神医学中央誌」(オーストリア最初の専門雑誌)創刊。ヴェストファール*「広場恐怖」、ジャクソン*が神経学専門雑誌「脳」を創刊(イギリス)		ドイツ統一(第二帝国)
1872	ハンチントン*「ハンチントン舞踏病」記載		鉄道の開通、太陽暦の採用(日本)
1873	ゴルジ*「鍍銀染色」		明治政府による徴兵令(国民皆兵制)
1874	カールバウム*「緊張病」、ヴェルニッケ*「感覚性失語中枢」		世界初のタイプライター発売(アメリカ)
1875	京都癲狂院(日本最初の公立精神病院)開院／京都・南禅寺		
1876	神戸文哉*『精神病約説』(日本最初の西欧精神医学翻訳書)、ベルツ*が「お雇い外国人」として来日	コッホの三原則(細菌学の基礎)	
1877	ヴェストファール*「強迫観念」		西南戦争(日本)。露土戦争。

西暦(年)	精神医学史関連事項	医学史関連事項	一般的事項
1878	エミングハウス*「精神病理学」、加藤*が本郷に「加藤瘋癲病院」開設(東京)	破傷風菌の発見(コッホ)	
1879	東京府癲狂院開院／東京・上野。ヴント*がライプツィヒ大学に実験心理学研究所を設立。クラフト＝エビング*『精神医学教科書』	東大(東京医学校)でベルツ*による講義がはじまる	アルタミラ洞窟壁画の発見(スペイン)
1881	ラゼーグ*「ラゼーグ徴候」、東京府癲狂院が上野から向ヶ丘へ移転		ロシアの作家ドストエフスキー死去
1882	京都癲狂院が財政難から廃院となり、禅林寺境内に私立京都癲狂院が設けられる(京都)	結核菌の発見(コッホ)	日本銀行創立、上野動物園開園
1883	クレペリン*『精神医学概要』(教科書の初版)、ゴルトン*「優生学」。シュトリュムペル*『内科疾患の病理と治療の教科書』(1883〜84)	コレラ菌の発見(コッホ)。ビスマルクによる健康保険制度の導入(ドイツ)	日本で医師免許規則制定(医師免許制度)
1884	私立岩倉癲狂院の開院(京都)	弥生式土器の発見(文京区弥生／東京)	世界初の万年筆(ウォーターマン／パリ)
1885	ヴァイゲルト*「髄鞘染色」	パスツールによる狂犬病予防の成功	
1886	東京府癲狂院、巣鴨へ移転(巣鴨病院)、S.フロイト*開業(ヴィーン)。東京大学医学部は「帝国大学医科大学」に改名され、精神病学講座がはじめて設置され、初代教授に榊*が就く。バイエルン国王ルードヴィヒII世*と精神科医グッデン*が謎の溺死。クラフト＝エビング*「性的精神病質」、マリー「進行性筋萎縮症」		帝国大学令
1887	エミングハウス*『児童の精神障害』、ホール*「アメリカ心理学雑誌」創刊	フェナセチンの合成	
1888	シャルコー*「外傷性ヒステリー」		
1889	ジャネ*「精神自動症」。コルサコフ*「振顫せん妄」(コルサコフ症候群)		大日本帝国憲法発布。エッフェル塔建設(パリ)
1890	画家ゴッホ*、ピストル自殺	ツベルクリンの創製(コッホ)	帝国ホテル開業(東京)
1891	腰椎穿刺法(クヴィンケ*)、ドイツ最初の神経学専門雑誌創刊(エルプ*、シュトリュムペル*ら)		

精神医学史年表

西暦(年)	精神医学史関連事項	医学史関連事項	一般的事項
1892	フォレル*がはじめて精神病者の断種手術を実施(チューリヒ)。ピック*「初老期痴呆」	北里柴三郎が帰国し伝染病研究所が設立される	
1893	マリー*「遺伝性小脳失調症」、画家ムンク*「叫び」		
1894	相馬事件最終判決、オッペンハイム*『神経学教科書』、ツィーエン*『精神医学教科書』、ロンブローゾ*『天才と狂気』、O・ビンスヴァンガー*「ビンスヴァンガー病」	ペスト菌の発見(北里＋イェルサン)	日清戦争
1895	S・フロイト*＋ブロイアー*『ヒステリー研究』、リープマン*「リープマン現象」	レントゲンによるX線の発見(ドイツ)	日本最初の路面電車(京都)
1896	ババンスキー*「足底反射」(バビンスキー反射)、リボー*『感情の心理学』		第一回近代オリンピック開催(アテネ)
1897	デュルケーム*『自殺』、モナコフ*『脳病理学』、シャリテ(ベルリン大学精神病院)に新病棟	赤痢菌の発見(志賀潔)	
1898	ガンザー*「ガンザー症候群」。フォークト*がベルリンに脳研究所を設立	ラジウムの発見(キュリー夫妻)。アスピリン合成(バイエル社)。	米西戦争
1899	クレペリン教科書第6版(二大精神病論)	アスピリン発売(バイエル社)	ボーア戦争,クノッソス宮殿の発掘(エヴァンス)
1900	S・フロイト*『夢判断』、「精神病者監護法」(日本)、呉*がヨーロッパ留学へ出発		義和団事件、パリ万博。日本最初の公衆電話(東京、大阪)
1901	ヴァイガント*『精神医学』	血液型の発見(ラントシュタイナー)	第一回ノーベル賞の授与
1902	門脇*『狐憑病新論』。ジェームズ*『宗教的体験の諸相』、「精神病者慈善救治会」創設(呉*)	日本女医会創立	日英同盟成立
1903	ビネー*「ビネー式知能テスト」開発。クレペリン*が東南アジアへ調査旅行。日本神経学会創立(呉*、三浦*ら)、シュレーバー*『ある神経病患者の手記』		ライト兄弟の初飛行(アメリカ)
1905	S・フロイト*『性欲論三篇』	コッホにノーベル賞授与	日露戦争の終結(ポーツマス条約)

西暦(年)	精神医学史関連事項	医学史関連事項	一般的事項
1906	アルツハイマー*「初老期痴呆」(雑誌発表は翌年)。森田*が自宅開業(東京・向ヶ丘)。ロシアの軍医スティーダ*が訪日し各地の精神病院を視察(岩倉病院では院長の土屋*が案内)。ワッセルマン*が梅毒の血清反応を記述(ワッセルマン反応)		南満州鉄道会社設立
1907	私立青山脳病院開院(斎藤紀一/東京)	経皮的ツベルクリン反応(ピルケ)	
1908	ボンヘーファー*「外因反応型」、ヴィーン精神分析協会発足		
1909	ブロードマン*、大脳地図の作成。ホール*がS・フロイト*らをアメリカへ招く。シュトランスキー「精神内失調症」	サルバルサンの合成(エールリヒ＋秦)	大相撲国技館開館(東京)
1910	ベルリン精神分析協会発足(アブラハム*)、国際精神分析学会(IVP)結成	ナイチンゲール死去	韓国併合、ポルトガル共和国成立
1911	E.ブロイラー*「精神分裂病群」、ニューヨークに精神分析協会(ブリル*)		辛亥革命
1912	レヴィー*「レヴィー小体」記載		中華民国成立
1913	ヤスパース*『精神病理学総論』、クロイツフェルト*「初老期痴呆」、パヴロフ*「実験神経症」	野口*による進行麻痺脳内の梅毒病原体の発見	
1914	ガウプ*「教頭ヴァーグナー」、ジーモン*がギュータースロー病院長となる(以降、作業療法の開発)	世界最初の輸血治療(ベルギー)	第一次世界大戦、パナマ運河開通
1916	エコノモ*「エコノモ脳炎」(『嗜眠性脳炎』1929)		
1917	ヴァグナー=ヤウレッグ*によるマラリア発熱療法の創始		ロシア革命
1918	クレッチュマー*『敏感関係妄想』、ダンディ*がPEG(気脳写法)をはじめる。クレペリン*が「精神医学研究所」を開設(ミュンヘン、今日のマックス・プランク精神医学研の起源)	スペイン風邪の大流行	第一次世界大戦の終結、シベリア出兵
1919	「精神病院法」(日本)。巣鴨病院は松沢へ移転し「東京府松沢病院」に改名		ヴェルサイユ条約の締結、ワイマール憲法
1920	ビンディング＋ホッヘ*『価値なき生命の抹殺解除』、アドラー*『個人心理学の理論』、クレージ「持続睡眠療法」、アルラース*「異言語環境での被害妄想」		世界初のラジオ局開局(ピッツバーグ)

精神医学史年表

西暦（年）	精神医学史関連事項	医学史関連事項	一般的事項
1921	ヤコブ*「初老期痴呆」、ロールシャッハ*『精神診断学』		ナチ（国家社会主義ドイツ労働者党）の結党
1922	プリンツホルン*『精神病者の絵画』、「ハーラーフォールデン*・シュパッツ*病」の記載。レルミット*「脳脚間幻覚症」。シュピールマイヤー*『神経系の組織学』。シュトルヒ*『統合失調症の蒼古的・原始的体験と思考』		イタリアでムッソリーニ政権誕生
1923	K・シュナイダー*『精神病質人格』、グローデック*『エス（Es）の本』、ドイツ精神衛生連盟結成（ゾンマー*）、カプグラ*「人物誤認妄想」	インシュリンの発見（バンティング＋ベスト）	ネパール独立、ソ連邦成立、関東大震災
1924	ランク*「出産外傷」論。ゲルストマン*「ゲルストマン症候群」、マイヤー＝グロス*「夢幻様体験型」		猿人アウストラロピテクスの化石発見（ダート）
1925	長崎大学精神科教授だった石田*がアメリカでの殺人事件を起こしたのち送還帰国（松沢病院へ入院）		ラジオ放送開始。治安維持法（日本）
1926	クレペリン*死去		
1927	ハイデガー*『存在と時間』、ミンコウスキー*『精神分裂病』、クレペリン教科書第9版（ランゲ*編）		ヒトラー『わが闘争』完結出版
1928	日本人画家の佐伯*がフランスの精神病院で病死。中村*『変態性格者雑考』		
1929	ベルガー*はじめてヒトの脳波を記録（ドイツ）	フレミングによるペニシリンの発見（最初の抗生物質）	世界大恐慌のはじまり
1930	シュルツ*「自律訓練法」、ニューヨークでサリヴァン*が開業。		
1931	古沢*がヴィーンにS・フロイトを訪ねる。「阿闍世コンプレックス」		満州事変（日本軍による中国東北部侵略）
1933	ナチ断種法の公布。ライヒ*『性格分析』。ザーケル*「インシュリン・ショック療法」。ユダヤ人精神科医らのドイツ国外への亡命が活発化。国際精神分析学会仙台支部（丸井*）		ヒトラー政権の登場（第三帝国）。日本が国際連盟を脱退。「ニューズウィーク」誌発刊（アメリカ）。
1934	クライスト*『脳病理学』、日本精神神経学会が神経学会から独立	スルフォンアミド合成（ドイツ）	
1935	メドゥナ*「カルジアゾール・ショック療法」。モニス*「ロボトミー」開発		ニュルンベルク諸法（人種主義）

西暦(年)	精神医学史関連事項	医学史関連事項	一般的事項
1936	A・フロイト*『自我と防衛機制』。モレノ*「心理劇研究所」開設(アメリカ)、セリエ*「適応症候群」、ホワイト*『二十世紀の精神医学』		ベルリン・オリンピック。日独防共協定。
1937			日華事変(日中戦争のはじまり)
1938	S・フロイトがロンドンへ亡命。エクボム*「皮膚寄生虫妄想」、メニンガー*『己に背くもの』、高村智恵子*が精神病院入院中に死去(ゼームス坂病院／東京・品川)、内村*「イム反応」	厚生省が内務省から分離独立(日本)	オーストリア併合。日本「国家総動員法」
1939	S・フロイト死去		第二次世界大戦のはじまり
1940	チェルレッティ*「電撃療法」(電気ショックのはじまり)。「国民優生法」制定(日本)。精神病遺伝調査。障害者「安楽死」(T4)作戦実施(ナチ・ドイツ)		日独伊三国同盟
1941	リュムケ*「プレコックス感」、フロム*『自由からの逃走』、下田*「執着性格」、ジルボーグ*『医学的心理学史』		独ソ戦、太平洋戦争のはじまり
1942	ホーナイ*『自己分析』		
1943	ホフマン*、LSD合成(スイス)、カナー*「早期幼児自閉症(EIA)」(のちカナー症候群)		イタリア無条件降伏
1944	アスペルガー*「小児期の自閉性精神病質」(のちのアスペルガー症候群)	ワクスマンによるストレプトマイシンの発見	ヒトラー暗殺未遂事件
1945	東京大空襲などによる精神病院の被災、日本各地の精神病院で餓死者多数		ドイツ、日本の無条件降伏(第二次大戦の終結)
1946	シュピッツ*「依存うつ病」	ニュルンベルク医師裁判がはじまる	東京裁判はじまる
1947	ミッチャーリヒ*+ミールケ『人間性なき医学』、ヴァイツゼッカー*『安楽死と人体実験』、フランクル*『夜と霧』		日本国憲法公布
1948	太宰治*の入水自殺、マグーン*「脳幹網様体賦活系」	ニュルンベルク医師裁判が終わる(「ニュルンベルク・コード」)	東京裁判の終結、帝銀事件
1949	M・ジョーンズ*「治療共同体」構想(ロンドン)、ケイド*「炭酸リチウムの抗躁効果」		NATO結成

精神医学史年表

西暦(年)	精神医学史関連事項	医学史関連事項	一般的事項
1950	クロルプロマジンの合成(シャルパンティエ*)。「精神衛生法」制定(日本)、フロム=ライヒマン*『積極的精神療法』、K・シュナイダー*『臨床精神病理学』、セシュエー*『分裂病の少女の手記』、F・アレキサンダー*『心身医学』		朝鮮戦争
1951	ロジャース*〈来談者中心療法〉。クロルプロマジンの臨床試用(ラボリ*→ドレー*ら)、ウィニコット*「移行対象」		
1952	DSM-I作成(アメリカ)、セロトニンの発見(スエーデン)、クロルプロマジンの発売(カナダほか)、宮城*『心理学入門』	最初のポリオ・ワクチン(ソークワクチン)の開発(アメリカ)	
1953	自殺防止電話相談(世界初、ロンドン)	ワトソン+クリック、DNAの分子構造解明	連邦賠償法(BEG)成立/西ドイツ、エベレスト初登頂(ヒラリーら)
1954	フーコー*『精神疾患と心理学』、M・ブロイラー*『内分泌精神医学』		自衛隊の発足/日本
1955	グルーレ*『精神鑑定と犯罪心理』		
1956	クーン*がイミプラミンの抗うつ作用を見出す(三環抗うつ剤のはじまり)		
1957	アッカークネヒト*『精神医学小史』		東海村原子炉完成(日本最初の原発)、マレーシア独立
1958	ハロペリドールの合成(ヤンセン*)		一万円札の発行(日本)
1959	エリクソン*「自己同一性」		
1960	レイン*『引き裂かれた自己』(反精神医学)。ソンディ*『実験的衝動診断学教科書』		カラーテレビ放送の開始(日本)
1961	ファノン*『地に呪われたる者』、サス*『精神病の神話』、テレンバッハ*『メランコリー』		アイヒマン裁判(エルサレム)、ベルリンの壁
1962		国立がんセンター開院(東京)	キューバ危機、首都高速の開通(東京)
1963	クライトマン*「REM睡眠相」		
1964	てんかんの国際分類試案(ガストー*)	ヘルシンキ宣言(世界医師会)	東京オリンピック

西暦（年）	精神医学史関連事項	医学史関連事項	一般的事項
1966	ラカン*『エクリ』		
1967	クーパー*『精神医学と反精神医学』、リフトン*「生き残りの罪悪感」、ベッテルハイム*『うつろな砦』、聖クリストファー・ホスピス開院（ソーンダース*／世界初のホスピス／ロンドン）	世界最初の心臓移植（南アフリカ）	
1968	ヤンツァリーク*『統合失調症の経過』	最初のX線CT装置が開発（アメリカ）	
1969	キューブラー＝ロス*『死ぬ瞬間』（死の5段階説）		人類最初の月面着陸（アポロ11号／アメリカ）
1971	土居*『甘えの構造』、「東京いのちの電話」開設、コフート*『自己の分析』、シュルテ*＋テレ『精神医学教科書』、ビュルガー＝プリンツ*『ある精神科医の回想』、抗うつ剤SSRIの合成（ソルベイ社／ベルギー）		
1973	エイ*『幻覚』	最初のMRI（核磁気共鳴装置）による画像撮影（アメリカ）	
1975	ペンフィールド*『脳と心の正体』		
1978	バザーリア法成立（イタリア）、日本内観学会発足		
1980	DSM-III作成（アメリカ精神医学会）。ICD-9（WHO）	ドイツ保健総会（ベルリン）で過去のナチ医学に対する批判	
1984	リスペリドンの合成（ヤンセン*）、宇都宮病院事件		
1985	抗うつ剤SNRIの合成（ファーブル社／フランス）		
1988	「精神保健法」施行	日本生命倫理学会発足	
1989			ベルリンの壁崩壊→東西ドイツの統一へ
1992	ICD-10（WHO）		
1994	DSM-IV		ルワンダ虐殺
1995	「精神保健福祉法」施行		阪神・淡路大震災。オウム真理教事件

精神医学史年表

西暦(年)	精神医学史関連事項	医学史関連事項	一般的事項
1996	「優生保護法」が「母体保護法」に変更	クローン羊(ドリー)の誕生(イギリス)	
1998	日本の自殺者急増(年間3万人台となる)		
2000	「精神保健福祉法」の一部改正、DSM-IV-TR(改訂版)	「介護保険法」の施行(日本)	ヨーロッパ通貨統合
2005	「医療観察法」施行(日本)		
2008			リーマン・ショック
2010	ドイツ精神医学・神経学・精神療法学会(DGPPN)会長F・シュナイダーによるナチズム期の過去への謝罪表明		
2011			東日本大震災・原発災害

あとがき

　精神医学は、他のどんな医学の分科よりも歴史と関係が深い。精神医学そのものが人間精神の病いを扱い、その病いもまた個人の過去の歴史や記憶と密接な関連性を有するからである。そのため、精神医学の臨床においては一定の歴史意識が必要となる。しかし、そのような臨床上の特色からばかりではなく、精神医学や臨床心理学に携わるすべての人々にとって、自らの生業とする学問の歴史を知ることは必要不可欠なものではないだろうか。本書は辞典の形式をとっているが、「辞書とは引くものではなく読むものである」の格言どおり、本書自体が歴史の読み物として楽しく通読していただけるものならば、幸いこれに過ぎるものはない。

　本書は、主に精神医学史に登場する人名を中心に編纂されているが、その領域は狭義の精神医学にとどまらず、神経学、心理学、哲学、宗教、文学、美術など、精神医学を取りまく広い周辺領域に及んで、多様な人名を包摂することになった。

　また、本書には、できうる限り各々の人名ごとに写真または関連写真（画家の場合は作品など）を挿入した。このような視覚媒体としての画像は、いずれも精神医学史にとって貴重な資料ともなるだろう。収録人物の顔写真については、多くのものを既存の文献（巻末の文献リスト参照）から、一部を著者自身の写真アーカイブ（著者撮影）から、また一部をインターネットのWebサイト（おもにドイツ語版グーグル）から入手した。このようなサイト上には、著者が判断しても明らかに無関係の人物や別人の写真が掲載されていることが少なからずあった。また、写真の画質もさまざまであり、解像度合いに差が生じている。インターネット上に公開されている写真も、もともとは何らかの原本（印刷媒体）から取りこまれたものであるはずだが、そのほとんどは出典を明示していない。写真の真贋は慎重に判断したつもりであるが、なお間違いがあるかもしれない。読者からのご指摘がいただければありがたい。

　また、顔写真に関しては、そもそもそれが存在しない人物、いくら探索しても所在が不明のまま終った人物もあった。なお、年表でも示したとおり、写真技術の開発は1839年以降のことであるので、それ以前に死亡した人物には顔写真は存在しない。あるのは肖像画のみであり、古代

あとがき

医学に関する人物に至っては石彫以外に手がかりがない場合も少なくない。それらについても真偽のほどは必ずしも定かではない（たとえばヒポクラテスの石像とされるものは、その活動場所とされるギリシアのコス島だけでも150体以上が発見・収蔵されている）。この点でも読者からのご教示をいただければ幸いである。

　本辞典の内容（収録人物の選択と記述）のすべては著者の長年にわたる資料収集が出発点となっているが、そのうちとくにフランス語圏の人物の記述と一部肖像写真については小泉明博士（横浜舞岡病院）のご助力をいただいた。また企画に際しては論創社の森下紀夫氏と昌平黌出版会編集長の佐々木利明氏、編集に際しては論創社の松永裕衣子氏、アテネ書房新社の山縣浩己氏にそれぞれお世話になった。記して感謝したい。

　なお、本書には「（精神）分裂病」「非人」「らい病者」「痴呆」「癲狂院」など、今日では使われない語句を用いた記述があるが、これらはいずれも歴史的な意味で使用したのであって、決して差別的な意味で用いたのではないことを付記する。

　　2013年6月

　　　　　　　　　　　　　　　　　　　　　　　　　　　小俣和一郎

文献リスト

◆以下はすべて編著者のアルファベット順とする。編著者の示されていない文献は、そのタイトルをもって同順に組み入れた。外国語文献では著書名(タイトル)のみイタリック体とした。

日本語文献

秋元波留夫：呉秀三、臨床精神医学、7: 1417-39、1978
秋元波留夫：石田昇、臨床精神医学、13: 455-70、1984
ベルツ『ベルツの日記』岩波文庫、1979
ボナフー, P.（嘉門安雄監修）『ゴッホ』創元社、1990
ブラネリ, V.（井村・中村訳）『ウィーンから来た魔術師』春秋社、1992
ビュルガー＝プリンツ, H.（福田哲夫監訳）『ある精神科医の回想』（上・下）佑学社、1975
ダルモン, P.（鈴木修治訳）『医者と殺人者――ロンブローゾと生来性犯罪者伝説』新評論、1992
フロイト, S.（生松敬三訳）『自叙・精神分析』みすず書房、1975
フリードマン, L. J.（鈴木真理子他訳）『エリクソンの人生』（上・下）新曜社、2003
藤代幸一『デューラーを読む』法政大学出版局、2009
『現代思想』総特集フロイト、青土社、1977
原田憲一：Bonhoeffer、松下正明編『精神医学を築いた人びと（上）』ワールドプランニング、pp213-239, 1991
保崎秀夫・高橋徹編『近代精神病理学の思想』金剛出版、1983
池見酉次郎：Dr. E. D. Wittkower を偲んで、心身医学23: 356、1983
ケレーニイ, K.（岡田素之訳）『医神アスクレピオス』白水社、1997
北篤『正伝 野口英世』毎日新聞社、2003
キューブラー＝ロス, E.（鈴木晶訳）『死ぬ瞬間』中公文庫、2001
熊倉伸宏・伊東正裕『「甘え」理論の研究』星和書店、1984
ラプスリー, H.『マーガレット・ミードとルース・ベネディクト――ふたりの恋愛が育んだ文化人類学』明石書店、2002
『ルー・ザロメ著作集』6巻、以文社
牧田清志：カナー先生を悼む、児童精神医学とその近接領域、22：164、1981
松下正明・中谷陽二・加藤敏・人野裕・神庭重信編『精神医学文献事典』弘文堂、2003
宮本忠雄：ビンスワンガー、『異常心理学講座』第7巻、みすず書房、1966
宮本忠雄：Hans Prinzhorn、臨床精神医学、12：1201-1208、1983
中修三：下田光造、臨床精神医学、8: 567、1979

中谷陽二『刑事司法と精神医学 ―マクノートンから医療観察法へ』弘文堂、2013
西丸四方『精神医学の古典を読む』みすず書房、1989
野村章恒『森田正馬評伝』白楊社、1974
小田晋他編『変態心理と中村古峡』不二出版、2001
小此木敬吾：古沢平作、臨床精神医学、8: 811-820、1979
大原健士郎・渡辺昌祐編『精神科・治療の発見』星和書店、1988
大熊一夫『精神病院を捨てたイタリア 捨てない日本』岩波書店、2009
小俣和一郎『ナチスもう一つの大罪―「安楽死」とドイツ精神医学』人文書院、1995
小俣和一郎「ヴィクトル・フランクルを悼む」週刊読書人、9.26、1997
小俣和一郎『精神病院の起源』太田出版、1998
小俣和一郎『精神病院の起源・近代篇』太田出版、2000
小俣和一郎『近代精神医学の成立』人文書院、2002
小俣和一郎：解説、グリージンガー（小俣和一郎・市野川容孝訳）『精神病の病理と治療』所収、東大出版会、2008
小俣和一郎：ソンディ博士の訃、精神医学、28: 968, 1986
ペータース，H.F.（土岐恒三訳）『ルー・サロメ 愛と生涯』ちくま文庫、1990
ローズ，R.（桃井・網屋訳）『死の病原体プリオン』草思社、1998
リッヒェベッヒャー，S.（田中ひかる訳）『ザビーナ・シュピールラインの悲劇』岩波書店、2009
榊俶先生顕彰会編『榊俶先生顕彰記念誌』（非売品）1987
セイヤーズ，J.（大島かおり訳）『20世紀の女性精神分析家たち』晶文社、1993
柴生田稔『斎藤茂吉伝』（正・続）新潮社、1981
椎名亮輔『狂気の西洋音楽史』岩波書店、2010
シャーリー＝ドゥブレイ『シシリー・ソンダース―ホスピス運動の創始者』日本看護協会出版会、1989年
シモンズ，S.（大高保二郎・松原典子訳）『岩波世界の美術 ゴヤ』岩波書店、2001
高階秀爾『ヒエロニムス・ボッス全作品』中央公論、1978
種村季弘『ビンゲンのヒルデガルトの世界』青土社、1994
『哲学事典』平凡社、1971
トムソン，EH.（塩月正雄訳）『脳外科の父 ハーヴェイ クッシング』東京メディカル・センター出版部、1971
内村祐之『わが歩みし精神医学の道』みすず書房、1968
和島芳男『叡尊・忍性』吉川弘文館、1988
山村道雄：丸井清泰、臨床精神医学、13: 1133-37、1984
横井晋：Binswanger、松下編『精神医学を築いた人びと（上）』ワールドプランニング、pp103-118、1991
ジルボーク，G.（神谷美恵子訳）『医学的心理学史』みすず書房、1958

外国語文献

Abraham, H.: *Karl Abraham. Sein Leben für die Psychoanalyse.* Kindler, 1976
Alexander, F. et al: *Psychoanalytic Pioneers*, Transaction, p.244, 1995
Am J Psychiatry; 155: 1309-1309, 1998
Arendt, HJ.: *Gustav Theodor Fechner, ein deutscher Naturwissenschaftler und Philosoph im 19. Jahrhundert.* Lang, 1999
Augstein, H.F.: *James Cowles Prichard's Anthropology: Remaking the Science of Man in Early Nineteenth-Century Britain.* Rodopi, 1999
Baeyer, Wv.: Willy Mayer-Gross †, Nervenarzt, 32: 485, 1961
Baeyer, Wv.: Alfred Storch, Nervenarzt, 33: 429, 1962
Baeyer, Wv.: H C Rümke †, Nervenarzt, 39: 241, 1968
Baeyer, Wv.: Nachruf (Zutt), Nervenarzt, 52: 371, 1981
Bangen, H.: *Geschichte der medikamentösen Therapie der Schizophrenie*, Berlin, pp73–80, 1992
Bartsch JM., Neumärker K, Franzek E, Beckman H: Karl Kleist, 1879-1960, Am J Psychiatry 157: 5, 2000
Beilin, H.: Piaget's enduring contribution to developmental psychology. Developmental Psychology 28: 191–204, 1992
Bender, L.: In memoriam Leo Kanner, M.D. June 13, 1894–April 4, 1981. J Am Acad Child Psychiatry 21: 88–9, 1982
Benedek, T.: Franz Alexander 1891-1964. Bul. Amer. Psychoanal. Assn., 20: 877-881, 1964
Benjamin, L. T.: *A Brief History of Modern Psychology.* Blackwell Publishing, pp63–68, 2007
Beringer, K.: Karl Wilmanns †, Nervenarzt, 18: 49, 1947
Bertaux, P.: *Friedrich Hölderlin. Eine Biographie.* Insel Verlag, 2000
Bierhoff, B.: *Erich Fromm. Analytische Sozialpsychologie und visionäre Gesellschaftskritik.* Westdeutscher Verlag, 1993
Bing, R.: Constantin v.Monakow †, Nervenarzt, 3: 45, 1930
Binz, C.: *Dr. Johann Weyer.* Arno Press, 1976
Bloch, F.: Carl Wernicke, Nervenarzt, 72: 832, 2001
Braceland, FJ.: Gregory Zilboorg - A memorial, Am J Psychiatry, 117: 671, 1960
Bräutigam, W.: Nachruf (Erwin Strauss), Nervenarzt, 47: 1, 1976
Bräutigam, W.: In memoriam Erich Wittkower (1899-1983), Nervenarzt, 54: 443, 1983
Brentzel, M.: *"Anna O. - Bertha Pappenheim"*, Göttingen, 2002
Caute, D.: *Frantz Fanon.* Fontana Collins, 1970
Chapman, AH.: *Harry Stack Sullivan. His Life and His Work*, New York, 1976
Davies, T. G.: *Ernest Jones: 1879–1958.* University of Wales Press, 1979
Derwort, A.: Prof.Weizsäcker, Nervenarzt, 28: 241, 1957
Desing, J.: *Wahnsinn oder Verrat – war König Ludwig II. von Bayern geisteskrank?*, Verlag Kienberger, 1996

Donalies, G.: In memoriam, Johann Christian Reil(1759-1813), Nervenarzt, 30: 372, 1959

Dowbiggin, I.: *Inheriting Madness; Professionalization and Psychiatric Knowledge in 19th Century France*, 1991

Drews, S., Brecht, K.: *Psychoanalytische Ich-Psychologie. Grundlagen und Entwicklung.* Suhrkamp, 1981

Eckart, W., Gradmann, C. hrsg.: *Ärzte Lexikon.* Springer, 2001

Eggum, A.; *Edvard Munch: Paintings, Sketches, and Studies.* Potter, 1984

Ellenberger, HF. The life and work of Hermann Rorschach (1884–1922). Bulletin of the Menninger Clinic, 18: 173–213, 1954

Encyclopaedia Britannica

Fink, M.: Ladislas J. Meduna, M.D. 1896–1964. Am J Psychiatry 156: 1807, November 1999

Finney, N. S.; Siegel, J. S.: In Memoriam Albert Hofmann (1906–2008). In: Chimia 62, pp444–447, 2008

Forrest, D. W.: *Francis Galton. The Life and Work of a Victorian Genius.* Elek, London, 1974

Gaupp, R: Gustav Aschaffenburug †, Nervenarzt, 18: 1, 1947

Gerhard, UJ, Blanz B: Theodor Ziehen (1862-1950), Nervenarzt, 73: 905, 2002

Gerhard, UJ, Blanz B: Hermann Emminghaus (1845-1904), Nervenarzt, 74: 91-93, 2003

Gerhards, J.: *Émile Durkheim: Die Seele als soziales Phänomen*, In: Gerd Jüttemann (Hrsg.): *Wegbereiter der historischen Psychologie*, Beltz, 1988

Gerlach, W. hrsg.: *Erinnerungen und Betrachtungen: Der Weg e. deutscher Psychiaters. Oswald Bumke.* Pflaum, 1952

Grimm, G.: *Ausgewählte Werke*, Reclam, 1981

Haenel, T.: Jakob Klaesi zum 120.Geburtstag, Nervenarzt, 74; 471-475, 2003

Hans Prinzhorn, Nervenarzt, 71: 228, 2000

Haustgen G.: Dictionnaire biographique de psychiatrie par des membres de la Société Médico-Psychologique. Jules Falret (1824-1902). Ann Médico Psychol; 162: 317-319, 2004

Haynal, A.: *Disappearing and Reviving: Sandor Ferenczi in the History of Psychoanalysis.* Karnac, 2002

Heimann, H.: Nachruf (Jakob Klaesi), Nervenarzt, 52: 185, 1981

Hell, D., Scharfetter, Ch., Möller, A. hrg.: *Eugen Bleuler - Leben und Werk.* Huber, 2001

Hermann Simon, Nervenarzt, 72: 893, 2001

Hippius, H., Peters, UH., Ploog, D. hrg.: *Emil Kraepelin Memoirs*, Springer, 1987

In memoriam Karl Augustus Menninger, MD: Bull Menninger Clin.1990 Fall; 54: 435-42, 1990

International Biographical Dictionary of Central European Emigrés 1933–1945, Vol. II/1 p. 35f.

International Journal of Psycho-Analysis, 52: 331-333, 1971.

Jacob, H.: Hans Bürger-Prinz, Nervenarzt, 48: 239, 1977

Janzen, R.: In memoriam Ernst Kretschmer, Nervenarzt, 36: 189, 1965
Lewis, J.: *Something hidden: a biography of Wilder Penfield*. Doubleday and Co., 1981
Kammerer, Th.: Nachruf für Henri Éy, Nervenarzt, 49; 313, 1978
Katsunuma S.: Memorial of late Prof. emer. KINNOSUKE MIURA. Psychiatry and Clinical Neurosciences 4, 4, 371-373
Kirchhoff, Th.: *Deutsche Irrenärzte,* Bd.I, Springer, 1921
Kirchhoff, Th.: Bd.II, 1924
Kisker, KP: Kurt Schneider †, Nervenarzt, 39: 7, 1968
Klee, E: *Das Personenlexikon zum Dritten Reich*. 2. Auflage. Fischer, 2007
Kleist, K: Oskar Vogt zum Gedächtnis, Nervenarzt, 31: 338, 1960
Kohl, F: Karl Friedrich Flemming(1799-1880), Spektrum. 29: 122, 2000
Kolle, K: *Grosse Nervenärzte.* Bd1, Thieme, 1956
Kolle, K: Bd2, 1959
Kolle, K: Bd3, 1963
Konrad, A.: Zum 50. Todestag von Constantin von Monakow. Schweizer Archiv für Neurochirurgie u. Psychiatrie. Bd. 128, H.2, pp335-339, 1981
Kraepelin, E.: Sigbert Ganser, Münch.med.Wschr. 70: 3, 1923
Kramer, R "The Birth of Client-Centered Therapy: Carl Rogers, Otto Rank, and 'The Beyond'". Journal of Humanistic Psychology, 35.: 4, 54-110, 1995
Kumbier E, Haack K: Gabriel Anton(1858-1933), Nervenarzt, 73: 201, 2002
Kumbier E, Haack K, Herpertz S: Überlegungen zum Wirken des Neuropsychiaters Gabriel Anton (1858-1933), Nervenarzt 76: 1132-1140, 2005
Laffey, P.: *Psychiatric therapy in Georgian Britain*. 2003
Laing, A.: R.D. Laing, *A Biography,* Thunder's Mouth Press, 1994
Lanska DJ: "George Huntington (1850-1916) and hereditary chorea". J Hist Neurosci 9: 76–89, 2000
Lauschke HP: Psychiatr Neurol Med Psychol. 34: 745-8, 1982
Leigh, D: John Haslam, J Hist Med Allied Sci X (1): 17-44, 1955
Lieberman, E. J: *Otto Rank. Leben und Werk*. Psychosozial-Verlag, 1997
Lockot, R: *Erinnern und Durcharbeiten*. Fischer, 1985
Malcolm, E.: *Swift's Hospital*. Gill & Macmillan, 1989
Mantell, P.: *René Spitz 1887-1974. Leben und Werk im Spiegel seiner Filme* (nicht im Handel)
Marburug: Nachruf (Constantin Economo), Nervenarzt, 5: 88, 1932
Marshall, LH: "Horace Winchell Magoun, " Mem Natl Acad Scibiography. 84: 250-69, 2004
McHenry, LC: Surgeon and Palaeontologist, James Parkinson. J. Oklahoma State Med. Assoc. 51: 521, 1958
McHenry, LC: *Garrison's history of neurology*. C.C. Thomas, 1969
Meggendorfer F.: *Wilhelm Weygandt †*. In: *Allgemeine Zeitschrift für Psychiatrie.* Bd. 114, 1940

Myron, S.: *A Biography of Wilhelm Reich*. Da Capo Press, 1994
Mühlleitner, E.: *Ich – Fenichel. Das Leben eines Psychoanalytikers im 20. Jahrhundert*. Paul Zsolnay Verlag, 2008
Nervenarzt, 47: 1, 1976
Niederland, WG.: *Der Fall Schreber. Das psychoanalytische Profil einer paranoiden Persönlichkeit*. Suhrkamp, 1978
Noth, J: Hermann Oppenheim(1858-1919), Nervenarzt, 74: 728-729, 2003
Pagel: *Biographisches Lexikon hervorragender Ärzte des neunzehnten Jahrhunderts*. Berlin, Wien, pp79-80, 1901
Pies, NJ.: *Biographisches und Bibliographisches aus der Geschichte der Epilepsie*. München, 1990
Pongratz, LJ. hrg.: *Psychiatrie in Selbstdarstellungen*. Huber, pp219-257, 1977
Postel, J.: Étienne-Jean Georget et Antoine Laurent Bayle: deux destins contraires, in Psychanalyse à l'Université, juin 1978
Reuber, M.: *Staats-und Privatanstalten in Irland*, Inaugural-Dissertation, Univ. Köln, 1993
Rodman, F.: *Winnicott: Life and work*. Perseus, 2003
Roudinesco, E.: *Jacques Lacan*, Cambridge, 1997
Roudinesco, E., Plon, M.: *Wörterbuch der Psychoanalyse. Namen, Länder, Werke, Begriffe*. Springer pp236-238, 2004
Ruffing, R.: Michel Foucault. UTB, 2008
Saß, H: Franz Joseph Gall(1758-1828), Nervenarzt, 73: 487, 2002
Schaltenbrand, G: Max Nonne, Nervenarzt, 32: 1, 1961
Scholz, W: Hans Gerhard Creutzfeldt, Arch.f.Psychiat.Ztschr.f.d.ges.Neurol.206: I, 1965
Scholz, W. hrg.: 50 Jahre Neuropathologie in Deutschland, Thieme, 1961
Schulze, HA: Karl Leonhard, Ztschr.f.ges.Nervenh.Psychoth.40: 9, 1988
Selye, H: *Stress-Mein Lenen*, Kindler, 1979
Semelaigne, R.: *Les pionniers de la psychiatrie française*. Bd. 2, Paris 1932
Siebenhüner, G.: *Frieda Fromm-Reichmann – Pionierin der analytisch orientierten Psychotherapie von Psychosen*. Psychosozial Verlag, Gießen 2005
Signsch, V: Richard von Krafft-Ebing(1840-1902), Nervenarzt, 75: 92, 2004
Stanley, TH et al: A Tribute to Dr.Paul Janssen, Clin. Pharmacol. , 106, 451, 2008
Steinberg, H, Carius, D: Arzt und Patient, Nervenarzt, 75: 933, 2004
Stepansky, P. E. and Goldberg, A：*Kohut's Legacy: Contributions to Self Psychology*. The Analytic Press, 1984
Stephan, H: Hugo Spatz 1888-1969, J.f.Hirnforschung, 11: 200, 1969
Stockert, FG: August Forel, Nervenarzt, 19: 297, 1948
Strauss, E: Dem Andenken Ludwig Binswangers, Nervenarzt, 37: 529, 1966
Stuckard-Barre, S, Schröter, K: Alfred Döblin(1878-1957), Nervenarzt, 74: 1055, 2003
Teller, Ch: Carl Schneider, Geschichte u.Gesellschaft, 16: 464-478, 1990
"Theodule-Armand Ribot". *Encyclopædia Britannica*

Tölle, R: In memoriam (W.Schulte), Nervenarzt, 44: 275, 1973

'Tuke, Daniel Hack (1827–1895)', *Oxford Dictionary of National Biography.* Oxford University Press, 2004

Uwe-Jens G, Bernhard B: Ziehen, M.D., Ph.D., 1862–1950, Am J Psychiatry, 161: 1369-1369, 2004

Wagner, W: Johannes Lange †, Nervenarzt, 11: 497, 1938

Walusinski O, Bogousslavsky J.: Gilles de la Tourette (1857-1904). J Neurol. 258: 166-7, 2011

Weber, M.: *Ernst Rüdin, eine kritische Biographie.* Springer, Berlin, 1993

Weitbrecht, HJ: Karl Jaspers, Nervenarzt, 40: 453, 1969

White, WA.: *William Alanson White.* Arno Press, 1980

Wieck, HH: Nachruf, Prof.Dr.Hans Jörg Weitbrecht, Nervenarzt, 46: 609, 1975

Zur Geschichte der Heilanstalt Bellevue in Kreuzlingen (nicht im Handel)

Zutt, J: Karl Bonhoeffer, Nervenarzt, 20: 242, 1949

Zutt, J: Klaus Conrad, Nervenarzt, 33: 241, 1962

人名カナ索引

ア行

アーメルンク，ルードヴィヒ・フランツ　Ludwig Franz Amelung　007
アイゼンク，ハンス・ユルゲン　Hans Jürgen Eysenck　060
アイティンゴン，マックス　Max Eitingon　055
アウテンリート，フェルディナンド　Ferdinand Autenrieth　011
アシャッフェンブルク，グスタフ　Gustav Aschaffenburg　009
アスクレピオス　Askrepios（ΑΣΚΡΕΠΙΩΣ）　009
アスペルガー，ハンス　Hans Asperger　010
アッカークネヒト，エルヴィン・ハインツ　Erwin Heinz Ackerknecht　003
アドラー，アルフレート　Alfred Adler　004
アブラハム，カール　Karl Abraham　003
荒木蒼太郎　Soutaro Araki　008
アルツハイマー，アロイス　Alois Alzheimer　006
アルラース，ルドルフ　Rudolf Allers　006
アレキサンダー，フランツ　Franz Alexander　005
アレキサンダー，レオ　Leo Alexander　005
アレタイオス　Aretaeus（Aretaios, Ἀρεταῖος）　008
アントン，ガブリエル　Gabriel Anton　007
イーデラー，カール・ヴィルヘルム　Karl Wilhelm Ideler　099
イェッセン，ペーター・ヴィラース　Peter Willers Jessen　105
石田昇　Noboru Ishida　099
石丸周吾　Shugo Ishimaru　100
イタール，ジャン・マルク　Jean Marc Gaspard Itard　100
ヴァイガント，ヴィルヘルム　Wilhelm Christian Jakob Weygandt　213
ヴァイゲルト，カール　Carl Weigert　209
ヴァイツゼッカー，ヴィクトア・フォン　Viktor von Weizsäcker　210
ヴァイトブレヒト，ハンス・イェルグ　Hans Joerg Weitbrecht　210
ヴァグナー=ヤウレッグ，ユリウス・リッター・フォン　Julius Ritter von Wagner-Jauregg　208
ウィットカワー，エリック・デヴィッド　Eric David Wittkower　216
ウィニコット，ドナルド・ウッズ　Donald Woods Winnicott　215
ウィリス，トーマス　Thomas Willis　214
ウィリス，フランシス　Francis Willis　214
ヴィルマンス，カール　Karl Wilmanns　215

ウェクスラー, デイヴィッド　David Wechsler　209
ヴェストファール, カール・フリードリヒ・オットー　Carl Friedrich Otto Westphal　211
ヴェルニッケ, カール　Carl Wernicke　211
ヴォルフ, クリスチャン　Christian Wolff　216
内村祐之　Yuhsi Uchimura　206
ヴント, ヴィルヘルム・マックス　Wilhelm Max Wundt　217
エイ, アンリ　Henri Ey　059
叡尊（興正菩薩）　Eison（Koushou-Bosatsu）　054
エクボム, カール・アクセル　Karl Axel Ekbom　055
エコノモ, コンスタンチン・フォン　Constantin von Economo　053
エスキロール, ジャン・エチエンヌ・ドミニク　Jean Etienne Dominique Esquirol　058
エッシェンマイヤー, カール・アウグスト・フォン　Karl August von Eschenmayer　058
エディンガー, ルードヴィヒ　Ludwig Edinger　054
エビングハウス, ヘルマン　Hermann Ebbinghaus　053
エミングハウス, ヘルマン　Hermann Emminghaus　056
エラシストラトス　Erasistratos　056
エラスムス, デシデリウス　Desiderius Erasmus　056
エリクソン, エリク・ホンブルガー　Erik Homburger Erikson　057
エルプ, ヴィルヘルム　Wilhelm Heinrich Erb　057
オーバーシュタイナー, ハインリヒ　Heinrich Obersteiner　158
オッペンハイム, ヘルマン　Hermann Oppenheim　158

カ行

カークブライド, トーマス　Thomas Kirkbride　115
カールバウム, カール・ルードヴィヒ　Karl Ludwig Kahlbaum　110
カーンバーグ, オットー　Otto Friedemann Kernberg　114
ガイドュセック, ダニエル・カールトン　Daniel Carleton Gajdusek　076
ガウプ, ロベルト　Robert Gaupp　079
香川修徳　Shuutoku Kagawa　110
梶原性全　Shouzen Kajiwara　111
ガストー, アンリ　Henri Jean Pascal Gastaut　078
加藤照業　Teruaki Kato　113
門脇眞枝　Masae Kadowaki　110
カナー, レオ　Leo Kanner　112
カハール, サンティアーゴ・ラモン・イ　Santiago Ramón y Cajal　034
カプグラ, ジャン・マリー・ジョセフ　Jean Marie Joseph Capgras　035
ガル, フランツ・ヨゼフ　Franz Josef Gall　077
カルメーユ, ルイ・フロランタン　Louis Florentin Calmeil　035
ガレヌス　Claudius Galenus　076
カレン, ウィリアム　William Cullen　042

人名カナ索引

ガンザー, ジグベルト　Sigbert Josef Maria Ganser　078
カンディンスキー, ヴィクトア・クリサンフォビッチ　Viktor Khrisanfovich Kandinsky　112
カント, イマヌエル　Immanuel Kant　113
神戸文哉　Bunsai Kanbe　111
キアルージ, ヴィンセンソ　Vincenzo Chiarugi　038
キケロ　Marcus Tullius Cicero　039
ギスラン, ジョゼフ　Joseph Guislain　086
ギッブス夫妻　Frederic Andrews Gibbs、Erna (Leonhardt) Gibbs　081
キャッテル, ジェイムス　James McKeen Cattel　036
キューブラー＝ロス, エリザベート　Elisabeth Kübler-Ross　123
クヴィンケ, ハインリヒ・イレナイス　Heinrich Irenais Quincke　170
クーパー, デヴィッド　David Graham Cooper　041
クーン, ローランド　Roland Kuhn　123
クッシング, ハーヴェイ・ウィリアム　Harvey William Cushing　042
グッデン, ベルンハルト・フォン　Bernhard von Gudden　085
クラーゲス, ルードヴィヒ　Ludwig Klages　116
クライスト, カール　Karl Kleist　117
クライン, メラニー　Melanie Klein　116
クラフト＝エビング, リヒャルト・フォン　Richard von Krafft-Ebing　121
グリージンガー, ヴィルヘルム　Wilhelm Griesinger　083
グルーレ, ハンス・ヴァルター　Hans Walter Gruhle　085
呉秀三　Shuzo Kure　124
クレイトマン, ナサニエル　Nathaniel Kleitman　118
クレージ, ヤコブ　Jakob Klaesi　116
クレッチュマー, エルンスト　Ernst Kretschmer　122
クレペリン, エミール　Emil Kraepelin　120
クレランボー, ゲタン・ガチアン・ドゥ　Gaëtan Gatian de Clérambault　039
クロイツフェルト, ハンス・ゲルハルト　Hans Gerhard Creutzfeldt　041
グロース, フリードリヒ　Friedrich Groos　084
グローデック, ゲオルグ　Georg Groddeck　084
佳子（内親王）　Keiko（Keishi）　114
ケイド, ジョン　John Frederich Cade　034
ゲープザッテル, ヴィクトア・エミール・フォン　Viktor Emil Freiherr von Gebsattel　079
ケルスス, コルネリウス　Aulus Cornerius Celsus　036
ゲルストマン, ヨゼフ　Josef Gerstmann　080
ケルナー, ユスティヌス　Justinus Andreas Christian Kerner　115
古澤平作　Heisaku Koz(s)awa　120
ゴッホ, フィンセント・ファン　Vincent van Gogh　081
コノリー, ジョン　John Conolly　040
コフート, ハインツ　Heinz Kohut　118
ゴヤ, フランシスコ・デ　Francisco de Goya（本名：Francisco José de Goya y

Lucientes) 082
コルク, シュレーダー・ファン・デア　Jacobus Ludoricus Conradus Schroeder van der Kolk　119
コルサコフ, セルゲイ・セルゲイヴィッチ　Sergei Sergeevich Korsakow　119
ゴルジ, カミーロ　Camillo Golgi　082
ゴルトシュタイン, クルト　Kurt Goldstein　082
ゴルトン, フランシス　Francis Galton　077
コレ, クルト　Kurt Kolle　119
コンラート, クラウス　Klaus Conrad　040

サ行

ザーケル, マンフレート・ヨシュア　Manfred Joshua Sakel　182
斎藤茂吉　Mokichi Saito　181
佐伯祐三　Yuzo Saeki　181
榊俶　Hajime Sakaki　182
サス, トーマス　Thomas Stephen Szasz（本名：Tamás István Szász）　199
ザックス, ハンス　Hans Sachs　180
ザッハー=マゾッホ, レオポルド　Leopold Ritter von Sacher-Masoch（別名：Zoë von Rodenbach）　180
サド, マルキ・ド　Marquis de Sade　181
サリヴァン, ハリー・スタック　Harry (Herbert) Stack Sullivan　197
サロメ, ルー　Lou Andreas-Salomé（旧姓 Louise von Salomé）　183
ジーモン, ヘルマン　Hermann Simon　190
ジェームズ, ウィリアム　William James　102
シベリウス, クリスチアン　Christian Siberius　190
下田光造　Mitsuzo Shimoda　189
ジャクソン, ジョン・ヒューリングス　John Hughlings Jackson　101
ジャネ, ピエール　Pierre Janet　103
シャラン, フィリペ　Philippe Chaslin　038
シャルコー, ジャン・マルタン　Jean Martin Charcot　037
シャルパンティエ, ポール　Paul Charpentier　038
シューマン, ロベルト　Robert Schumann　187
シュタール, フリードリヒ・カール　Friedrich Karl Stahl　195
シュトラウス, エルヴィン　Erwin Straus　196
シュトランスキー, エルヴィン　Erwin Stransky　196
シュトリュムペル, アドルフ　Adolf von Strümpell　197
シュトルヒ, アルフレート　Alfred Storch　195
シュナイダー, カール　Carl Schneider　184
シュナイダー, クルト　Kurt Schneider　185
シュパッツ, フーゴー　Hugo Spatz　192

人名カナ索引

シュピールマイヤー，ヴァルター　Walther Spielmeyer　193
シュピールライン，ザビーナ　Sabina Spielrein　193
シュピッツ，ルネ　René Arpad Spitz　194
シュプレンガー，ヤコブ　Jakob Sprenger（ラテン名：Inquisitor）　194
シュルツ，ヨハンネス・ハインリヒ　Johannes Heinrich Schultz　186
シュルツ=ヘンケ，ハラルド　Harald Schultz-Hencke　187
シュルテ，ヴァルター　Walter Schulte　186
シュレーバー，ダニエル，パウル　Daniel Paul Schreber　185
ジョージⅢ世　George III　080
ジョーンズ，アーネスト　Ernest Alfred Jones　107
ジョーンズ，マクスウェル　Maxwell Jones　107
ジョルジュ，エチエンヌ=ジャン　Étienne-Jean Georget　080
ジルボーグ，グレゴリ　Gregory Zilboorg　220
スウィフト，ジョナサン　Jonathan Swift　199
スシュルタ　Suśruta（सुश्रुत）　198
鈴木大拙　Daisetsu Suzuki　198
スティーダ，ヴィルヘルム　Wilhelm Stieda　195
スネル，ルードヴィヒ　Ludwig Daniel Christian Snell　191
セグラス，ルイ・ジュール・アーネスト　Louis Jules Ernest Séglas　188
セシュエー，マルゲリート　Marguerite Sechehaye　188
セリエ，ハンス　Hans Selye　188
セリュー，ポール・レイモン　Paul Raymond Sérieux　189
ゼルテュルナー，フリードリヒ・ヴィルヘルム　Friedrich Wilhelm Sertürner　189
善祐　Zen-yu　219
相馬誠胤　Masatane（Tomotane）Souma　192
ソーンダース，シシリー　Cicely Mary Strode Saunders　183
ソラヌス　Soranus　192
ソンディ，リポート　Lipót (Leopold) Szondi　200
ゾンマー，ロベルト　Robert Sommer　191

タ行

ダーウィン，チャールズ　Charles Robert Darwin　045
タウスク，ヴィクトア　Victor Tausk　201
ダウン，ジョン・ラングドン　John Langdon Haydon Down　049
高村智恵子　Chieko Takamura（旧姓・長沼）　201
太宰治　Osamu Dazai　046
ダメロフ，ハインリヒ　Heinrich Philipp August Damerow　044
ダンディ，ウォルター　Walter Edward Dandy　044
チェルレッティ，ウーゴ　Ugo Cerletti　036
ツィーエン，ゲオルグ・テオドール　Georg Theodor Ziehen　220

ツェラー, アルベルト　Ernst Albert Zeller　219
土田献　Susumu Tsuchida（筆名：翼卿）　203
土屋栄吉　Eikichi Tsuchiya　204
ツット, ユルグ　Jürg Zutt　221
ディジェリーヌ, ジュール・ジョセフ　Jules Joseph Déjerine　046
ディックス, ドロシア・リンド　Dorothea Lynde Dix　048
デカルト, ルネ　René Descartes　047
デブリン, アルフレート　Alfred Döblin　048
テューク, ウィリアム　William Tuke　205
テューク, ダニエル・ハック　Daniel Hack Tuke　204
デューラー, アルブレヒト　Albrecht Dürer　050
デュシェンヌ, ジローム・ベンジャミン　Guillaume Benjamin Amand Duchenne（通称：Duchenne de Boulogne）　050
デュルケーム, エミール　David Émile Durkheim　051
デュンフナ　Dymphna (Dympna)　052
テレンバッハ, フーベルトゥス　Hubertus Tellenbach　202
土居健郎　Takeo Doi　049
ドイチュ, ヘレーネ　Helene Deutsch（旧姓 Rosenbach）　047
トーレット, ジル・ドゥ・ラ　Georges Gilles de la Tourette　203
トッド, ロバート・ベントリー　Robert Bentley Todd　202
ドレー, ジャン　Jean Delay　047
トレラ, ウリセー　Ulysee Trélat　203

ナ行

中村古峡　Kokyo Nakamura　152
ナッセ, カール・フリードリヒ　Karl Friedrich Werner Nasse　153
ナッセ, クリスチャン・フリードリヒ　Christian Friedrich Nasse　153
奈良林一徳（伊織）　Ittoku (Iori) Narabayashi　152
ニーチェ, フリードリヒ　Friedrich Nietzsche　154
ニッスル, フランツ・アレキサンダー　Franz Alexander Nissl　155
忍性　Ninsho（房名は良観 Ryokan）　154
ノイマン, ハインリヒ・ヴィルヘルム　Heinrich Wilhelm Neumann　153
野口英世　Hideyo Noguchi　156
ノンネ, マックス　Max Nonne　156

ハ行

パーキンソン, ジェームズ　James Parkinson　161
ハーネマン, ザムエル　Samuel Christian Friedrich Hahnemann　087
ハーラーフォルデン, ユリウス　Julius Hallervorden　088
ハイデガー, マルティン　Martin Heidegger　092

人名カナ索引

ハイナー，クリスチャン・アウグスト・フュルヒテゴット　Christian August Fürchtegott Hayner　091
バイヤー，ヴァルター・フォン　Walter Ritter von Baeyer　013
ハイヤー，グスタフ・リヒャルト　Gustav Richard Heyer　093
バイヤルジェ，ジュール・ガブリエル・フランソワ　Jule Gabriel François Baillarger　014
ハインロート，ヨハン・クリスチアン・アウグスト　Johann Christian August Heinroth　092
パヴロフ，イワン・ペトロヴィッチ　Ivan Petrowitch Pavlov　162
白隠慧鶴　Hakuin Ekaku　087
バザーリア，フランコ　Franco Basaglia　015
ハスラム，ジョン　John Haslam　090
バセドー，カール・アドルフ・フォン　Carl Adolph von Basedow　015
バックニル，ジョン　Sir John Charles Bucknill　031
パッペンハイム，ベルタ　Bertha Pappenheim　160
バティー，ウィリアム　William Battie　016
ババンスキー，ジョゼフ　Joseph François Félix Babinski　012
林道倫　Michitomo Hayashi　090
パラケルスス　Paracelsus（本名：Philippus Theophrastus Aureolus Bombastus von Hohenheim）　160
原田正純　Masazumi Harada　089
ハララン，ウィリアム・サンダース　William Saunders Hallaran (O' hallaran)　088
バリント，マイケル　Michael Bálint（本名：Mihály Maurice Bergsmann）　014
パルシャップ，ジャン・バプティスト・ド・ヴィネ　Jean Baptiste Maximilien Parchappe de Vinay　161
ハルトマン，ハインツ　Heinz Hartmann　089
バローズ，ジョージ・マン　George Man Burrows　033
ハワード，ジョン　John Howard　097
ハンチントン，ジョージ　George Huntington　098
ビアーズ，クリフォード・ウィッティンガム　Cliford Whittingham Beers　018
ピアジェ，ジャン　Jean Piaget　163
ピーニッツ，エルンスト　Ernst Pienitz　164
ピック，アーノルド　Arnold Pick　164
ヒッツィヒ，エドゥアルト　Eduard Hitzig　094
ビネー，アルフレッド　Alfred Binet　022
ピネル，シピオン　Scipion Pinel　166
ピネル，フィリップ　Phillipe Pinel　165
ヒポクラテス　Hippokrates (HIΠΠΩKPATEΣ)　094
ビュルガー＝プリンツ，ハンス　Hans Bürger-Prinz　032
ビルショウスキー，マックス　Max Bielschowsky(i)　021
ヒルデガルト，フォン・ビンゲン　Hildegard von Bingen　093

ビンスヴァンガー，ヴォルフガング　Wolfgang Binswanger　024
ビンスヴァンガー，オットー　Otto Binswanger　023
ビンスヴァンガー，ルードヴィヒ　Ludwig Binswanger　023
ビンスヴァンガー，ルードヴィヒ（初代）　Ludwig Binswanger　022
ファノン，フランツ　Frantz Fanon　062
ファルレ，ジャン・ピエール　Jean Pierre Falret　061
ファルレ，ジュール　Jules Phillipe Falret　062
フィリップ寛大王　Philipp der Großmütige　163
フーコー，ミシェル　Michel Foucault　069
フェアベアン，ウイリアム・ロナルド　William Ronald Dodds Fairbairn　061
フェーデルン，パウル　Paul Federn　063
フェニヘル，オットー　Otto Fenichel　064
フェヒナー，グスタフ・テオドール　Gustav Theodor Fechner　063
フェリュ，ギョーム　Guillame Marie André Ferrus　065
フェルスター，オットフリド　Otfrid Foerster　068
フェレンツィ，シャンドール　Sándor Ferenczi　064
フォイヒタスレーベン，エルンスト・フライヘア・フォン　Ernst Freiherr von Feuchtersleben　066
フォヴィユ（フォヴィル），アシル＝ルイ　Achille-Louis Foville　070
フォークト，オスカー　Oskar Vogt　207
フォデレ，フランソワ＝エマニュエル　François-Emmanuel Fodéré　068
フォレル，アウグスト　Auguste Henri Forel　068
フッサール，エドムント　Edmund Husserl　098
ブム，アントン　Anton Bumm　032
ブムケ，オスヴァルド　Oswald Bumke　031
プラーター，フェリックス　Felix Plater　166
フラカストロ，ジロラーモ　Girolamo Fracastoro　070
プラトン　Platon（Πλάτων）　167
フランクル，ヴィクトア・エミール　Viktor Emil Frankl　070
ブランケンブルク，ヴォルフガング　Wolfgang Blankenburg　024
フリース，ヴィルヘルム　Wilhelm Fließ　067
フリードライヒ，ニコラウス　Nicolaus Friedreich　073
フリードライヒ，ヨハンネス・バプティスタ　Johannes Baptista Friedreich　073
プリチャード，ジェームズ・カウルズ　James Cowles Prichard　167
ブリューゲル，ピーター　Pieter Bruegel（Peeter Brueghels）　030
ブリル，アブラハム　Abraham Arden Brill　029
プリンツホルン，ハンス　Hans Prinzhorn　168
プルキンエ，ヤン・エヴァンゲリスタ　Jan (Johann) Evangelista Purkinjě　168
ブルヌヴィル，デシール　Desire Magloire Bourneville　028
フレクジヒ，パウル・エミール　Paul Emil Flechsig　066

人名カナ索引

フレミング，カール・フリードリヒ　Carl Friedrich Flemming　067
ブロイアー，ヨゼフ　Joseph Breuer　029
フロイト，アンナ　Anna Freud　071
フロイト，ジグムント　Sigmund Freud　072
ブロイラー，オイゲン　Eugen Bleuler　025
ブロイラー，マンフレート　Manfred Bleuler　025
ブローカ，ピエール・ポール　Pierre Paul Broca　029
ブロードマン，コルビニアン　Korbinian Brodmann　030
フロム，エーリヒ　Erich Fromm　073
フロム＝ライヒマン，フリーダ　Freida Fromm-Reichmann　074
ベアード，ジョージ・ミラー　George Miller Beard　017
ベイトソン，グレゴリー　Gregory Bateson　016
ベイル，アントワーヌ　Antoine Laurent Jessé Bayle　017
ヘッカー，エーヴァルト　Ewald Hecker　091
ベッテルハイム，ブルーノ　Bruno Bettelheim　021
ベヒテレフ，ウラジミール・ミハイロヴィッチ　Wladimir Michailowitsch Bechterew（Владимир Михайлович Бехтерев）　018
ベル，チャールズ　Charles Bell　019
ベルガー，ハンス　Hans Berger　020
ヘルダーリン，ヨハン・フリードリヒ　Johann Christian Friedrich Hölderlin　096
ベルツ，エルヴィン・フォン　Erwin von Baelz　012
ベルネーム，イポリート　Hippolyte Marie Bernheim　020
ベンサム，ジェレミー　Jeremy Bentham　019
ペンフィールド，ワイルダー　Wilder Graves Penfield　162
ボーデルシュヴィング，フリードリヒ・フォン　Friedrich von Bodelschwingh　026
ホーナイ，カレン　Karen Horney（旧姓 Danielsen）　097
ホール，スタンリー　Granvill Stanley Hall　087
ボス，メダルト　Medard Boss　028
ボッス，ヒエロニムス　Hieronymus Bosch（本名：Jeroen Anthoniszoon van Aken）　027
ホッヘ，アルフレート・エーリヒ　Alfred Erich Hoche　095
ホフマン，アルベルト　Albert Hofmann　095
ホフレ，フアン・ジラベール　Juan Gilabert Jofré　106
ホルン，エルンスト　Anton Ludwig Ernst Horn　096
ホワイト，ウィリアム・アランソン　William Alanson White　214
ボンバルダ，ミゲル・アウグスト　Miguel Augusto Bombarda　026
ボンヘーファー，カール　Karl Bonhoeffer　027

マ行

マーラー，マーガレット　Margaret Schonberger Mahler　136

マイネルト，テオドア　Theodor Meynert　143
マイヤー，アドルフ　Adolf Meyer　142
マイヤー＝グロス，ヴィルヘルム　Wilhelm Meyer-Gross　143
マウツ，フリードリヒ　Friedrich Mauz　139
マグーン，ホレス・ウィンチェル　Horace Winchell Magoun　136
マクノートン，ダニエル　Daniel McNaughton　139
マジャンディー，フランソワ　François Magendie　135
マスターソン，ジェームス・フランシス　James Francis Masterson　138
マニャン，ジャック・ジョゼフ・ヴァレンタン　Jaques Joseph Valentin Magnan　135
マリー，ピエール　Pierre Marie　137
丸井清泰　Kiyoyasu Marui　137
マルクーゼ，ヘルベルト　Herbert Marcuse　137
ミード，マーガレット　Margaret Mead　140
三浦勤之助　Kinnosuke Miura　145
ミッチャーリヒ，アレキサンダー　Alexander Mitscherlich　145
宮城音弥　Otoya Miyagi　146
ミンコウスキー，ユジェーヌ　Eugéne Minkowski　144
ムンク，エドゥアルト　Edvard Munch　150
メスペルブルン，ユリウス・エヒター・フォン　Julius Echter von Mespelbrunn　142
メスメル，フランツ・アントン　Franz Anton Mesmer　141
メドゥナ，ラディスラス＝ヨゼフ・フォン　Ladislas-Joseph von Meduna　140
メニンガー，カール　Karl Augustus Menninger　141
メビウス，パウル・ユリウス　Paul Julius Möbius　146
モーズレー，ヘンリー　Henry Maudsley　138
モナコフ，コンスタンチン・フォン　Constantin von Monakow　146
モニス，エガス　Egas Moniz　147
森有礼　Arinori Mori　149
森田正馬　Masatake（Shoma）Morita　150
モレノ，ヤコブ・レヴィ　Jacob Levy Moreno　149
モレル，ベネディクト＝オギュスタン　Bénédict-Augustin Morel　148
モンロー，ジョン　John Monro　147
モンロー，トーマス　Thomas Monro　148

ヤ行

ヤコビ，マキシミリアン　Carl Wignand Maximilian Jacobi　101
ヤコブ，アルフォンス・マリア　Alfons Maria Jakob　102
ヤスパース，カール　Karl Theodor Jaspers　104
ヤンセン，ポール　Paul Adriaan Jan Janssen　104
ヤンツァリーク，ヴェルナー　Werner Janzarik　104
ユング，カール・グスタフ　Carl Gustav Jung　108

人名カナ索引

吉本伊信　Korenobu Yoshimoto　218
ヨゼフⅡ世　Joseph II　108
ヨリー，アブラハム　Abraham Jolly　106
ヨリー，フリードリヒ　Friedrich Jolly　106

ラ行

ライヒ，ヴィルヘルム　Wilhelm Reich　172
ライマー，ヘルマン・アンドレアス　Hermann Andreas Reimer　173
ライル，ヨハン・クリスチャン　Johann Christian Reil　173
ラウヴォルフ，レオンハルト　Leonhart Rauwolff　172
ラカン，ジャック・マリー・エミール　Jaqcues Marie Emil Lacan　125
ラゼーグ，アーネスト・シャルル　Ernest Charles Lasègue　128
ラッシュ，ベンジャミン　Benjamin Rush　178
ラドー，シャンドール　Sándor Radó（本名：Sándor Kálmán Reich）　171
ラボリ，アンリ　Henri Laborit　125
ランガーマン，ヨハン・ゴットフリート　Johann Gottfried Langermann　127
ランク，オットー　Otto Rank　171
ランゲ，ヨハンネス　Johannes Lange　127
リープマン，フーゴー・カール　Hugo Karl Liepmann　132
リエボー，オギュスト・アンブロアス　Auguste Ambroise Liébault　131
リッサウア，ハインリッヒ　Heinrich Lissauer　133
リフトン，ロバート・ジェイ　Robert Jay Lifton　132
リボー，テオデュール・アルマンド　Théodule Armand Ribot　174
リュディン，エルンスト　Ernst Rüdin　177
リュムケ，ヘンドリクス　Henricus Cornelius Ruemke　178
ルードヴィヒⅡ世　Ludwig II（本名 Otto Friedrich Wilhelm）　133
ルーレ，フランソワ　François Leuret　129
ルクセンブルガー，ハンス　Hans Luxemburger　134
レイノルズ，サー・ジョン・ラッセル　Sir John Russell Reynolds　174
レイン，ロナルド・デイビット　Ronald David Laing　126
レヴィー，フリードリヒ・ハインリヒ　Friedrich Heinrich Lewy　131
レヴィン，クルト・ツァデック　Kurt Zadek Lewin　130
レーア，ベルンハルト・ハインリヒ　Bernhard Heinrich Laehr　126
レオンハルト，カール　Karl Leonhard　129
レノックス，ウィリアム・ゴードン　William Gordon Lennox　128
レルー，ルイ・フランシスク　Louis Francisque Lélut　128
レルミット，ジャック・ジャン　Jacques Jean Lhermitte　131
ロールシャッハ，ヘルマン　Hermann Rorschach　176
ロジャース，カール　Carl Ransom Rogers　175
ロラー，クリスチャン・フリードリヒ・ヴィルヘルム　Christian Friedrich Wilhelm

Roller　175
ロンブローゾ，チェーザレ　Cesare Lombroso　133
ロンベルク，モリッツ・ハインリヒ　Moritz Heinrich Romberg　176

ワ行

ワイヤー，ヨハン　Johann Weyer（オランダ名：Jan/ Johan/ Johannes Wier、ラテン語名：Ioannes Wierus）　212
ワッセルマン，アウグスト・パウル・フォン　August Paul von Wassermann　208
ワトソン，ジョン・ブローダス　John Broadus Watson　209

著者紹介	小俣 和一郎

Waichiro Omata
1950年東京都生まれ

- ◆開業精神科医・精神医学史家。現在、上野メンタル・クリニック院長。
- ◆主著:『ナチスもう一つの大罪』『近代精神医学の成立』(人文書院)、『精神病院の起源』『精神病院の起源・近代篇』(太田出版)、『精神医学とナチズム』『異常とは何か』(講談社)、『ドイツ精神病理学の戦後史』(現代書館)、『検証 人体実験』『精神医学の歴史』(第三文明)など多数。
- ◆翻訳書:セレニー『人間の暗闇』、ラング『アイヒマン調書』(岩波書店)、グリージンガー『精神病の病理と治療』(共訳、東大出版会)など。
- ◆共著・分担執筆:『臨床精神医学講座』(中山書店)、『系統看護学講座・別巻』(医学書院)、『精神医学文献事典』『現代精神医学事典』(弘文堂)など。

精神医学史人名辞典

2013年9月1日　初版第1刷印刷
2013年9月10日　初版第1刷発行

著　者	小俣和一郎
発行者	森下紀夫
発行所	論 創 社
	東京都千代田区神田神保町2-23　北井ビル
	tel. 03 (3264) 5254　fax. 03 (3264) 5232
	振替口座 00160 - 1 - 155266
	http://www.ronso.co.jp/
装　幀	中野浩輝
印刷・製本	中央精版印刷

ISBN978-4-8460-1243-4　©2013 Omata Waichiro, Printed in Japan
落丁・乱丁本はお取り換えいたします。